M. Gerstorfer

Crashkurs Physiologie

Michael Gerstorfer

Crashkurs Physiologie

Repetitorium zum Gegenstandskatalog 1
mit Einarbeitung der wichtigsten Prüfungsfakten

1. Auflage

ELSEVIER
URBAN & FISCHER

URBAN & FISCHER
München · Jena

Zuschriften und Kritik an:
Elsevier GmbH, Urban & Fischer Verlag, z.Hd. Dr. Kathrin Feyl, Karlstraße 45, 80333 München

Bibliografische Information Der Deutschen Bibliothek
Die Deutsche Bibliothek verzeichnet diese Publikation in der Deutschen Nationalbibliografie; detaillierte bibliografische Daten sind im Internet über http://dnb.ddb.de abrufbar.

Um den Textfluss nicht zu stören, wurde bei Patienten und Berufsbezeichnungen die grammatikalisch maskuline Form gewählt. Selbstverständlich sind in diesen Fällen immer Frauen und Männer gemeint.

Planung: Dr. Dorothea Hennessen
Lektorat: Andrea Wintermayr, Dr. Kathrin Feyl
Redaktion: Dr. Kathrin Feyl
Herstellung: Peter Sutterlitte
Satz: Mitterweger & Partner GmbH, Plankstadt
Druck und Bindung: LegoPrint, S.p.A., Lavis (TN)
Umschlaggestaltung: SpieszDesign, Neu-Ulm

Printed in Germany
ISBN 3-437-43480-2

Aktuelle Informationen finden Sie im Internet unter www.elsevier-deutschland.de

Vorwort

Viele Autoren zitieren am Anfang des Vorwortes große Künstler, Mediziner, Staatsmänner oder andere Koryphäen. Darauf verzichte ich hier bewusst, denn die Physiologie ist eines der Tore zum Verständnis der Medizin. Sie braucht keine berühmten Zitate. Sie ist wichtig, denn nur wer in der Lage ist das Gesunde verstehen, benennen und erklären zu können, der wird auch in der Lage sein, das Kranke zu behandeln.
Leider findet man während der ersten Semester des Medizinstudiums wegen der Vielzahl der Fächer und Prüfungen oft nicht die Zeit, in die Materie tiefer einzudringen. Vor dem Physikum oder während des Lernens auf eine klinische Prüfung sollte der Student in kurzer Zeit in der Lage sein, Gelerntes zu vertiefen, Altes aufzufrischen und Neues dazuzulernen.
Das vorliegende Buch soll dem Studenten dabei helfen. Die Crashkurs-Reihe gibt einen kompakten Überblick über den geforderten Stoff des Gegenstandskatalogs. Das Motto lautet hierbei: „So kurz wie möglich, aber so lang wie nötig."
Ein Buch zu schreiben ist schwieriger als ich es mir je vorgestellt habe. Deshalb möchte ich mich bei denjenigen bedanken, die geholfen haben es fertigzustellen. Alles das wäre nicht möglich gewesen ohne die geduldige Unterstützung meiner zukünftigen Frau Nicole und meiner Familie, insbesondere meiner Mutter möchte ich an dieser Stelle auch dafür danken, dass sie mir mein Medizinstudium ermöglicht hat.
Ebenso gilt mein besonderer Dank meiner Lektorin Dr. med. Kathrin Feyl, die mir stets mit Rat und Tat zur Seite stand, Andrea Wintermayr, die diesem Buch sozusagen aus der Wiege geholfen hat. Außerdem danke ich Dr. med. Hermann Mencke, Facharzt für Innere Medizin und Allgemeinmedizin, für die langen Abende fachlicher Mitbetreuung.
Das vorliegende Buch möchte ich meinen verstorbenen Großeltern Rosa Hitzenberger und Johann Gerstorfer sowie meinem Patenonkel Gerhard Hauber widmen, die seine Fertigstellung leider nicht mehr erleben durften.
Mit den besten Wünschen für ein erfolgreiches Studium!

Burghausen, März 2004 — Michael J. Gerstorfer

Benutzerhinweise

Die Crashkurs-Reihe ermöglicht eine knappe, prägnante Wiederholung des gesamten Prüfungswissens des Faches in verständlicher und strukturierter Form. Durch die strenge Gliederung wird das Wissen aktiviert und systematisiert. Der Stoff kann in kurzer Zeit aufgearbeitet werden und so sind Prüfungsangst und Zeitdruck kein Thema mehr.

- In blau hinterlegten **Kästen** zu Beginn jedes Abschnittes finden sich sog. **keywords**. Sie geben einerseits den Überblick über den im folgenden Abschnitt behandelten Stoff, können aber auch zur eigenen Lernkontrolle genutzt werden: Weiß man zu einem Begriff gar nichts zu sagen, empfiehlt es sich, den entsprechenden Abschnitt noch einmal durchzulesen.
- Die Begriffe der **Randspalte** dienen der Strukturierung und Orientierung innerhalb der Kapitel. Der Lernstoff soll damit in Portionen geteilt werden, die unter einem bestimmten Stichpunkt gespeichert werden können. Zudem soll die gezielte Suche nach bestimmten Begriffen eines Kapitels erleichtert werden. Freier Platz in der Randspalte lässt Raum für eigene Notizen.
- Ausrufezeichen (*!*) markieren Merksätze, Besonderheiten, Fallstricke des IMPP oder geben Hinweise für mündliche Prüfungen.
- Das Krankenbett ( ) ist das Symbol für klinische Hinweise.

Abkürzungsverzeichnis

ADP	Adenosindiphosphat
AF	Atemfrequenz
AK	Antikörper
AMP	Adenosinmonophosphat
AMV	Atemminutenvolumen
ANP	atriales natriuretisches Peptid
AP	Aktionspotential
ATP	Adenosintriphosphat
BZ	Blutzucker
C	Kohlenstoff
CH_4	Methan
CO_2	Kohlendioxid
CRP	C-reaktives Protein
EF	Ejektionsfraktion
ER	Endoplasmatisches Retikulum
FSH	Follikel stimulierendes Hormon
GIT	Gastrointestinaltrakt
H_2	Wasserstoff
H_2O	Wasser
Hb	Hämoglobin
Hkt	Hämatokrit
HMV	Herzminutenvolumen
Hn	Harnstoff
HZV	Herzzeitvolumen
Ig	Immunglobuline
KHK	koronare Herzkrankheit
Krea	Kreatinin
Leukos	Leukozyten
LH	Luteinisierendes Hormon
MAP	mittlerer Arteriendruck
Mm	Musculi
MSH	Melanozyten stimulierendes Hormon
NO	Stickstoffmonoxid
O_2	Sauerstoff
P	Druck
p	Partialdruck
PTH	Parathormon
R	Widerstand
RMP	Ruhemembranpotential
RR	Blutdruck
SV	Schlagvolumen
T	Temperatur
TSH	Thyroidea stimulierendes Hormon
TZ	Thrombozyten
ZNS	Zentrales Nervensystem
ZVD	zentraler Venendruck

Inhaltsverzeichnis

Abbildungsliste

[1] Hick, Ch./Hick, A.: Kurzlehrbuch Physiologie. Urban & Fischer, 4. Auflage 2002
[2] Schoppmeyer, M.-A.: Physiologie. Urban & Fischer, 9. Auflage 2000
[3] Abdolvahab-Emminger: Physikum Exakt. Thieme, 1. Auflage 1997
[4] Thews, G./Vaupel, P.: Vegetative Physiologie. Springer, 4. Auflage 2001
[5] Huch, Bauer: Mensch, Körper, Krankheit. Urban & Fischer, 4. Auflage, Abb. 21.31, S. 405
[6] Golenhofen, K.: Physiologie heute. Urban & Fischer. 2. Auflage 2000
[7] Schmidt, R./Thews, G./Lang, F.: Physiologie des Menschen. Springer. 28. Auflage 2000
[8] Kaestner, F./Warzok, J./Zechmann, C.: Crashkurs Innere Medizin. Urban & Fischer 2004
[9] Roche Lexikon. Urban & Fischer, 5. Auflage 2003
[10] Deetjen, P./Speckmann, E.-J.: Physiologie. Urban & Fischer. 3. Auflage 1999

1 Allgemeine und Zellphysiologie, Zellerregung

1.1 Grundbegriffe

physikalische Größen

Druck · Arbeit · Leistung · Stoffmenge

- **Druck** = Kraft (N)/Fläche (m^2) [1 Pascal (Pa) = N/m^2]
  Der Druck wird gelegentlich auch in mmHg (z. B. Blutdruck), cmH_2O oder atm angegeben.
  - 1 mmHg = 0,133 Pa
  - 1 cmH_2O = 0,098 Pa
  - 1 atm = 101,324 Pa
- **Arbeit** = Kraft (N) × Weg (m) = Joule (J) [1 Kalorie = 4,185 Joule (J)]
- **Leistung** = Arbeit (J)/Zeit (s) [1 Watt (W) = J/s]
- **Stoffmenge:** wird in Mol [mol] angegeben
  1mol = 6,022 × 10^{23} Teilchen

chemische Größen

Konzentration · pH-Wert · Molalität · Molarität · Partialdruck · Molekularmasse

- **Konzentration:** Man unterscheidet hier
  - *Massenkonzentration* = Masse / Volumeneinheit
  - *Stoffmengenkonzentration* = molare Konzentration = Stoffmenge / Volumen einer Lösung
  - *molare Konzentration* = Stoffmenge / Masseneinheit eines Lösungsmittels
- **pH-Wert:** ist der negative dekadische Logarrithmus der Wasserstoffionenkonzentration.
  - pH $<$ 7 → Flüssigkeit sauer
  - pH $>$ 7 → Flüssigkeit alkalisch (basisch)
  - Die Bestimmung des pH-Wertes erfolgt mit einem Indikator.

! **Merke:** pH = pondus Hydrogenii = Gewicht des Wasserstoffes

- **Molalität:** in Mol definierte Konzentration eines gelösten Stoffes **pro Kilogramm** *Lösungsmittel*
- **Molarität:** in Mol definierte Konzentration eines gelösten Stoffes **pro Liter** *Lösung*
- **Partialdruck:** ist der *Teildruck eines Gases in einem Gasgemisch.* Bei idealen Gasen ist der Partialdruck für jede Komponente eines Gasgemisches so groß, als ob diese Komponente in der Lage wäre, das zur Verfügung stehende Volumen auszufüllen → Partialdrücke verhalten sich zueinander wie die Molzahlen der beteiligten Gase.
- **Molekularmasse:** ist die Summe der Atomgewichte aller ein Molekül bildenden Atome, d. h. die Masse eines Moleküls.

1.2 Stofftransport in Flüssigkeiten und Gasen

Diffusion · Konvektion · Filtration · Osmose

Man unterscheidet beim Stofftransport zwischen
- **aktiven** Transportprozessen, d. h. Energie verbrauchenden, z. B. mittels Ionenpumpen und
- **passiven** Transportprozessen, d. h. entlang eines Konzentrationsgradienten, ohne dass zusätzlich Energie verbraucht wird

Passive Transportprozesse sind z. B. **Diffusion, Konvektion, Filtration** und **Osmose**. Man findet sie oft beim Transport von Flüssigkeiten und Gasen.

Diffusion

Vermischung zweier oder mehrerer Gase oder Flüssigkeiten aufgrund ihrer ungeordneten Eigenbewegung, d. h. **ohne** Energieaufwand. Grundvoraussetzung hierfür ist aber immer ein **Konzentrationsgefälle**.

Filtration

Transport von Flüssigkeiten durch eine **semipermeable Membran**, wobei die Menge der filtrierten Flüssigkeiten (Filtrat) von der Druckdifferenz zwischen beiden Seiten der Membran und der Fläche der Membran abhängt.

Konvektion

Die zu transportierenden Stoffe werden mit einer **Flüssigkeit** oder einem **Gas** bewegt, z. B. Wärme in der Atemluft oder im Blut.

1.3 Osmose

semipermeable Membran · Konzentrationsgefälle · Van't-Hoff-Beziehung · Osmolarität · Osmolalität

Bei Osmose handelt es sich um eine **Diffusion durch eine semipermeable** (halbdurchlässige) **Membran**.

semipermeable Membranen

- durchlässig nur für das jeweilige **Lösungsmittel**, sowie für **kleinere Ionen**, z. B. Natrium- oder Kalium-Ionen, aber nicht für gelöste größere molekulare Stoffe (z. B. Glucose oder Proteine)
- Bei Konzentrationsunterschieden in Bereichen, die durch semipermeable Membranen getrennt sind, kommt es zu einem **Wassereinstrom** in den Bereich mit der **größeren Konzentration an gelösten Teilchen**. Durch den Wassereinstrom steigt dort das Volumen an.

osmotischer Druck

- Druck, den die **Moleküle**, welche die **Membran nicht passieren** können, auf die Membran ausüben.
- Er hängt von der **Anzahl der Teilchen** ab und nicht von ihrer Beschaffenheit.

onkotischer Druck

- Osmotischer Druck einer kolloidalen Lösung (z. B. Blut), der durch **Eiweißmoleküle** erzeugt wird.

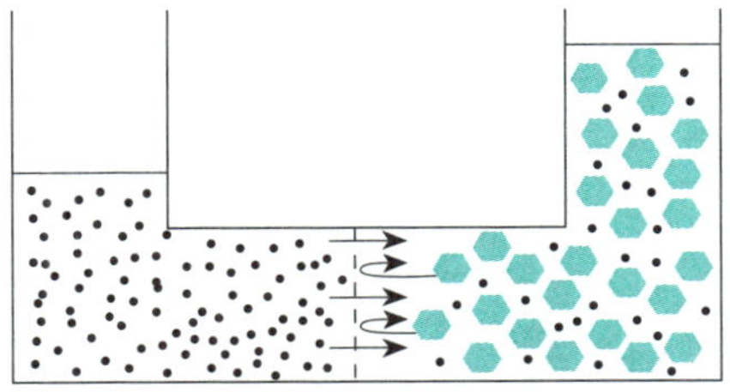

Abb. 1.1: Osmose: Die Glucose-Moleküle (grün) können die Membran nicht passieren. Die Wassermoleküle jedoch folgen ihrem Konzentrationsgefälle → Konzentrationsausgleich. [1]

- Obwohl die meisten Eiweißmoleküle aufgrund ihrer Größe Zellmembranen nicht passieren können, spielen Sie doch eine entscheidende Rolle für den **Flüssigkeitsaustausch** zwischen **Interstitium** und **Kapillarsystem**.

Ödementstehung: Ein Ödem ist eine Wasseransammlung im interstitiellen Gewebe. Es kann verschiedene Ursachen haben. Kommt es, z. B. aufgrund von Erkrankungen, zu einem **Sinken der Eiweißkonzentration im Blutplasma** (insb. des Albumins, v.a. bei Lebererkrankungen, z. B. Leberzirrhose), führt dies zu einer vermehrten Ansammlung von Flüssigkeit im Gewebe (= **Ödeme**).

Van't-Hoff-Beziehung

- Um den osmotischen Druck (p_{osm}) einer Lösung zu berechnen, benutzt man die Van't-Hoff-Beziehung:

$$p_{osm} = \frac{n}{V} \cdot RT$$

n = Anzahl der Teilchen in einem bestimmten **Volumen V**
R = allgemeine Gaskonstante
T = jeweilige Temperatur

- **Osmolarität:** Gibt die Stoffmenge einer Lösung an, die osmotisch wirksam ist [mol/l].
- **Osmolalität:** Gibt die osmotische Konzentration eines Stoffes pro Kilogramm Lösungsmittel an [osmol/kg].

1.4 Stofftransport durch Membranen

Um einen Stoff in eine Zelle transportieren zu können, muss die Barriere der Zellmembran überwunden werden. Je nach **Stoffgröße** oder **-ladung** können die Stoffe **passiv**, d. h. aufgrund eines Konzentrationsgradienten durch die Membran dringen oder sie müssen **aktiv**, d. h. unter Aufbringung von Energie in die Zelle geschleust werden.

Membranen

Aufbau · Dicke · Phospholipiddoppelschicht · Membranproteine · Glykokalix

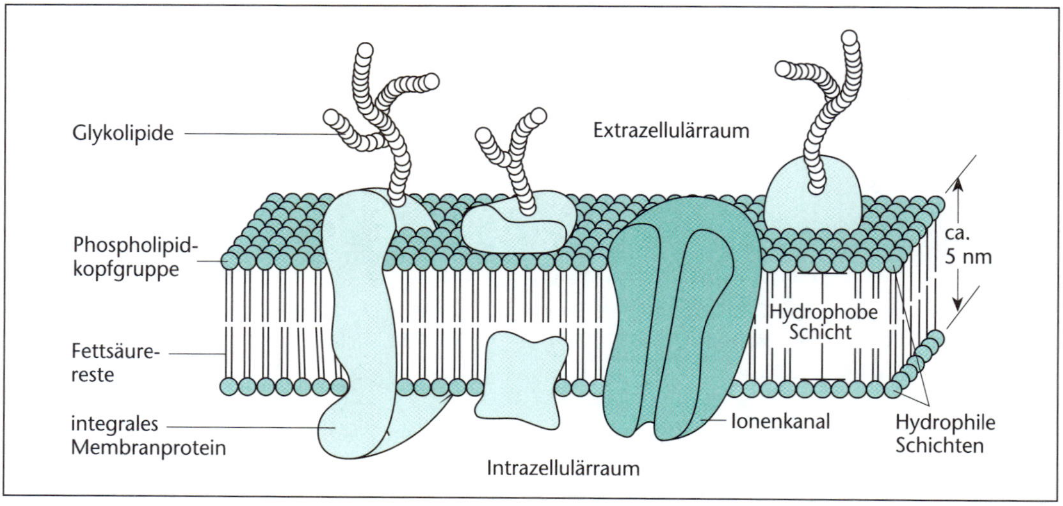

Abb. 1.2: Aufbau einer Zellmembran mit Phospholipidschicht und Membranproteinen [1]

Aufbau

Ca. 4–10 nm dicke **Phospholipid-Doppelschicht**, die von Proteinen durchsetzt ist:
- hydrophile Anteile der Phospholipide → weisen nach außen
- **l**ipoph**i**le Anteile der Phospholipide → weisen nach **i**nnen (zueinander)

Membranproteine

- Die Membranproteine sind über die ganze Membran verteilt. Auf den Membranproteinen sind **Glykolipide** verankert, die u.a. zur Ausbildung der Oberflächenstruktur der Zelle beitragen. Die Glykolipide ragen z.T. aus der Membranebene heraus und stellen auf der Ebene der Membran dadurch charakteristische Merkmale der Oberfläche dar.
- **Funkion:** Die Membranproteine dienen dem **Transport** sowie der **Verankerung der Glykolipide** der Membran. Die Glykolipide tragen Kohlehydratketten.

Glykokalix

- Die **Glykokalix** ist die Summe der Zuckerketten auf einer Membranoberfläche. Diese Zuckerketten gemeinsam bilden eine geschlossene Schicht, die Glykokalix.
- **Funktion:** Die Glykokalix hilft bei der **Zellerkennung**, indem die körpereigenen Zellen als solche erkannt werden können. Sie kann als **Rezeptor** für bestimmte Hormone (z.B. Gewebshormone) dienen.

1.4.2 Passiver Membrantransport

freie Diffusion · Konzentrationsgradient · Fick'sches Diffusionsgesetz · Ionenkanäle · erleichterte Diffusion · Carrierproteine · Uniport

freie Diffussion

Die freie Diffusion ist ein Transport gelöster Teilchen aufgrund deren thermokinetischer Energie.
- Treibende Kraft: ein **Konzentrationsgradient** oder ein **elektrischer Gradient.**
- Es findet solange Diffusion statt, bis ein Konzentrationsausgleich stattgefunden hat.
- Frei diffundieren können:
  - gelöste Gase (z.B. Sauerstoff, Kohlendioxid)
  - kleine lipophile Substanzen (z.B. Harnstoff)

Die freie Diffusion erfolgt nach dem Prinzip des **Fick'schen Diffusionsgesetzes:**

$$J = -D \cdot \frac{A}{d} \cdot dc$$

J = pro Zeiteinheit durch Diffusion transportierte Menge eines Stoffes J [mol/s]
D = Diffusionskoeffizient (abhängig von der diffundierenden Substanz, der Temperatur und dem Lösungsmittel)
A = Diffusionsfläche in [m^2]
d = Dicke der Membran
dc = Konzentrationsdifferenz über der Membran [mol/m^3]
Die pro Zeiteinheit durch Diffusion transportierte Menge eines Stoffes J [mol/s] ist direkt proportional zur Diffusionsfläche A [m^2] und zur Konzentrationsdifferenz über der Membran dc.

Ionenkanäle

Der **Ionentransport** (z. B. Na^+, K^+, Ca^{2+}) funktioniert nur über Ionenkanäle, da die geladenen Substanzen aufgrund ihrer elektrischen Ladung die Lipiddoppelschicht nicht passieren können.

- Ionenkanäle werden von **Membranproteinen** gebildet und haben einen Durchmesser von ca. 1 nm. Sie sind aufgrund ihrer Wandstrukturen für das jeweilige Ion spezifisch.
- Treibende Kraft: **elektrochemische Potentialdifferenzen** oder ein **Konzentrationsgradient**
- Man unterscheidet u.a. Na^+-, K^+- und Ca^{2+}-Ionenkanäle.

erleichterte Diffusion

Enthält die Membran für bestimmte Stoffe spezielle **Carrierproteine**, spricht man von erleichterter Diffusion.

- Merkmale: **substanzspezifische**, nur in eine Richtung verlaufende Diffusion (**Uniport**)
- Treibende Kraft: **Konzentrationsgradient**

1.4.3 Aktiver Membrantransport

Unterschiede zum passiven Membrantransport:

- Beim aktiven Transport wird **Energie verbraucht**, da unter Umständen Moleküle gegen ein Konzentrationsgefälle transportiert werden müssen.
- Jedes aktive Transportsystem kann nur eine bestimmte Substanz transportieren (**Strukturspezifität**).
- Es gibt nicht beliebig viele aktive Transportsysteme. Nähert man sich einem Maximalwert, sprich man von **Sättigung**.
- Die Transporter können durch Stoffe mit ähnlicher chemischer Struktur besetzt und somit für den eigentlichen Stoff **gehemmt** werden.

primär aktiver Transport

Definition · Na^+-K^+-Pumpe · elektrogene Pumpe · Ca^{2+}-Pumpen · Protonen-Pumpen

Definition

Ein primär aktiver Transport ist dadurch definiert, dass er **ATP** als „Treibstoff" seiner Transporttätigkeit benutzt.

Na^+-K^+-Pumpe

- *Funktion:* Wichtigster Transportprozess zur Aufrechterhaltung der Zellfunktion bzw. des Zellmembranpotential
- Na^+-K^+-Pumpe: **spezialisiertes Membranprotein** mit ATP-Verbrauch, eine sog. **ATPase**

- **ATPase** spaltet ATP auf der Innenseite der Membran in ADP und Phosphat → intrazellulär werden Bindungsstellen für 3 Na^+ aktiviert → **3 Na^+-Ionen** werden gegen ein Konzentrationsgefälle **nach außen** transportiert, im Gegenzug gelangen **2 K^+-Ionen nach innen**.
- Durch den Transport von 3 positiven Ladungen aus der Zelle, aber nur zwei Ladungen in die Zelle spricht man von einer **elektrogenen Pumpe**, d.h. sie baut durch ihre Arbeit einen negativen elektrischen Gradienten über der Zellmembran auf.

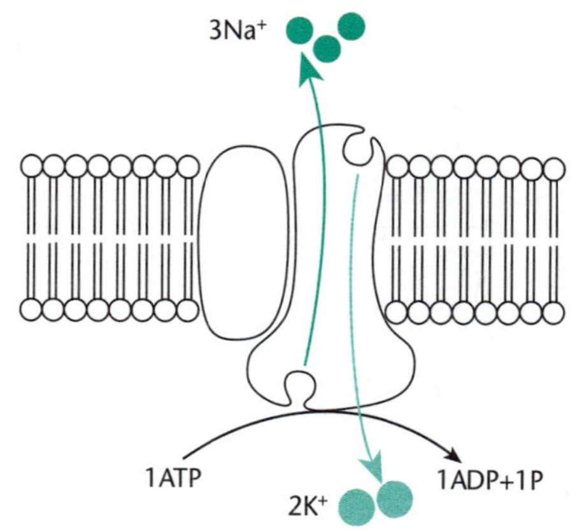

Abb. 1.3: Na^+-K^+-Pumpe über eine Zellmembran [1]

Normwerte zur Aufrechterhaltung des **Ruhemembranpotentials** (RMP):
K^+-Ionen:
intrazellulär ~ 155 mmol/l
extrazelluär ~ 5 mmol/l
Na^+-Ionen:
intrazellulär ~ 12 mmol/l
extrazellulär ~ 145 mmol/l

Ca^{2+}-Pumpen

- *Funktion:* ähnlich wie bei der Na^+-K^+-Pumpe. Es kommt zum Aufbau hoher Kalzium-Konzentrationsdifferenzen.
- *Vorkommen:* Herzmuskelzellen, sarkoplasmatisches Retikulum von Zellen etc.

Protonen-Pumpen (H^+-K^+-ATPasen)

- *Funktion:* Transport von H^+-Ionen über eine Membran
- *Vorkommen:* z.B. im Magen zur Produktion von Magensäure

sekundär aktiver Transport

Definition · Co-Transport · Natrium-Glucose-Symport · Counter-Transport · Kalzium-Natrium-Antiport

Definition

Sekundäre Transportmechanismen nutzen den elektrochemischen Konzentrationsgradienten, der von der Na^+-K^+-Pumpe aufgebaut wird, für weitere Transporte. Sie verbrauchen also **keine Energie** in Form von ATP. Man unterscheidet Symport von Antiport.

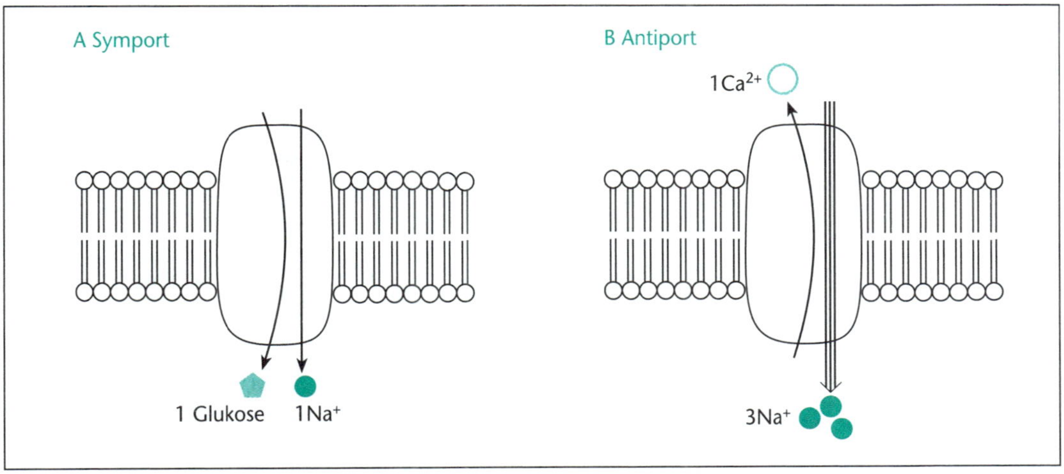

Abb. 1.4: Sekundär aktiver Na^+-Glucose-**Symport** (A) und sekundär aktiver Ca^{2+}-Na^+-**Antiport** (B) [1]

Symport

- **Co-Transport**, d. h. ein Na^+-Ion gelangt durch den hohen Konzentrationsgradienten in die Zelle und zieht durch die dabei entstehende Energie ein weiteres Molekül mit.
- Beispiel: **Na^+-Glucose-Symport** der Darmschleimhaut, so gelangt Glucose vom Darmlumen in die Darmzellen.

Antiport

- **Counter-Transport**, d. h. Na^+-Ionen werden über die Zellmembran gegen andere Ionen ausgetauscht, wobei die Natriumionen die Energie liefern.
- Beispiel: **Ca^{2+}-Na^+-Antiport** → 3 einströmende Na^+-Ionen liefern die Energie für den Ausstrom eines Ca^{2+}-Ions. Dieser Mechanismus dient der Aufrechterhaltung der Konzentrationsdifferenz der Kalziumionen in der Zelle.

Endozytose, Exozytose und Transzytose

Makromoleküle · Membranproteine · Vesikelbildung

Endozytose

- Aufnahme von Stoffen *in* die Zellen: betrifft **Makromoleküle,** welche die Plasmamembran nicht durchdringen können (aufgrund von Größe oder Ladung) oder für die keine Transportmechanismen zur Verfügung stehen (z. B. Cholesterin, Insulin oder Antigene)
- Moleküle binden an bestimmte **Membranproteinen** (z. B. Clathrin) → **Einstülpung der Membran** → Bildung von **Vesikeln** (intrazellulär)

Exozytose

- Ausschleusen von Stoffen *aus* der Zelle
- Intrazelluläre Vesikel verschmelzen mit der Innenseite der Zellmembran und geben so ihren Inhalt in den Extrazellulärraum frei (z. B. bei endokrinen Drüsen).

Transzytose

Vesikel werden endozytiert, ungeöffnet durch die Zelle transportiert und dann wieder exozytiert.

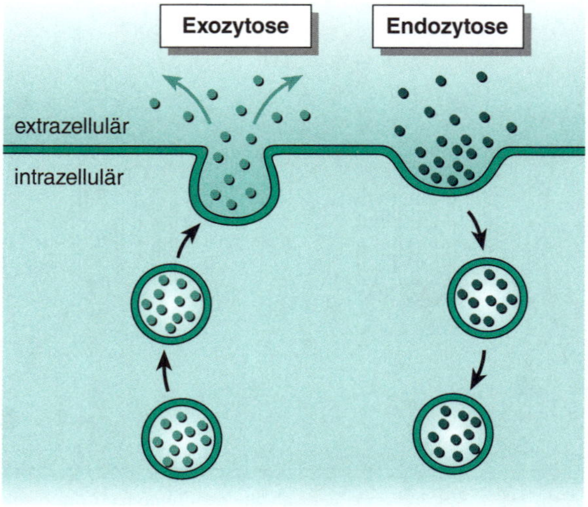

Abb. 1.5: Endozytose und Exozytose [4]

1.5 Stofftransport in Zellen

Transport in Vesikeln

- Stofftransport zwischen den einzelnen Kompartimenten in der Zelle, ähnlicher Vorgang wie bei den Zytosevorgängen.
- Wird z.B. beim Transport von Proteinen, die im rauen endoplasmatischen Reticulum gebildet und dann zum Golgi-Apparat zur weiteren Bearbeitung transportiert werden sollen, benutzt.
- Es kommt zur Umhüllung des Transportstoffes mit einer **Lipiddoppelschicht.**

Man kann den Transport in Vesikeln mit einem Lastwagen vergleichen: Der Vesikel ist der LKW, der in einer Stadt (Zelle) eine unfertige Ware vom Herstellungsort (z.B. den Ribosomen) zu einem weiterverarbeitenden Betrieb (z.B. Golgi-Apparat) bringt.

Mikrotubuli · anterograd schneller Transport · anterograd langsamer Transport · retrograder Transport

Mikrotubulivermittelter, intrazellulärer Transport in den über 1 m langen Fortsätzen der Nervenzellen. Tritt in drei Formen auf:

- **anterograd schnell:** vom Zellkörper in Richtung peripheres Axonende mit einer Geschwindigkeit von ca. 12 mm/h (ca. **280** mm/d)
  - Transport hauptsächlich durch Vesikel
  - transportiert werden Proteine, Transmitter etc.
- **anterograd langsam:** vom Zellkörper in Richtung peripheres Axonende mit einer Geschwindigkeit von ca. **1–5** mm/d
  - Bewegung von Aktin und Tubulin, die dabei verschiedene Stoffe mitnehmen.
  - transportiert werden Enzyme und verschiedene Proteine

- **retrograd:** von der Peripherie zum Zellkörper mit einer Geschwindigkeit von ca. 5 mm/h (ca. **120** mm/d)
  - Transport hauptsächlich durch Vesikel.
  - transportiert werden z. B. Signalsubstanzen, aber auch viele Toxine (z. B. Tetanustoxin) und Viren (z. B. Herpesviren).

1.6 Informationsübermittlung zwischen Zellen

Übermittlungswege

Nervenfasern · Hormone · gap junctions

Nervenfasern

(↗ Kapitel 14 Neuro- und Sinnesphysiologie)

Hormone

Kommunikation über **Botenstoffe** (↗ Kap. 12 Hormonale Regulation)

gap junctions

- **Poren** in den Membranen benachbarter Zellen, mit denen die Zellen kommunizieren und ihre Funktionen koordinieren können.
- **Vorkommen:** bei funktionell gekoppelten Zellverbänden, sog. **Synzytien**, z. B. quergestreifter Muskulatur
- Kommt es durch Zellschäden zu einem pH-Abfall oder einer Erhöhung der intrazellulären Ca^{2+}, schließen sich die gap junctions und verhindern somit, dass das gesamte Synzytium geschädigt wird.

1.7 Zellorganisation

Zellorganellen

Kompartimente · Golgi-Apparat · Mitochondrien · Endoplasmatisches Retikulum · Ribosomen · Lysosomen · Peroxisomen

Der Binnenraum der Zelle ist unterteilt in verschiedene, von Membranen umgebene Bereiche (= **Zellorganellen**). In diesen Bereichen, die auch **Kompartimente** genannt werden, finden verschiedene Funktionen statt. Physiologisch wichtige Kompartimente sind:

- **Golgi-Apparat:**
  - besteht aus 5–10 flachen Säckchen
  - *Funktion:* Aufbau von Membranen, liefert den Kohlenhydratanteil für Proteoglykane und Glykoproteine.
- **Mitochondrien:**
  - die größten Zellorganellen (1–10 µm)
  - *Funktion:* anaerobe Energiegewinnung durch die Atmungskette
- **Endoplasmatisches Retikulum (ER):**
  - *Formen:* raues, mit Ribosomen besetztes und glattes (ohne Ribosomen) ER
  - *Funktion:* Synthese von Proteinen, Kalziumspeicher im Muskel
- **Ribosomen:**
  - kleine, aus 2 Untereinheiten aufgebaute Kompartimente
  - *Funktion:* Proteinsynthese

- **Lysosomen:** enthalten eine Vielzahl verschiedener Enzyme, mit deren Hilfe phagozytierte Moleküle oder Organismen „verdaut“ werden
- **Peroxisomen:** Bildung von Wasserstoffperoxid, das in Leber und Niere bei bestimmten Entgiftungsreaktionen benötigt wird

1.8 Elektrische Phänomene

Auf elektrische Phänomene wird in Kapitel 14 „Funktionsprinzip des Nervensystems“ zusammenhängend eingegangen.

Membranpotentiale

Die meisten Zellmembranen sind im Ruhezustand für viele Ionen nicht gut permeabel, außer für K^+-Ionen. Deswegen entspricht das **Ruhepotential** einer Zelle in etwa dem **K^+-Gleichgewichtspotential**.

Ruhemembranpotential (RMP)

Definition · Aufrechterhaltung des RMP · Diffusionspotential · Gleichgewichtspotential · Nernst'sche Gleichung · Goldmann-Gleichung

Definition

- Das RMP ist die elektrische Ladung der Zelle im unerregten Zustand und es liegt bei ca. **–70mV.**
- Es kommt durch **ungleiche Ionenverteilung** zwischen dem Extra- und Intrazellularraum zustande.
- **Informationsübertragung** im Nerven- und Muskelsystem werden über Membranpotentiale und Änderungen dieser Potentiale übermittelt.

Aufrechterhaltung des RMP

Verschiedene Mechanismen:

- **Na^+-K^+-ATPase:** Unter Verbrauch von ATP werden 3 Na^+ in der Zelle durch 2 K^+ von außen ersetzt → Somit wird eine elektrische Ladung exportiert und damit der Zellbinnenraum negativer.
- **Permeabilität der Zellmembran:**
  - *geringe* Permeabilität für *Na^+-Ionen* der Zellmembran in Ruhe
  - *gute* Permeabilität der Zellmembran für *K^+-Ionen* in Ruhe
  - schlechte Permeabilität für anionische Proteine

Diffusionspotential

Konzentrationsunterschied zwischen Intra- und Extrazellularraum: hohe K^+-Konzentration innen, niedrige K^+-Konzentration außen
→ **Verschiebung von K^+-Ionen** vom Intra- in den Extrazellularraum
→ Ladungsverschiebung an der Zellmembran (= **Diffusionspotential**)
→ Das Potential steigt an, bis sich ein Gleichgewicht zwischen chemischen und elektrischen Gradienten ergibt (= **Gleichgewichtspotential**).

Gleichgewichtspotential

Potential, das sich einstellt, wenn sich **elektrische** und **osmotische Kraft im Gleichgewicht** befinden.

Nernst'sche Gleichung

Die Berechnung des Gleichgewichtspotentials erfolgt über die **Nernst'sche Gleichung:**

$$E = \frac{R \cdot T}{z \cdot F} \cdot \ln \frac{[Ion]_{intrazell.}}{[Ion]_{extrazell}}$$

E = Gleichgewichtspotential
R = allg. Gaskonstante
T = Temperatur in K (Körpertemperatur, entspricht 310° K)
z = Wertigkeit des Ions
F = Faradaysche Konstante
Nach einsetzen der Parameter ergibt sich folgende Formel:

$$E = -\frac{61}{z} \cdot \log \frac{[Ion]_{intrazell.}}{[Ion]_{extrazell}}$$

! Merke: Gleichgewichtspotentiale einiger Ionen
- K^+-Ionen – 97 mV
- Na^+-Ionen + 60 mV
- Cl^--Ionen + 150 mV
- Ca^{2+}-Ionen – 80 mV

Goldmann-Gleichung

Obwohl die K^+-Ionen für das Ruhemembranpotential mit am entscheidensten sind, weicht das RMP vom Kalium-Gleichgewichtspotential ab. Andere Ionen wie **Na^+-Ionen** strömen trotz der geringen Permeabilität auch in die Zelle ein, dadurch wird das RMP positiver. Auch **Cl^-**- und **Ca^{2+}-Ionen** tragen zur Abweichung des RMP vom Kalium-Gleichgewichtspotential bei.
Das RMP wird mittels der **Goldmann-Gleichung** berechnet:

$$E = \frac{R \cdot T}{F} \cdot \ln \frac{P_K [K^+]_{intrazell} + P_{Na} [Na^+]_{intrazell.} + P_{Cl} [Cl^-]_{extrazell}}{P_K [K^+]_{extrazell} + P_{Na} [Na^+]_{extrazell} + P_{Cl} [Cl^-]_{intrazell}}$$

E = Ruhemembranpotential
R = allgemeine Gaskonstante
T = Temperatur in K (Körpertemperatur, entspricht 310° K)
F = Faradaysche Konstante
P_{Ion} = Permeabilität des Ions
$[Ion]_{extrazell.}$ = Konzentration des Ions extrazellulär
$[Ion]_{intrazell.}$ = Konzentration des Ions intrazellulär

2 Blut

2.1 Zusammensetzung des Blutes

Blut ist aus funktioneller Sicht ein **flüssiges Körpergewebe**, in dem die zum Leben wichtigen Elektrolyte, Atmungsgase, Nährstoffe, Mineralien und Vitamine gelöst sind.
Es setzt sich aus **Zellen** (korpuskulären Bestandteilen) und **Plasma** (elektrolyt- und eiweißhaltige Lösung) zusammen.

Blutzellen

Erythrozyten · Leukozyten · Thrombozyten

Erythrozyten

- „rote Blutkörperchen"
- Sie sind die Träger der **Atemgase CO_2** und **O_2** und machen ca. **99 % des Blutzellvolumens** aus.

Leukozyten

- „weiße Blutkörperchen"
- Unterteilung in **Granulozyten**, **Lymphozyten** und **Monozyten**
- Sie erfüllen **humorale** und **zelluläre Abwehraufgaben** und haben eine unterschiedliche Lebensdauer (Lymphozyten Tage bis mehrere Jahre; Granulozyten nur einige Tage).

Thrombozyten

- „Blutplättchen"
- Sie sind Bestandteil der **Hämostase**.

Blutzellen	Referenzbereiche	Lebensdauer
Erythrozyten	♂ 5,4 Mio/µl (+/- 0,8) ♀ 4,8 Mio/µl (+/- 0,6)	120 Tage
Leukozyten	4.300–10.800/µl	Tage bis mehrere Jahre
Thrombozyten	150.000–350.000/µl	8–12 Tage

Tab. 2.1: Normwerte der Blutzellen

Hämatokrit

Definition · Normwerte · Volumenanteil

Definition

Der Hämatokritwert (Hkt) beschreibt den Anteil der Erythrozyten am Gesamtblutvolumen.
Normwerte: ♂ 45–52 %, ♀ 37–48 %

Volumenanteil

- Um den Hämatokrit zu ermitteln, wird **ungerinnbar** gemachtes **Blut zentrifugiert** → die Blutkörperchen bilden das Sediment.
- Dieser Volumenanteil pro Einheit Blutvolumen wird in % angegeben (am geeichten Probenröhrchen abzumessen).

Blutvolumen

Definition · Bestimmung · Normovolämie · Hypervolämie · Hypovolämie

Definition

Das **Blutvolumen** eines Erwachsenen beträgt ca. 1/13 , also ca. **7–8 % seines Körpergewichtes.** Ein Erwachsener mit 70 kg hat somit ein Blutvolumen von ca. 5,5 Litern.

Bestimmung

Die Bestimmung des Blutvolumens kann mittels **Indikatorverfahren** erfolgen, entweder

- **direkt** mit **Cr^{51} radioaktiv markierten Erythrozyten** oder
- **indirekt** über **Bestimmung des Plasmavolumens mit Albumin**, das mit radioaktiven Jod (I^{131}) versetzt ist.

Veränderungen des Gesamtblutvolumens

- **Normovolämie:** ein der Definition gemäßes Blutvolumen
- **Hypervolämie:** vergrößertes Blutvolumen, z. B. infolge größerer Infusionsmengen oder eines Nierenproblems, bei dem nicht genug Wasser ausgeschieden werden kann.
- **Hypovolämie:** vermindertes Blutvolumen, z. B. infolge von Blutverlust oder Exsikkose

Eine Folge einer Hypovolämie, z. B. durch Blutverlust, kann der **Schock** sein. Er zeichnet sich aus durch:

- **Blässe**
- **Tachykardie, niedriger Blutdruck**
- **vermindertes Herzzeitvolumen** (HZV)

Allgemein entsteht ein Schock nicht nur durch Hypovolämie, sondern durch eine Differenz zwischen tatsächlich vorhandenem Sauerstoffangebot und dem -bedarf, was zu einer inadäquaten Gewebsperfusion führt.

Formen des Schocks:

- **hypovolämischer** Schock
- **kardiogener** Schock (z. B. bei einem akuten Infarkt)
- **anaphylaktischer** Schock (als Folge einer allergischen Reaktion)
- **septischer** Schock (durch Infektion mit gramnegativen Keimen)

! **Schockindex** (nach Allgöwer):
Quotient aus Herzfrequenz (HF) und Blutdruck (RR_{syst}) → **HF [pro Minute] / RR_{syst} [mmHg]**
Normalwert ca. 0,5, bei > 1 Schockgefahr
Der Schockindex wird aber in der heutigen Notfallmedizin nicht mehr angewandt.

2.2 Aufgaben des Blutes

Transport · Homöostasesicherung · Abwehrfunktion

- Die wichtigste Aufgabe ist der **Transport**
  - der **Atemgase** (**O_2, CO_2**) von den Atmungsorganen in die Peripherie und wieder zurück (↗ Kap. 4)
  - von **Nährstoffen** vom Resorptions- oder Speicherort zu den peripheren Geweben
  - von diversen anderen im Blut gelösten Stoffen, z. B. **Elektrolyten, Hormonen, Abbauprodukten** usw.

- Aufrechterhaltung der **Homöostase**, d. h. des konstanten inneren Milieus, u. a. der Konzentration **gelöster Stoffe** (z. B. Glucose), des **pH-Wertes** und der **Temperatur**.
- **Abwehrfunktion:** als Transportmedium der Abwehrzellen und der Antikörper

2.3 Erythrozyten

Aufbau

Form · Oberflächen-Volumenverhältnis · Hämoglobin · Normwerte

Form

- **bikonkave**, runde, flache **Scheiben**
- **Durchmesser:** ca. **7,5 µm**, ca. 2 µm dicker Rand
- Vorteil der Scheibenform: **hohes Oberflächen-Volumenverhältnis** → große Fläche zum Austausch der Atemgase; je größer diese Fläche, umso effektiver der Gasaustausch
- **Erythrozytenmembran** (Proteine und Glykoproteine): ermöglicht eine starke **Verformbarkeit** der Erythrozyten, so dass sie auch Kapillargefäße mit einem Durchmesser < 7,5 µm passieren können.
- Erythrozyten, deren Reifungsprozess abgeschlossen ist, haben **keine Zellorganellen**. Ihr Energiebedarf an **ATP** deckt sich ausschließlich aus der **anaeroben Glykolyse**.

Hämoglobin

- Hämoglobin ist ein **Chromoprotein** (= Protein mit einem Metallanteil). Es besteht aus **vier Polypeptidketten** mit je einem Häm.
  - Durch die Faltung in eine Tertiär- und Quartätstruktur nimmt das Hämoglobin eine annähernd **kugelförmige Gestalt** an.
  - Jede Hämgruppe enthält **zweiwertiges Eisen,** an das sich Sauerstoff anlagert, der dann in die Peripherie transportiert wird.
- Damit die Fähigkeit zur reversiblen Bindung von Sauerstoff erhalten bleibt, muss der Erythrozyt über **Reduktionsmittel** verfügen, z. B. **NADH**. Ständig wird das bei der Abgabe des Sauerstoffes entstehende 3-wertige Eisen durch diese Reduktionsmittel wieder zu 2-wertigem Eisen reduziert und somit für eine weitere Aufnahme von Sauerstoff bereit gemacht.
- Der **normale Hb-Wert** beträgt:
  - beim Mann **13–18** g/dl
  - bei der Frau **12–16** g/dl
  - Der Hb-Gehalt ist vom Alter abhängig.

Alter	Bei Geburt	3 Monate	10 Jahre
Hb-Konz.	17–18	~ 11,5	13,5

Tab. 2.2: Hb-Gehalt in Abhängigkeit vom Alter

osmotische Phänomene

osmotischer Druck · kolloidosmotischer Druck · aktiver Membrantransport · Sphärozyt · Stechapfelform · Test der osmotischen Resistenz

- Der **osmotische Druck** in Erythrozyten entspricht dem des Blutplasmas.
- Der **kolloidosmotische Druck** in Erythrozyten ist höher als der des Blutplasmas → Ausgleich durch **aktiven Auswärtstransport** von Elektrolyten an der Erythrozytenmembran.

- Störung des aktiven Auswärtstransports → Wassereinstrom entlang des kolloidosmotischen Druckgefälles → Anschwellung und Kugelform des Erythrozyten (**Sphärozyt**)

> Bei der **Sphärozytose (Kugelzellanämie)** kommt es aufgrund eines genetischen Defekts der Zellmembran zu einer Kugelform der Erythrozyten. Diese Erythrozyten bleiben in der Milz hängen und werden dort abgebaut → Anämie wegen niedriger Erythrozytenwerte. **Therapie:** Entfernung der Milz (= Splenektomie).

- erhöhte Osmolarität des Plasmas → Wasserverlust und Schrumpfen des Erythrozyten (**Stechapfelform**)
- **Test der osmotischen Resistenz:** Die Erythrozyten werden stufenweise einer zunehmend **hypotonen NaCl-Lösung** ausgesetzt. Es strömt solange Wasser in den Erythrozyten, bis dieser schließlich platzt. Der **Beginn der Auflösung der Zellmembran mit anschließendem Platzen** (**Hämolyse**) der Zelle markiert den Punkt der **minimalen osmotischen Resistenz:** bei gesunden Erythrozyten bei **ca. 0,5g NaCl/dl.**

BSG

Definition · Messung · Normwerte

- **Blutsenkungsgeschwindigkeit** (BSG): Wegen ihres höheren spezifischen Gewichts sinken die Erythrozyten im Plasma eines ungerinnbar gemachten Blutes ab.
- **Messung:** in **mm**, jeweils nach **1 Stunde** und nach **2 Stunden**
- **Normwerte:**

	nach 1 Stunde	nach 2 Stunden
♂	3–8 mm	5–18 mm
♀	6–11 mm	6–20 mm

Tab. 2.3: Normwerte für die BSG

> Die **BSG** ist eine kostengünstige und einfache Untersuchung, um sich einen groben Überblick über die Genese einer Erkrankung zu verschaffen. Bei höheren Werten kann z. B. eine Entzündung oder ein Tumorleiden vorliegen.

Funktionen

Atemgastransport · pH-Wert-Regulierung

- Atemgastransport: **Transport** des Atemgases O_2, Abtransport von CO_2
- Regulierung des pH-Wertes
- Zur Erfüllung ihrer Aufgaben enthalten die Erythrozyten das **Hämoglobin.** Mit dem Hämoglobin-Molekül werden die Atemgase gebunden und transportiert.

Regulation der Erythrozytenzahl

Lebensdauer · Bildung · Erythropoetin · Abbau · Erythrozytenkonzentration · Retikulozytenwert

Da die **Lebensdauer** der Erythrozyten nur **120 Tage** beträgt, braucht der Organismus fortwährend Nachschub.
Die Bildung der Erythrozyten nennt man **Erythropoese**, den Abbau nennt man **Hämolyse.**

Bildung

- **Bildungsort:** beim Erwachsenen im roten **Knochenmark** der platten und kurzen Knochen, bei Kindern auch im roten Mark der großen Röhrenknochen

- **Regulation:**
  - hormonell über das Ausschütten von **Erythropoetin** (EPO)
  - EPO (Glykoprotein-Hormon) wird hauptsächlich in den extraglomerulären Mesangiumzellen der **Nieren** produziert, kann aber auch z. B. in der Leber gebildet werden.

Abbau

- Ältere Erythrozyten verlieren zunehmend die **Fähigkeit der Verformung** und werden starrer, was v.a. für das „**Aussortieren**" der alten Zellen wichtig ist.
- **Abbauort:** in der Milz. Im Netzwerk der Retikulumzellen und retikulären Fasern der roten Pulpa verfangen sich die zunehmend starren älteren Erythrozyten und werden von **Makrophagen** beseitigt.

Messgröße der Erythropoese

Sauerstoffpartialdruck (pO_2) im arteriellen Blut: Sinkt die Erythrozytenkonzentration bzw. der arterielle O_2-Gehalt im Blut, gleicht der Körper durch Stimulation der Erythropoese im Knochenmark diesen Mangel aus.

Messung der Erythropoese

Retikulozytenwert im Blut: Retikulozyten sind junge Erythrozyten und machen normalerweise ca. **0,5–1 %** der gesamten Erythrozyten aus. Ein erhöhter Wert (**Retikulozytose**) ist Zeichen für eine Stimulation der Erythropoese.

> **Erythropoetin** (EPO) erhöht → vermehrte Erythrozytenbildung → Retikulozyten erhöht. Manche Radrennsportler stehen im Verdacht zu Zwecken der Leistungssteigerung (Doping) EPO zuzuführen → Steigerung der Erythropoese → bessere Sauerstoffversorgung durch mehr Erythrozyten.
> **Vorsicht:** Der Hämatokrit steigt, Thrombosegefahr!

Erythrozytenindizes

MCV · Makrozytose · Mikrozytose · MCHC · MCH · Hb_E · hyperchrom · hypochrom · normochrom · Normwerte

Die quantitativen Erythrozytenindizes sind in der Klinik v.a. zur Erkennung und Einteilung von Anämien wichtig:

MCV

MCV (mean cellular volume) = **mittleres Erythrozytenvolumen**

$$MCV = \frac{Hämatokrit}{Erythrozytenzahl} [\mu m^3]$$

Normwert: **80–96** fl (fl = Femtoliter). Ist dieser Wert erhöht, spricht man von **Makrozytose,** ist er vermindert von **Mikrozytose.**

MCHC

MCHC (mean cellular hemoglobin concentration) = **mittlere intraerythrozytäre Hb-Konzentration**

$$MCHC = \frac{Hämoglobinkonzentration}{Hämatokrit} [g / dl]$$

Normwert: **33–36** g/dl

MCH (= Hb_E)

MCH (mean corpuscular hemoglobim oder auch Färbekoeffizient Hb_E) = **mittlere Hämoglobinmenge in einzelnen Erythrozyten**

$$MCH = \frac{Hämoglobinkonzentration}{Erythrozytenzahl} [pg]$$

Normwert: **28–33** pg. Ist der Wert erhöht, spricht man von **hyperchrom**, liegt der Hb-Gehalt im Normbereich, spricht man von **normochrom.**

> Bei **Eisenmangel** wird weniger Hb synthetisiert, es tritt i.d.R. eine hyp**o**chrome Anämie auf, bei **Vit.-B_{12}-Mangel** kommt es durch eine Störung der Erythropoese zu einer hyp**er**chromen Anämie.

Anämien

normochrome Anämien · hypochrome Anämien · hyperchrome Anämien

Eine **Anämie** ist eine pathologische Verminderung von Hb-Konzentration, Hkt oder Erythrozytenzahl.

normochrome Anämien
- MCH normal, aber **Hb, Hkt** und/oder **Erythrozytenzahl** ↓
- Beispiel: **Blutungsanämie** (blutende Wunde, Magenulkusblutung etc.)

hypochrome Anämien
- **MCH** ↓ Hb, Hkt und/oder Erythrozytenzahl ↓
- Beispiel: **Eisenmangelanämie** (Eisenmangel → verzögerte Hb-Bildung → verzögerte Erythropoese und dadurch Anämie)

hyperchrome Anämien
- **MCH** ↑ Hb, Hkt und/oder Erythrozytenzahl ↓
- Beispiel: **Vit.-B_{12}-Mangelanämie**

2.3 Blutplasma

Zusammensetzung

Wasser · gelöste Bestandteile · Plasmakonzentrationen · Serum

Blutplasma besteht zu **90 %** aus **Wasser** und zu **10 %** aus **gelösten Bestandteilen**.

gelöste Bestandteile
- Plasmaproteine (↗ unten)
- Lipide und Kohlenhydrate
- Vitamine, Hormone und Elektrolyte
- **Blutzucker:** Normwert **70–110** mg/dl (3,9–5,6 mmol/l)
- Retentionsparameter geben Auskunft über die Nierenfunktion:
  - **Kreatinin:** Normwert **0,6–1,5** mg/dl
  - **Harnstoff:** Normwert: **8–25** mg/dl
- **niedermolekulare Komponenten:** z. B. Glucose, Lactat, Ketonkörper, Fettsäuren und Aminosäuren, und die Elektrolyte.

! **Serum** = Blutplasma ohne gerinnungsaktive Proteine (Fibrinogen)

> Auf Störungen des Elektrolythaushaltes reagiert der Körper überaus empfindlich:
> - Bei Störungen des **Kalium** kann es zu lebensgefährlichen **Herzrhythmusstörungen** kommen.
> - Störungen des **Calciumhaushaltes** führen u.U. zu **Osteoporose** mit **Frakturen** oder Bewusstseinsstörungen.
> - Bei Unterzucker (**Hypoglykämie**) kann es zu Bewusstseinsstörungen, Bewusstlosigkeit und Tod kommen. Ein Überzucker (**Hyperglykämie**), z. B. im Zuge eines Diabetes mellitus, führt zu einem Koma oder evtl. zu Langzeitschäden (Blindheit, Nervenausfälle etc.).

Plasmakonzentration in mmol/l	
Kationen	
Na^+	135–145
K^+	3,5–5,0
Mg^{2+}	100–108
Ca^{2+}	1,5–2,0
Anionen	
Cl^-	100–108
HCO_3^-	22–26
$Prot.^-$	17
Phosphat	0,84–1,45
Sulfat	1
organische Säuren	4

Tab. 2.4: Kationen- und Anionenkonzentrationen im Blutplasma

Plasmaproteine

Zusammensetzung · Molekulargewicht · Funktionen · Elektrophorese

Zusammensetzung

Die Gruppe der Plasmaproteine setzt sich aus einer Vielzahl verschiedener Eiweißgruppen zusammen, deren **Molekulargewichte** zwischen **40.000** und **150.000 Dalton** liegen.
Der **Eiweißanteil** im Blut beträgt ca. **7 %**, d. h. 60–80 g/l Plasma:
- 65 % → **Albumin**
- 35 % → **Globuline**

Funktionen

- **Vehikelfunktion:** Transport von Nährstoffen, Vitaminen, Elektrolyten, Substraten und Hormonen; z. B. ist ein Teil des im Blutplasma gelösten Calcium an Proteine gebunden, auch Medikamente werden an Trägerproteine (v.a. Albumin) gebunden.
- **Nährstofffunktion:** Die im Plasma gelösten Proteine können bei Bedarf schnell als Energielieferant dienen, indem sie durch Makrophagen in ihre Aminosäuren umgewandelt werden.
- **Pufferfunktion:** Die Proteine binden abhängig vom pH des Plasmas H^+- und OH^--Ionen.
- **Ausbildung des kolloidosmotischen Druckes** (= osmotischer Druck einer kolloidalen Lösung): **25 mmHg** im Blut
- **Hämostase** (↗ Kap. 2.4)
- **Abwehr** (↗ Kap. 3)

Elektrophorese

Die Elektrophorese dient der **Auftrennung der Plasmaproteine:**
- In einer Flüssigkeit gelöste, elektrisch geladene Teilchen wandern in einem elektrischen Feld.
- Da Proteine aus Aminosäuren bestehen und diese wegen ihrer Amino-(-NH_2) und Carboxylgruppen (-COOH) **abhängig vom pH-Wert verschiedene Ladungen** tragen, lassen sie sich nach Anlegen eines elektrischen Feldes in verschiedene Fraktionen auftrennen:

Proteine	Genauere Differenzierung	Menge in g/l	% am Gesamteiweiß	Funktion
Albumin	Präalbumin Albumin	0,3 40	55–65	Thyroxinbindung Verantwortlich für den KOD, Carrierprotein für verschiedene Substanzen (Bilirubin, Calcium)
α_1-Globuline	Saueres $_1$-Glycoprotein α_1-Lipoprotein Antithrombin III	0,8 3,5 0,3	2,5–4	 Lipidtransport HDL Thrombinhemmung
α_2-Globuline	Coeruloplasmin α_2-Makroglobulin α_2-Haptoglobin	0,3 2,5 1,0	7	Kupfertransport Proteasinhibitor Hämoglobintransport Alle drei sind auf Entzündungszeichen
ß-Globuline	Transferrin Lipoprotein Fibrinogen	3 5,5 3	8–12	Eisentransport Liditransport LDL Blutgerinnung
γ-Globuline	IgG IgA IgM IgE	12 2,4 1,2 0,0003	15–20	Immunglobuline

Tab. 2.5: Eiweißfraktionen des Blutes

kolloidosmotischer Druck (KOD)

Definition · intravasaler/interstitieller Flüssigkeitsaustausch · Albumin

- Der kolloidosmotische Druck ist der **osmotische Druck einer kolloidalen Lösung** (= Lösung, in der Teilchen der Größe 1–100 nm, sog. Makromoleküle, gelöst sind) und beträgt **ca. 25 mmHg.**
- **4/5 des KOD** bestimmt das **Albumin**, weil es die größte Eiweißfraktion im Plasma ist und osmotisch wirksamer ist als eine gleiche Menge von Globulinen. Außerdem ist das Albumin in der Lage, sich mit einer größeren Hydrathülle zu umgeben.
- Da die dichten Endothelien für die relativ großen Eiweißmoleküle fast nicht durchlässig sind, üben sie in den Kapillaren einen osmotischen Druck aus. Daher ist der KOD für den **intravasalen** und **interstitiellen Flüssigkeitsaustausch** in den Kapillaren von großer Bedeutung.

Sinkt der KOD im Plasma stark ab, z. B. als Folge einer Synthesestörung in der Leber oder einer Ausscheidungsstörung in der Niere, kommt es zu einem **interstitiellen Ödem**.

Aufgaben des Blutplasmas

Transportsystem · Substrattransport · Gastransport · Wärmetransport

- Das Blutplasma ist die **flüssige Phase des Blutes**. Im Plasma sind neben den Elektrolyten und dem Atemgas CO_2, auch Substrate, Stoffwechselprodukte und Lipoproteine gelöst.
- Die **Hauptaufgabe** des Plasmas ist der **Transport** von Elektrolyten, dem Atemgas CO_2 sowie von Substraten, Stoffwechselprodukten und Lipoproteinen, daneben wird auch **Wärme** aus dem Körperstamm in die Peripherie transportiert.

2.4 Hämostase

Ablauf der Hämostase

An der Blutstillung sind **Thrombozyten**, das **Gerinnungssystem** sowie **Plasma-** und **Gewebsfaktoren** beteiligt.
- **Primäre Blutstillung:** Vasokonstriktion und Thrombozytenaggregation
- **Sekundäre Blutstillung:** Blutgerinnung (Fibrinbildung)

Thrombozyten

Form · Bildung · Abbau · Normbereich · Thrombozytose · Thrombopenie

Form

Thrombozyten sind die kleinsten **zellulären Elemente** im Blut. Sie sind **plättchenförmig** und ca. **1–4 µm** lang.

Bildung

Im **Knochenmark** durch Abschnürung von den Megakaryozyten.
- Normbereich: 150.000–350.000/µl

Abbau

- **Lebensdauer:** ca. **10 Tage**
- Abbau hauptsächlich in **Leber** und **Milz**

Thrombozytose und **Thrombopenie**
- Thrombozytenwert > Normbereich → Thrombozytose, tritt z. B. im Rahmen von chronisch myeloproliferativen Erkrankungen, wie Polycythaemia vera auf.
- Thrombozytenwert < Normbereich → Thrombozytopenie, tritt z. B. im Rahmen von Knochenmarkserkrankungen auf.

primäre Blutstillung

Adhäsion · Thrombozytenaggregation · Granula-Sekretion

Nach Gefäßverletzungen leiten die im Blut enthaltenen Thrombozyten (TZ) die **Blutstillung** und **-gerinnung** ein:
- **Adhäsion:** Anheftung der TZ an die unter dem verletzten Endothel liegenden Kollagenfasern mit Hilfe des Willebrand-Faktors (Faktor VIII)
- **Thrombozytenaggregation:** die angehefteten TZ, freigesetzes Kollagen, ADP und Fibronektin aktivieren weitere TZ → Bildung von langen Fortsätzen (Pseudopodien) → Verzahnung der TZ miteinander → Thrombozytenaggregate (weiße Thromben)
- **Granula-Sekretion** der TZ
  - **Serotonin** und **Thromboxan-2** → Gefäßengstellung (Vasokonstriktion)
  - **ADP** und **Fibronektin** → fördern die weitere Adhäsion der TZ

sekundäre Blutstillung (Blutgerinnung)

intrinsisches System · extrinsisches System · Gerinnungsfaktoren · Thrombin · Fibrin

Da der **weiße Thrombus** für einen dauerhaften Stillstand der Blutung wegen seiner Instabilität nicht ausreicht, kommt es zu einer **sekundären Blutstillung** (Blutgerinnung) mit folgendem Ablauf:
- Aktivierung des **Prothrombins** zu **Thrombin**. Man unterscheidet zwei Mechanismen der Prothrombinaktivierung:
  - **intrinsisches** (endogenes) System
  - **extrinsisches** (exogenes) System

- Thrombin wandelt das lösliche Protein **Fibrinogen** in einen unlöslichen, abdichtenden **Fibrinpfropf** um.
- Verschiedene **Gerinnungsfaktoren** sind am Gerinnungsvorgang beteiligt.

intrinsisches System

- Bei **kleinen Defekten** des Endothels wird neben den Thrombozyten auch das intrinsische System aktiviert.
- Diese **Kaskade** beginnt mit dem Kontakt des **Faktors XII** (Hageman-Faktor) an „fremden Oberflächen“, wobei andere proteolytische Proteine wie z. B. **Kallikrein** mitwirken. Beteiligt sind daran die Faktoren XI, IX, VIII, Plättchenfaktor 3, Ca^{2+} (Faktor IV), Faktor X, Faktor V und Thromboplastin (↗ Abb. 2.1).

extrinsisches System

- Bei **größeren Defekten** kommt das exogene System ins Spiel.
- Aus den zerstörten Zellen entweicht **Faktor III** (Gewebethromboplastin), der den **Faktor VII** (→ VIIa) aktiviert. Zusammen mit **Phospholipiden und Ca $^{2+}$-Ionen** bildet der Faktor VIIa einen Komplex, der wiederum **Faktor X** aktiviert (↗ Abb. 2.1). Von diesem Punkt an gehen intrinsisches und extrinsisches System wieder einen gemeinsamen Weg.

Gerinnungsfaktoren

Faktor I	Fibrinogen
Faktor II	Prothrombin
Faktor III	Thrombokinase
Faktor IV	Calcium
Faktor V	Proaccelerin
Faktor VI	aktivierter Faktor V
Faktor VII	Prokonvertin
Faktor VIII	Antihämophiles Globulin
Faktor IX	Christmas-Faktor
Faktor X	Stuart-Power-Faktor
Faktor XI	PTA = Plasma thromboplastin antecedent
Faktor XII	Hagemann-Faktor
Faktor XIII	Fibrin-stabilisierender Faktor

Tab. 2.6: Übersicht über die Gerinnungsfaktorer

Fibrin

- Aktiviertes Thrombin spaltet von **Fibrinogen** (Faktor I) kurze Peptidketten ab und bildet so **Fibrinmonomere**, die sich zu **Polymeren** zusammenlagern.
- **Faktor XIIIa** (Thrombin) vernetzt und stabilisiert dieses Polymer.

Hemmstoffe der Blutgerinnung

- **in vivo:** Antithrombin III · Heparin · α_2-Makroglobulin · Protein C · Protein S · Hirudin
- **in vitro:** Ca^{2+}-Antagonisten · EDTA · Citrat · Oxalat · Heparin · Klinik

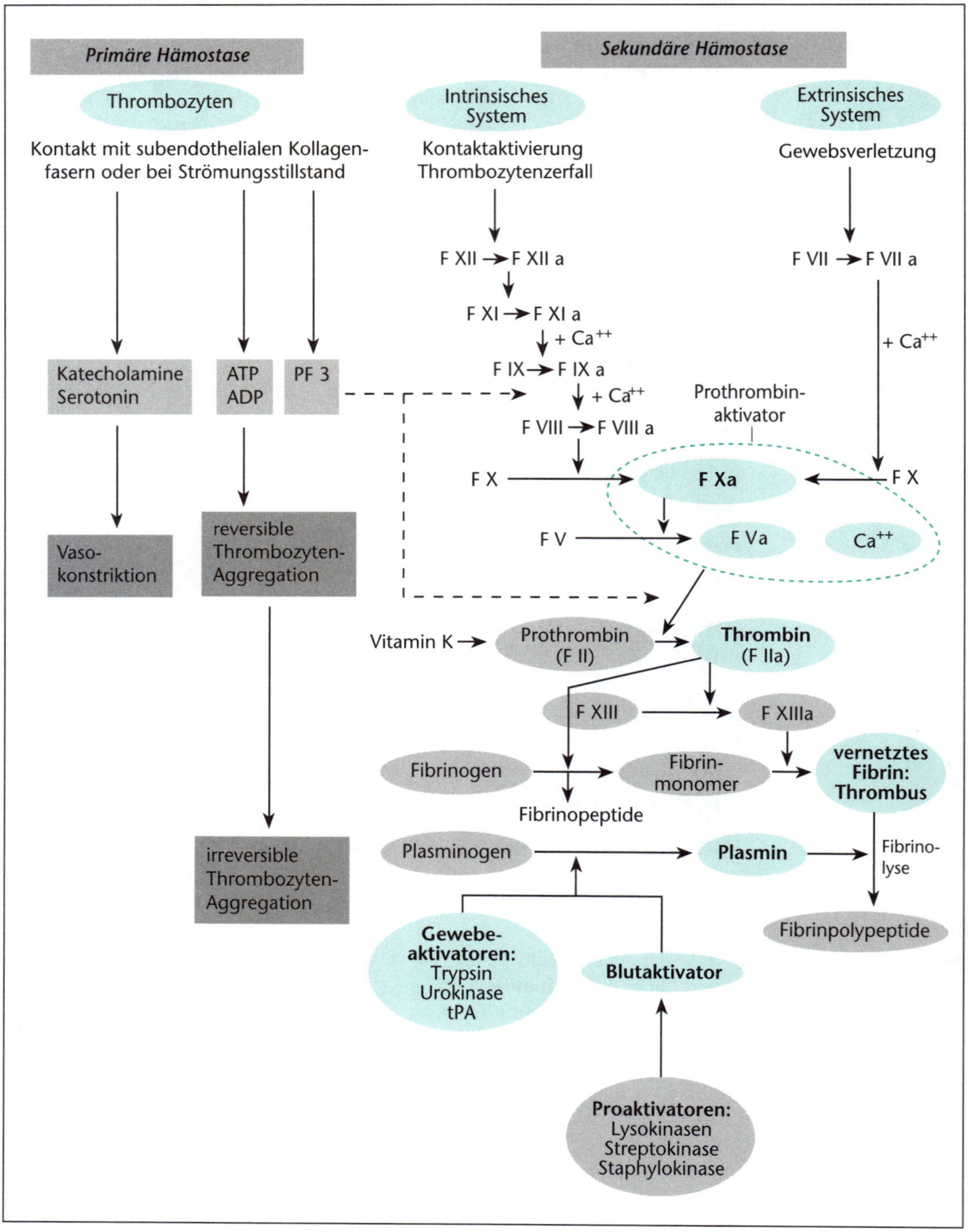

Abb. 2.1: Blutgerinnung (Gerinnungsfaktoren mit römischen Zahlen, die aktivierte Form mit zusätzlichem „a") [1]

Hemmung der Blutgerinnung in vivo

- **Antithrombin III (AT III):** inhibiert die Wirkung von **Thrombin** mit Heparin als Cofaktor (wichtigster Schutz gegen eine überschießende Blutgerinnung)
- **Heparin:** verstärkt die Wirkung des AT III und wird von verschiedenen Zellen (Mastzellen, basophile Granulozyten, Endothelzellen u. a.) gebildet.
  Der **AT-III-Heparin-Komplex** hemmt Thrombin und eine Vielzahl von anderen Gerinnungsfaktoren (z. B. IXa, Xa, XIa, XIIa).
- **α_2-Makroglobulin:** in der Wirkungsweise dem AT III ähnlich, benötigt aber kein Heparin als Cofaktor
- **Protein C:** eine Endopeptidase, die mit Protein S einen Komplex bildet und dann die **Faktoren V** und **VIII** irreversibel inhibiert. Aktiviert wird das Protein C durch einen Thrombinrezeptor am Endothel und dem Thrombin selbst. Die Synthese ist Vit.-K-abhängig.
- **Protein S:** Cofaktor für Protein C. Die Synthese ist Vit.-K-abhängig.
- **Hirudin:** ein Polypeptid, das aus dem Speichel des Blutegels isoloiert wird. Es hemmt **Thrombin** direkt.

Klinisch relevante Gerinnungsinhibitoren:

- **Heparin:** Wird synthetisch hergestellt und ist ein Mukopolysaccharid. In der Therapie setzt man es zur **Antikoagulation**, v.a. postoperativer Patienten ein. Damit soll eine mögliche Thrombose verhindert werden. In der Regel wird es subkutan injiziert. Man kontrolliert seine Wirkung mittels des **PTT** und des **Quick**-Wertes, beide steigen unter Heparineinfluss.
- **Vitamin-K-Antagonisten, Cumarinderivate:** Sie hemmen kompetetiv die Synthese der Vit.-K-abhängigen Gerinnungsfaktoren (X, IX, VII, II → 1972. Prot. C und S) in der Leber. Sie **schützen vor Thrombosen** und werden v.a. in der Langzeittherapie eingesetzt.
- **ASS (Aspirin):** Zur Hemmung der Thrombozytenaggregation, z. B. als **Vorbeugung bei KHK** (→ Verminderung der Infarktgefahr).
- **Streptokinase:** wird zur **Auflösung** eines bereits bestehenden **Thrombus** genutzt, z. B. nach einem Herzinfarkt zur Beseitigung der bestehenden Verlegung eines Herzkranzgefäßes (Lysetherapie).

Hemmung der Blutgerinnung in vitro

- **Ca^{2+}-Antagonisten:** Ca^{2+} spielt eine bedeutende Rolle als Co-Faktor im Ablauf der Blutgerinnung.
  EDTA (Äthylendiamintetraessigsäure), **Citrat** und **Oxalat:** Diese Medikamente binden Calcium, so dass es nicht mehr als Cofaktor im Blut zur Verfügung steht. Sie werden v.a. in der Labormedizin eingesetzt, da sie entweder toxisch sind (EDTA) oder im Körper verstoffwechselt werden würden (Citrat und Oxalat).
- **Heparin**

In der Klinik werden **EDTA** und **Heparin** in vitro zur Bestimmung bestimmter **Laborwerte** eingesetzt. Deswegen befindet sich in einigen „Blutröhrchen" einer der Stoffe, um das Blut ungerinnbar zu machen. Dann kann man Werte wie z. B. die Blutsenkungsgeschwindigkeit (BSG) bestimmen.

2.5 Fibrinolyse

Ablauf

Plasminogenaktivierung · Fibrinspaltprodukte

Im Körper herrscht ein ständiges dynamisches Gleichgewicht zwischen der Bildung von Fibrin aus Fibrinogen und dem Abbau des Fibrins, der Fibrinolyse.
Bei der Fibrinolyse wird das Fibrin in folgenden zwei Schritten abgebaut:

- **Aktivierung von Plasminogen zu Plasmin:** Plasminogen ist die inaktive Form des Plasmins (Protease) und wird, ähnlich wie das Prothrombin, durch Blut- und Gewebefaktoren in Plasmin umgewandelt.
- **Spaltung des Fibrins:** Durch das Enzym Plasmin wird Fibrin proteolytisch gespalten → Fibrinspaltprodukte (FDP). Neben Fibrin kann Plasmin auch Fibrinogen, Prothrombin, die Faktoren V, VIII, IX, XI und XII spalten.

Hemmung der Fibrinolyse

in vivo · therapeutisch

- **in vivo:** durch **α_2-Antiplasmin**, das die Plasminwirkung einschränkt.
- **therapeutisch:** durch **Aprotinin,** das Proteinasen wie Trypsin, Chymotrypsin, Kalkreine, Plasmin, Plasminogenaktivator, Fibrinolysin und Faktor VIIIa, Ixa, XIIa hemmt.

Wichtige klinische Parameter der Blutgerinnung

- **Blutungszeit:** Überprüfung von Thrombozytenzahl und -funktion, Normwert: **3–9,5 min**
- **Quick-Wert:** Untersuchung des **extrinsischen** Systems (Faktoren VII, X, V, II), Normwert: **70–130 %**
- **Aktivierte partielle Thromboplastinzeit (aPTT):** Untersuchung des **intrinsischen** Systems (Faktoren XII, XI, IX, VIII, X, V, II).
  Normwert: 25–28 sec

Blutungszeit	Quick-Wert	aPTT	Ursachen
↑	-	-	Thrombopenie, -pathie
↑	-	↑	v. Willebrand-Syndrom
-	-	↑	Hämophilie A, B; Heparin
-	↓	- / ↑	Vit.-K-Mangel, Cumarine
-	↓	↑	Heparin + Cumarine, Hyperfibrinolyse
↑	↓	↑	Verbrauchskoagulopathie (DIC)

Tab. 2.7: Verschiedene Konstellationen der Gerinnungsparameter und deren mögliche Ursachen (- normal, ↑ erhöht, ↓ erniedrigt)

3 Abwehrsystem und zelluläre Immunität (Immunologie)

Das Abwehrsystem gliedert sich in einen **unspezifischen** Teil, der allgemein eindringende Noxen bekämpft, und einen **spezifischen** Teil, der ganz speziell gegen den jeweiligen Eindringling gerichtet ist.
Man unterscheidet jeweils einen **zellulären** und einen **humoralen Anteil** (d. h. in Körperflüssigkeit gelöste Komponenten).

unspezifisches Abwehrsystem	**zelluläre Bestandteile:** v.a Granulozyten, auch Lymphozyten und Monozyten
	humorale Bestandteile: Lysozym, C-reaktives Protein, Interferone
spezifisches Abwehrsystem	**zelluläre Bestandteile:** v.a. B- und T-Lymphozyten
	humorale Bestandteile: Immunglobuline

Tab. 3.1: Übersicht über das unspezifische und spezifische Abwehrsystem

Grundbegriffe

Antigene · Trägermolekül · Determinante · Hapten · Antikörper · Immunität · Impfung · Impftoleranz

Antigene

Antigene sind **bestimmte Oberflächenmerkmale**, die eine Immunreaktion des Körpers auslösen, sie kommen, z. B. auf Pathogenen oder Fremdkörpern, aber auch auf körpereigenen Zellen vor.
Sie bestehen aus **2 Teilen:**
- unspezifisches hochmolekulares **Trägermolekül**
- **Determinante:** für die **Spezifität des Antigens** entscheidender Teil

Eine Determinante ohne Trägermolekül nennt man ein **Hapten**. Zur Immunantwort mit Antikörperbildung kommt es nur, wenn Hapten und Trägermolekül gemeinsam auftreten.

Antikörper

- Antikörper sind Eiweißkörper (**Immunglobuline**), die sich gegen die **Oberflächenstrukturen** von Antigenen richten.
- Die **Bindung an Antigene** erfolgt über hydorphobe Wechselwirkungen und Ausbildung von H^+-Brücken an die Reste der Antigene (↗ Kap. 3.2).

Immunität

Ein Organismus ist **immun,** wenn er mit einem Antigen (z. B. Bakterium) fertig wird, ohne eine pathologische Reaktion (z. B. Entzündung) auszulösen.

- erworbene Immunität

Das spezifische Abwehrsystem kann sich die Oberflächenstruktur eines Antigens „merken“:
- Beim Erstkontakt mit einem Antigen kommt es zu einer **Primärreaktion** → lang-

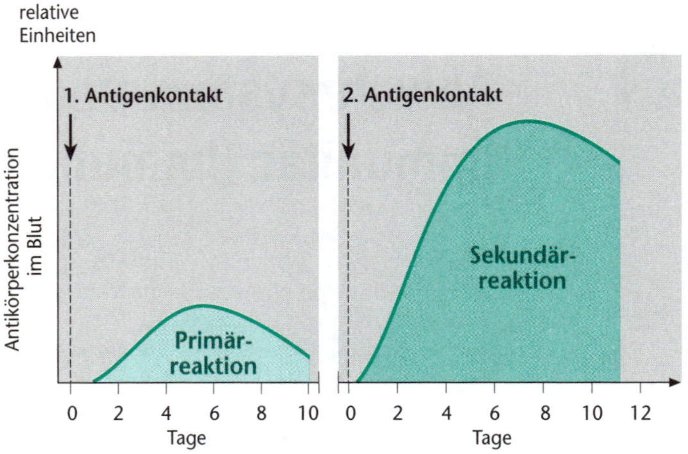

Abb. 3.1: Antikörperbildung [6]

sames und relativ schwaches „Anlaufen“ der Immunantwort mit Bildung von *Gedächtniszellen.*

- Bei erneutem Kontakt mit dem Antigen kommt es zu einer **Sekundärreaktion** → schnellere und stärkere Abwehrreaktion, die vorhandenen Gedächtniszellen beginnen sofort mit der Produktion von Antikörpern.

- angeborene Immunität

Beschreibt das schon bei Geburt vorhandene Arsenal gegen bestimmte Krankheitserreger.

Impfung

Man unterscheidet 2 Formen:

- **Aktive Impfung:**
  - Applikation von **unschädlich** gemachten **Antigenen**
  - Der Körper reagiert darauf mit einer **Primärreaktion** ohne oder mit nur geringen Krankheitssymptomen → Bildung von Gedächtniszellen → bleibende Immunität
  - Bei Krankheitsbefall kommt es zu einer **Sekundärreaktion mit einer Antikörperproduktion** der Gedächtniszellen
- **Passive Impfung:**
  - Applikation von bereits fertigen, **monoklonale Antikörpern**, sodass im Falle einer Erkrankung bereits Antikörper vorhanden sind.

! **Merke:**

- **Aktive** Impfung: Bildung von Antikörpern durch Verabreichen von **Antigenen**
- **Passive** Impfung: nur Verabreichen von **Antikörpern**

Immuntoleranz

Ausbleiben der Antikörperproduktion und **der Immunantwort** nach Zufuhr eines Antigens, das bei anderen Individuen eine Immunantwort hervorgerufen hätte.

3.1 Leukozyten

Merkmale

Aufbau · Normwerte · Leukozytose · Leukopenie · Differentialblutbild · Linksverschiebung

Aufbau

- Leukozyten sind im Gegensatz zu den Erythrozyten **kernhaltig**. Die **Kernform** variiert je nach Leukozytentyp (↗ Kap. 3.2.1).
- Sie sind mit **10–20 µm** etwas größer als Erythrozyten.
- Im Vergleich zu den Erythrozyten sind sie **amöboid beweglich**.

Normwerte

- Normalerweise hat ein gesunder Organismus zwischen **4000–10000 Leukozyten** pro µl im Blut.

- **Leukozytose:** Leukozytenzahl > **10000**, z. B. bei Entzündungen und Erkrankungen des Knochenmarks (z. B. Leukämien)
- **Leukopenie:** Leukozytenzahl < **4000**, oft Zeichen einer Immunschwäche oder nach Einnahme von Medikamenten, die das Immunsystem unterdrücken.

Differentialblutbild

Es gibt eine Vielzahl verschiedener Untergruppen der Leukozyten, die man im **Differentialblutbild** bestimmen kann:

Leukozytenart	Mittelwert / mm³	% der Leukozyten
Monozyten	320	4
Lymphozyten	2600	32,5
neutrophile Granulozyten - stabkernige - segmentkernige	4800 320 4480	60 4 56
eosinophile Granulozyten	320	3
basophile Granulozyten	40	0,5
Leukozyten insgesamt	**8000**	100,0

Tab. 3.2: Differentialblutbild der Leukozyten im peripheren Blut

Funktionen

Immunantwort · Diapedese · Chemotaxis · Phagotyose · Sekretion

Immunantwort

Leukozyten sind für die **Immunantwort** des Organismus, d. h. die Verteidigung vor pathogenen Keimen, von entscheidender Bedeutung.

Diapedese

Aufgrund der amöboiden Beweglichkeit können sie **durch die Wände der Blutgefäße** in das umliegende Gewebe auswandern (Diapedese).

Chemotaxis

Bei Kontakt mit Pathogenen sind Leukozyten in der Lage, durch **Botenstoffe** weitere Leukozyten anzulocken (Chemotaxis).

Sekretion

Treten die Leukozyten in Kontakt mit Antigenen oder Antikörpern, können sie eine Vielzahl von **Botenstoffen** und **zytotoxischen Stoffen** freisetzen (Sekretion), die zahlreiche Reaktionen des Immunsystems hervorrufen können.

Phagotyose

Leukozyten sind in der Lage, **Pathogene** oder ihre Reste „**abzuräumen**“, indem sie sie phagozytieren.

Regulation der Leukozytenzahl

Bildung · Lebensdauer · Prägung · Abbau

Bildung

- **Bildungsort:** im **Knochenmark**, hier befinden sich die gemeinsamen pluripotenten Stammzellen aller Blutzellen (**Hämozytoblasten**)
- Aus den Hämozytoblasten entwickeln sich:
  – **Monoblasten** (später Monozyten)

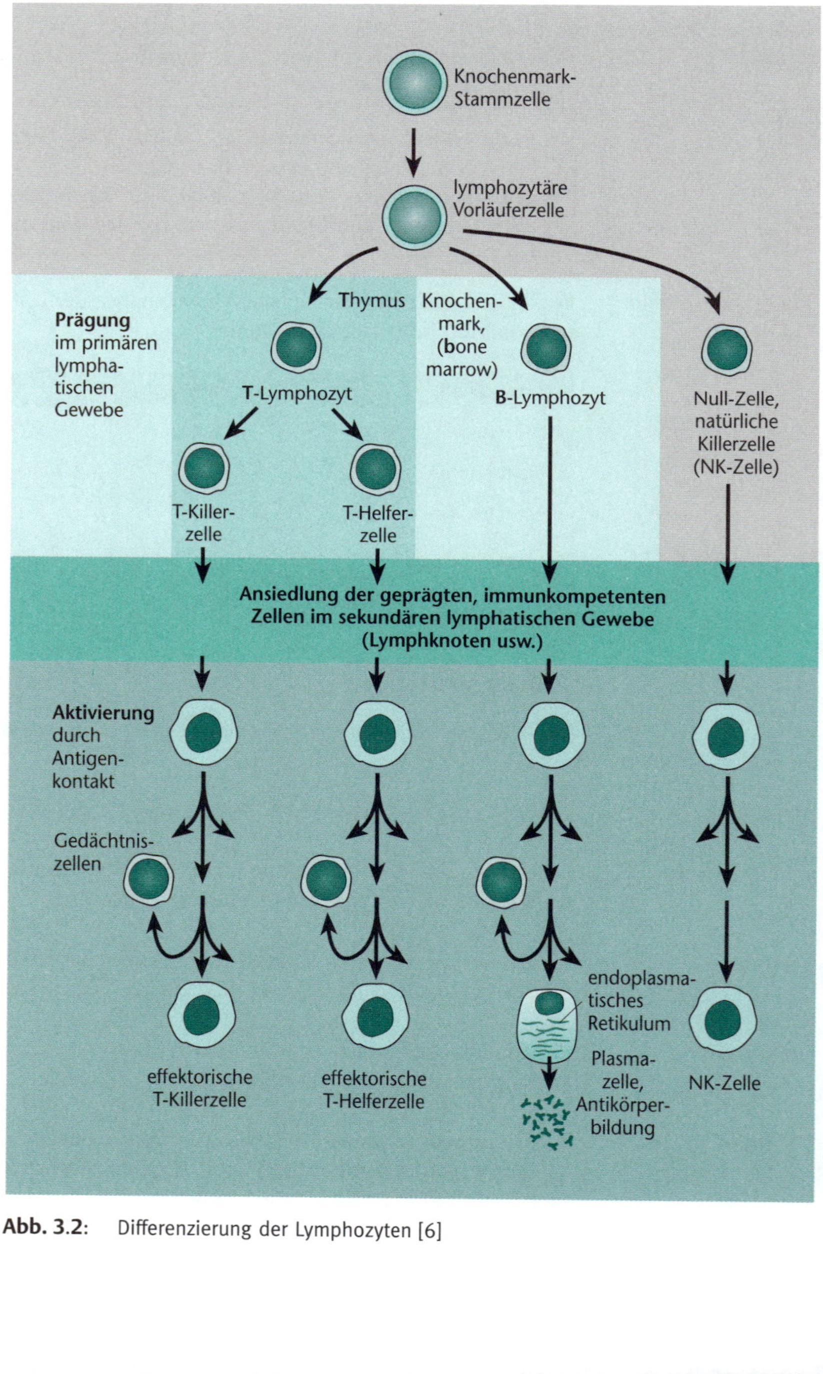

Abb. 3.2: Differenzierung der Lymphozyten [6]

- **Myeloblasten** (Granulozyten)
- **Lymphoblasten** (Lymphozyten)

Lebensdauer

- **kurzlebige** Zellen (z.B. Makrophagen): leben nur wenige Tage
- **langlebige** Zellen (z.B. Gedächtniszellen): überleben einige Jahre

Prägung

Einige Leukozyten, die Lymphozyten, siedeln sich zur Reifung bzw. Prägung im **primären lymphatischen Gewebe** (lymphoidales Gewebe im Knochenmark und des Thymus) an:

- **T**-Lymphozyten (**T**hymus) → **Thymus**
- **B**-Lymphozyten (**b**one marrow = Knochenmark) → **Knochenmark**

Dort bilden sich auf den Leukozyten **Rezeptorstellen** aus, die ihnen das **Erkennen von Pathogenen** (Fremdstoffe) ermöglichen.
Nach der Prägung werden die „fertigen" Leukozyten ans Blut abgegeben. Dort haben sie nur eine kurze Verweildauer, bevor sie die **sekundären lymphatischen Organe** (z.B. Tonsillen, Lymphknoten) besiedeln.

Abbau

Je nach Typ (kurzlebig oder langlebig) ist die Lebensdauer unterschiedlich. In der Regel werden die abgestorbenen Leukozyten **von** anderen **Leukozyten phagozytiert** und dann abgebaut.

3.2 Unspezifische Abwehr

Den Hauptteil der unspezifischen Abwehr übernehmen die **Granulozyten.** Daneben spielen auch **bakterizide** und **antivirale Stoffe**, wie Lysozym, C-reaktives Protein (CRP) und Interferone, eine Rolle.

3.2.1 Zelluläre Immunabwehr des unspezifischen Systems

Bestandteile:

- neutrophile, eosinophile und basophile Granulozyten
- NK-Zellen
- Monozyten

neutrophile Granulozyten

Aussehen · Stoffwechsel · Funktionen

Aussehen und Stoffwechsel

- **Größe:** 10–15 µm
- **Kern:** Die Form gibt Auskunft über das Alter des Granulozyten:
  - **stabkernige** Granulozyten → **„junge"** Zellen
  - **segmentkernige** Granulozyten → **„alte"** Zellen

> Findet man im Differentialblutbild viele stabkernige Granulozyten, so kann dies als ein Zeichen für eine Infektion oder eine Erkrankung der Stammzellen gewertet werden. Man nennt dies in der Klinik eine **Linksverschiebung.**

- **Granula:**
  - enthalten zytotoxische Stoffe
  - erscheinen im Mikroskop **blass rot**

- **Stoffwechsel:** Sie sind in der Lage, ihren Energiebedarf durch **anaerobe Glykolyse** zu decken; dadurch können sie auch im sauerstoffarmen oder avitalen Gewebe (z. B. Eiter) überleben.

Funktionen

- **Phagozytose** von Pathogenen, Abbau durch **lysosomale Enzyme**
- **Sekretion** von Stoffen zur Zerstörung pathogener Keime:
  - zytotoxische Stoffe
  - freie Sauerstoffradikale
  - Entzündungsmediatoren wie Thromboxan, Leukotriene und Prostaglandine: Sie vermitteln die Entzündungsreaktion mit Gefäßweitstellung und höherer Durchlässigkeit (Permeabilität) der Gefäßwand.
- **Margination:** 50 % der Granulozyten nehmen nicht an der Zirkulation teil, sie haften an den Endothelien von Lunge, Milz und im interstitiellen Gewebe.

eosinophile Granulozyten

Aussehen · Stoffwechsel · Funktionen

Die Anzahl der eosinophilen Granulozyten unterliegt einer **zirkadianen Schwankung**, die negativ mit dem Cortisolspiegel korreliert.

Aussehen und Stoffwechsel

- **Größe:** 10–15 µm
- **Granula:**
  - enthalten Peroxidasen, Katalasen und Proteasen, sowie Thromboxane, Prostaglandine und Leukotriene
  - erscheinen im Mikroskop **rot** (eosinophil)
- **Stoffwechsel:** analog zu den neutrophilen Granulozyten

Funktionen

- **Phagozytose**
- **Sekretion** von Katalasen, Peroxidasen und Proteasen

basophile Granulozyten

Aussehen · Stoffwechsel · Funktionen

Aussehen und Stoffwechsel

- **Größe:** 12–15 µm
- **Granula:**
  - enthalten **Histamin** und **Heparin**
  - erscheinen im Mikroskop **blau** (basophil)
- **Stoffwechsel:** analog zu den neutrophilen Granulozyten

Funktionen

- An der Oberfläche der basophilen Granulozyten können sich an speziellen Rezeptoren **IgE-Antikörper** anlagern → Ausschüttung von **Histamin**.

> Die basophilen Granulozyten sind v.a. bei **allergischen Reaktionen** erhöht. Durch Histaminausschüttung kommt es zu typischen Symptomen einer allergischen Reaktion mit Quaddelbildung, Hautrötung, Gefäßerweiterungen und Verengung der Bronchien.

! **Merke:** Inhalt der Granula:
- **neutrophile** Granulozyten → Thromboxane, Prostaglandine und Leukotriene
- **eosinophile** Granulozyten → Katalasen, Peroxidasen und Proteasen
- **basophile** Granulozyten → Histamin und Heparin

natürliche Killerzellen (NK-Zellen)

Aussehen · Stoffwechsel · Lebensdauer · Funktionen

Aussehen und Stoffwechsel

Es handelt sich um **große, stark granulierte Lymphozyten**.

- **Größe:** > 12 µm
- **Granula:** enthalten saure Hydrolasen
- **Stoffwechsel:** analog zu den Granulozyten

Funktionen

- **Sekretion zytotoxischer Stoffe** (z. B. Interferone)
- Abtötung der Fremdzellen erfolgt **nicht streng spezialisiert**, wie z. B. B- und T-Lymphozyten, aber auch nicht so unselektiv wie Granulozyten

> NK-Zellen scheinen im Kampf gegen **Tumorzellen** eine große Rolle zu spielen.

Monozyten

Aussehen · Stoffwechsel · Funktionen

Besonderheiten

Sie wandeln sich in extravasalen Geweben in **Makrophagen** um.
In einigen bestimmten Geweben, wie z. B. den Lymphknoten, Alveolarwänden, der Leber, dem Knochenmark und der Milz, werden die Monozyten als **Histiozyten** bezeichnet.

Aussehen

- **Größe:** 12–20 µm (die größten Blutzellen)
- **Granula:** mit lysosomalen Enzymen

Funktionen

- **Phagozytose** (hoher Gehalt an **Esterasen** in Monozyten)
- **Granulombildung:** Können die Fremdstoffe (z. B. anorganische) nicht schnell genug abgebaut werden, umgeben die Monozyten diesen Stoff mit einem **Histiozytenwall** in Form eines Granuloms.
- **Sekretion:**
  - Leukotriene
  - Interleukin 1 (IL-1) zur Stimulation von T-Lymphoyzten
  - Interferone
- **Präsentation von Antigenen** → Stimulation der spezifischen Abwehr

3.2.2 Humorale Immunabwehr des unspezifischen Systems

Bestandteile:
- Komplementsystem
- C-reaktives Protein
- Lysozym
- Interferone

Komplementsystem

Bestandteile · Aktivierung · Funktion

Bestandteile

Das Komplementsystem besteht aus 20 Proteinen: **9 Plasmaproteine C_1–C_9** und **11 Regulatorproteine**. Sie werden in der Leber gebildet und kommen im Blutplasma vor.

Aktivierung

Die einzelnen Faktoren werden durch **Pathogene kaskadenartig** aktiviert und inaktiviert, wobei man zwei Aktivierungswege unterscheidet:
- **Klassische Aktivierung:** durch Antikörper-Antigen-Komplexe

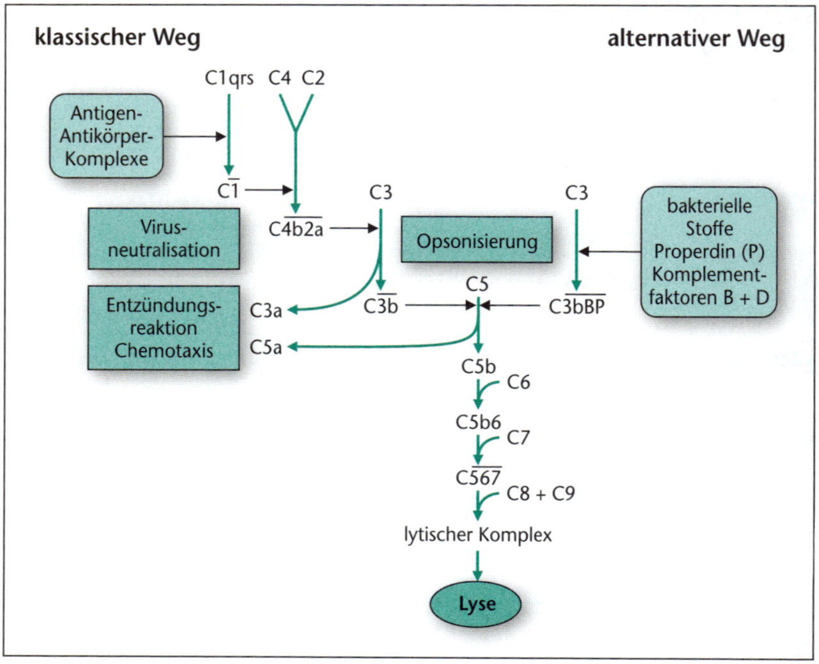

Abb. 3.3: Komplementsystem [7]

- **Alternative Aktivierung:** durch bestimmte Plasmaeiweißkörper (z. B. Properdin) und bakterielle Wirkstoffe

Funktion

- Steigerung der **Chemotaxis** mit Aktivierung von Granulozyten und Makrophagen
- Auslösung von **Entzündungsreaktionen** durch
  - Steigerung der Kapillarpermeabilität
  - Vasodilatation im Entzündungsgebiet
- Steigerung einer **Aggregation von Fremdzellen**, durch spezielle Proteine des Komplementsystems. Die Proteine fördern die Abräumung der Fremdzellen durch Phagozyten.
- **Opsonierung:** Veränderung der Oberflächenbeschaffenheit von Fremdkörpern, um ihre Phagozytose zu erleichtern.
- **Virolyse** und **Bakteriolyse** (Auflösung von Krankheitserregern)
- **Zytolyse:** Zerstörung befallener Zellen: Membran wird „durchlöchert" → Na^+-Ionen strömen in die Zelle und K^+-Ionen aus der Zelle → Zusammenbruch des Membrangleichgewichts → Zelltod

C-reaktives Protein (CRP)

Bildung · Funktion · Akut-Phase-Protein

Bildung

Bildungsort: in der Leber

Funktion

Unterstützung des Komplementsystems: CRP bindet an Mannose-Einheit der Bakterienkapsel → größere Angriffsfläche für das Komplementsystem → erleichterte Phagozytose der Bakterien

In der Klinik ist ein **CRP-Anstieg** ein guter Indikator für bakterielle Infektionen. Es ist ein Akute-Phase-Protein. Normwert < 5 mg/l.
Andere Akute-Phase-Proteine: Serumamyloid-A-Protein, saures a_1-Antichymotrypsin, Haptoglobin, Coeruloplasmin, Fibrinogen, Ferritin

Lysozym

Definition · Funktion

- **Definion:** Lysozym ist ein mukolytisch wirksames Enzym, das beim Zerfall von Phagozyten frei wird.
- **Funktion:** hemmt die Vermehrung und das Wachstum von Bakterien und Viren.

Interferone

Definition · Funktion

- **Definition:** Interferone sind **Glykoproteine**, die von virusbefallenen Zellen freigesetzt werden.
- **Funktion:** antiviral, immunmodulierend und Verringerung der Teilungsfähigkeit von Zellen

Interferone werden aufgrund ihrer o.g. Wirkungen in der Klinik auch zur **Tumor-** und **antiviralen Therapie** eingesetzt.

3.3 Spezifische Abwehr

Die Aufgaben der spezifischen Abwehr werden durch die **T-** und **B-Lymphozyten** übernommen. Die spezifische Abwehr ist auf einzelne Erreger spezialisiert.
Im Blut ist das **Verhältnis** der **T-** zu den **B-Lymphozyten 4:1**.

3.3.1 Humorale Immunabwehr des spezifischen Systems

Bestandteile:
- B-Lymphozyten
  - B-Gedächtniszellen
  - Plasmazellen
- Antikörper

B-Lymphozyten

Aussehen · Bildung · Prägung · Funktion

Aussehen

- **Größe:** ca. 10 µm (die B-Lymphozyten sind etwas größer als Erythrozyten)
- **Granula:** vereinzelte Azurgranula, die Lysosomen entsprechen

Bildung

B-Lymphozyten (ca. 20–30 % der Lymphozyten) werden in den **primären lymphatischen Organen** dem **Thymus** und dem **Knochenmark** gebildet.

Prägung

Ihre Prägung erhalten die B-Lymphozyten im Knochenmark (→ daher der Name B-Lymphozyten B = „bone“).

Funktion

- Sie sind die **Träger der humoralen Abwehr.**
- Dringt ein Pathogen in den Körper ein und passt dessen **Oberflächenstruktur** auf den Rezeptor des B-Lymphozyten, wird der **B-Lymphozyt** aktiviert.

- aktivierter Lymphozyt proliferiert → **klonale Expansion**, d. h. es kommt zur Zellteilung und Vermehrung genetisch identischer Zellen mit jeweils den gleichen Oberflächenstrukturen
- Umwandlung der meisten Zellen zu **Plasmazellen**, nur wenige Zellen werden zu **B-Gedächtniszellen**
- **Plasmazellen** (gewebsständig) bilden monoklonale **Antikörper (AK)** → AK binden das Pathogen und machen es damit leichter zugänglich für Phagozyten

! Monoklonale AK: sind nur gegen **ein** bestimmtes Antigen gerichtet!

- **B-Gedächtniszellen** werden im Körper für den Fall der Wiederinfektion mit dem gleichen Erreger „aufgespart“.

Antikörper

Eigenschaften · Aufbau · Einteilung · Funktionen

Eigenschaften

- Antikörper sind Immunglobuline mit einer **Molekülmasse** von **150–1000 kD**
- In der **Serumelektrophorese** bilden sie die Gammabande.

Aufbau

- Ein Antikörpermolekül besteht aus **4 Glycoproteinketten**, die in **Form eines Y** miteinander verbunden sind (↗ Abb. 3.4):
  - **2** identische **schwere** (**h**eavy) **H-Ketten**
  - **2** identische **leichte** (light) **L-Ketten**
  - jede Kette hat jeweils ein **N-** und ein **C-terminales** Ende
- Jede Kette besteht aus mehreren **Domänen**, die durch Disulfidbrücken miteinander verbunden sind.
- **F_{ab} = Antigen bindendes Fragment:**
  - wird von den beiden Schenkeln des Y gebildet
  - **variable Region:** vorderer Anteil der N-terminalen Bereiche, je nach Beschaffenheit des Rezeptors verschieden. Bindungsort der *Antigene.*
- **F_c = konstantes Fragment:**
  - wird vom Stiel des Y gebildet
  - Bindungsstelle für Makrophagen, Komplement oder Lymphozyten

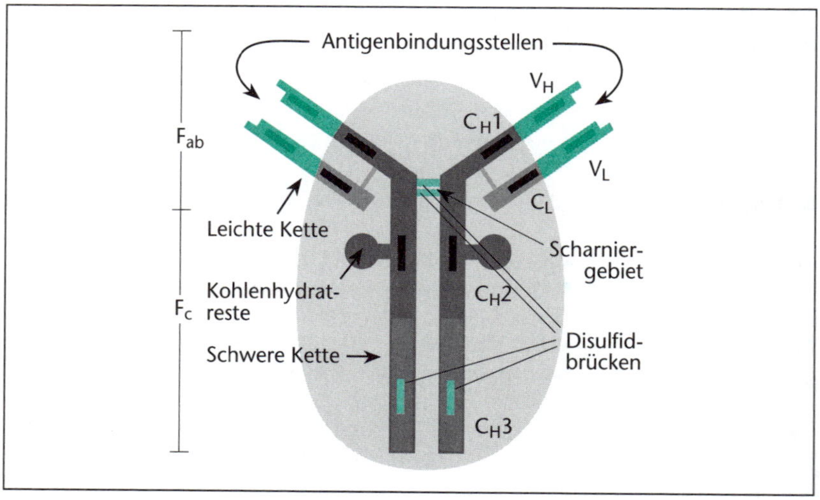

Abb. 3.4: Struktur eines Immunglobulins (IgG). V_L= variabler Teil des leichten Kette. C_L= konstanter Teil der leichten Kette. V_H= variabler Teil der schweren Kette. C_{H1-3}= konstanter Teile der schweren Kette. [1]

– Die Zusammensetzung des F_c ist bei den 5 Gruppen der Immunglobuline verschieden.

Einteilung

Man unterscheidet **5 Gruppen** von Immunglobulinen (Ig): IgG, IgA, IgM, IgD und IgE.
Diese Gruppen unterscheiden sich in folgenden Punkten:

- Aminosäurensequenz
- Kohlenhydratanteil
- konstante Regionen ihrer schweren Ketten
- Plazentagängigkeit
- räumliche Konfiguration und chemische Struktur
- Molekulargewicht
- Komplementaktivierung

	IgG	**IgM**	**IgA**	**IgE**	**IgD**
Molekulargewicht	150 kD	800 kD	160 oder 320 kD	170 kD	160 kD
chemische Strukur	Monomer (einzelnes „Y-Molekül")	Pentamer (5 Y sind verbunden)	Monomer (Plasma), Dimer (Sekrete)	Monomer	Monomer
plazentagängig	+ (→ kurzzeitige passive Immunität des Säuglings)	–	–	–	–
Komplementsystemaktivierung	Klassisch und alternativ	Klassisch und alternativ	alternativ	–	–

Tab. 3.3: Einteilung der Immunglobuline

Funktionen

Antikörper **binden** an die **Antigene**, indem sie hydrophobe Wechselwirkungen und H^+-Brücken ausbilden. Diese Bindung führt zur **Aktivierung des Komplementsystems** und zum **Anlocken von Phagozyten**, die die Antikörper-Antigen-Komplexe abräumen.
Funktionen der verschiedenen Antikörpergruppen:

- **IgG:**
  – **Opsonierung:** Anlagerung der Antikörper an die Antigene, so dass eine Phagozytose leichter möglich ist
  – **Rhesusantikörper** und Ig der **„späten" Abwehrphase**
- **IgM:**
  – Ig der **„frühen" Abwehrphase**, gute Möglichkeit der **Agglutination** durch die vielen Bindungsstellen
  – Antikörper des **ABO-Systems**
- **IgA:** Ig der Abwehr auf **Schleimhäuten**, Bildung meist von Plasmazellen in Schleimhäuten und exokrinen Drüsen
- **IgE:** verantwortlich für **allergische Reaktionen**; sie binden an Mastzellen und basophile Granulozyten und verursachen so eine Ausschüttung von Histamin.
- **IgD:** vermutlich **Oberflächenrezeptor** auf B-Lymphozyten

3.3.2 Zelluläre Immunabwehr des spezifischen Systems

Bestandteile: T-Lymphozyten
- CD4-Zellen
- CD8-Zellen

T-Lymphozyten

Aussehen · Bildung · Funktion · Einteilung · T4-Lymphokinzellen · T4-Helferzellen · T-Killerzellen · T-Suppressor-Zellen · CD4/CD8-Quotient

Aussehen

- **Größe:** ca. 10 µm (etwas größer als Erythrozyten)
- **Granula:** azurfarbene Granula

Bildung

T-Lymphozyten werden in den **primären lymphatischen Organen**, dem **Thymus** und dem **Knochenmark** gebildet.

Prägung

T-Lymphozyten (ca. 70–80 % der Lymphozyten) werden im **Thymus** geprägt.

Funktion

- bei Antigenkontakt → **klonaler Expansion** der T-Lymphozyten (↗ B-Lymphozyten)
- Wie bei den B-Zellen werden auch bei den T-Zellen nicht alle Zellen zur Elimination des Antigens eingesetzt. Ein kleiner Teil wird zu Gedächtniszellen angelegt.

Einteilung

Nach den Oberflächeneigenschaften in 2 größere Gruppen:
- CD4-Zellen = T4-Gruppe
- CD8-Zellen = T8-Gruppe

Anmerkung: Bei den Oberflächeneigenschaften (CD-Eigenschaften, CD = cluster of differentiation) handelt es sich um Oberflächenmolekülrezeptoren. Diese lassen sich mit speziellen Labormethoden in Antikörpern nachweisen.

CD4-Zellen

- **T4-Lymphokinzellen:** Produktion von Lymphokinen (Botenstoffe zur Aktivierung von Makrophagen)
- **T4-Helferzellen:** Produktion von Interferonen und Tumor-Nekrose-Faktoren, z. B.
  - Interleukine (z. B. IL-2 fördert das Wachstum von Lymphozyten)
  - Tumor-Nekrose-Faktoren, z. B. TNFα (zellzerstörend)

CD8-Zellen

- **zytotoxische T-Zellen** (T-Killerzellen)
  - Zerstörung von Zellen durch Perforine (Stoffe, die Löcher in der Zellmembran von Zellen verursachen)
  - Nach Zerstörung → Phagozytose von körperfremden oder infizierten körpereigenen Zellen nach Erkennen fremder Oberflächenmerkmale
- **T-Suppressor-Zellen**
  - Hemmen die Immunantwort von B- und T-Lymphozyten gegen bestimmte Antigene und verhindern damit eine Überschießen der Immunantwort.

Bei **HIV** tötet das Virus selektiv T4-Helferzellen ab. Der Patient erkrankt an „kleinen" Infektionen, wie einer Grippe, unter Umständen so schwer, dass er versterben kann. T4-Zellen sind somit für das effektive Arbeiten des Abwehrsystems unerlässlich.
Als Verlaufsparameter bei HIV wird der CD4/CD8-Quotient ermittelt.

MHC-Proteine

Definition · MHC I · MHC II · Makrophagen · Apoptose

Definition

MHC (Major Histocompatibility Complex) = HLA (humane Lymphozytenantigene)
MHC sind **Oberflächen-Antigene**, die zur Identifikation der Zellen für die Lymphozyten beitragen. Es gibt zwei Klassen: **MHC I** und **MHC II**

MHC I

- **Vorkommen:** auf allen kernhaltigen Zellen und den Thrombozyten
- **Wirkung:** Bei Virenbefall der MHC-I-tragenden Zellen ändert sich die Zusammensetzung des MHC-I-Proteins, da das Virus-Antigen in das MHC-Protein eingebaut wird
  → T-Killerzellen erkennen die Zelle als fremd, weil ihr **CD8-Rezeptor** nicht mehr „passt" und töten die Zelle sofort durch Zytolyse ab.

MHC II

- **Vorkommen:** auf B-Lymphozyten, Makrophagen und Langerhans-Zellen (= antigenpräsentierende Zellen)
- **Wirkung:** Diese Zellen nehmen das Antigen auf. Das Antigen wird dann mit dem MHC-II-Komplex verknüpft, der sich dadurch verändert. Dann werden sie den T-Helferzellen mit ihren **CD4-Rezeptoren** präsentiert.
  → T-4-Helferzellen erkennen das Antigen und produzieren Zytokine (v.a. IL 2) → IL 2 stimuliert B-Lymphozyten → Umwandlung zu Plasmazellen → Antikörperproduktion

! Merke:
- Auf MHC **I** reagiert CD **8** also $\mathbf{I} \times \mathbf{8} = 8$
- Auf MHC **II** reagiert CD **4** also $\mathbf{II} \times \mathbf{4} = 8$

Makrophagen

Nach Antigenaufnahme → Expression eines **MHC-II-Antigen**-Komplexes und Sekretion von **IL 1** → IL 1 stimuliert die IL2-Ausschüttung der T-Helferzellen → B-Lymphozytenproliferation

Apoptose

Die Apoptose ist ein physiologischer Vorgang, der genetisch vorprogrammiert ist. Es handelt sich um eine durch spezifische Signale induzierte Schrumpfung der Zellen, mit anschließendem Zerfall.

Entzündungsreaktionen

Definition · Funktionen · Ursachen · Kardinalsymptome · Komponenten

Definition

Eine Entzündung ist eine **Abwehrreaktion des Körpers** gegen schädliche Reize.

Funktionen

- lokale Begrenzung
- Beseitigung der Schadensursache
- Behebung eines entstandenen Schadens

Ursachen

- **Mikroorganismen:** Bakterien, Viren, Pilze, Parasiten
- **Fremdkörper:** Pollen, Asbest, Fremdprotein
- **Gewebezerstörung** durch
  - chemische Noxen (z. B. Säuren und Laugen)
  - physikalische Noxen (z. B. Wärme, Kälte, Strahlung)
  - mechanische Schädigung (z. B. Reibung, Traumata)
  - körpereigene Auslöser (z. B. Autoimmunreaktionen, Tumorzellzerfall)

Komponenten

Beteiligt an einer Entzündung sind letztlich alle bereits aufgeführten Zelltypen sowie eine Vielzahl an **Entzündungsmediatoren**, wie z. B. Interleukine, Histamin, Leukotriene und Prostaglandine.

Symptome

Die **5 Kardinalsymptome** einer Entzündung sind:
- **Dolor** (Schmerz)
- **Rubor** (Rötung)
- **Tumor** (Schwellung)
- **Calor** (Erwärmung)
- **functio laesa** (eingeschränkte Funktion)

3.5 Überempfindlichkeitsreaktionen

Typen

Definition · Typ I · Typ II · Typ III · Typ IV

Definition

Bei einer Überempfindlichkeitsreation (**Allergie**) kommt es zu einer überschießenden Immunantwort gegen ein an sich harmloses Antigen. Je nach auslösendem Faktor und beteiligten Komponenten unterscheidet man 4 Typen.

Typ I

anaphylaktischer Typ (Soforttyp)
- Nach Antigenkontakt mit auf Mastzellen und Basophilen gebundenen **IgE-Molekülen** → Histaminfreisetzung (Histamin ↗ Kap. 11).
- **Reaktionszeit:** relativ kurz, Ausbildung einer massiven Reaktion innerhalb von Minuten nach Antigenkontakt
- **Beispiele:** Heuschnupfen, anaphylaktischer Schock (z. B. nach Bienenstich)

Anaphylaktischer Schock: massive Reaktion vom Soforttyp. Führt durch Vasodilatation und erhöhter Gefäßpermeabilität zum Versacken des Blutvolumens in den Kapazitätsgefäßen.
Therapie: sofortige Gabe eines Antihistaminikums, sowie Adrenalin und Kortison.

Typ II

zytotoxischer Typ
- Gegen **zellständige** Antigene gerichtete **IgG-** und **IgM-Antikörper** führen zur Zerstörung der Zellen, auf deren Zellmembrane diese Antigene liegen. Nach Bindung von IgG und IgM an die Antigene wird das Immunsystem aktiviert.
- **Reaktionszeit:** nach Stunden bis Tagen, langsamere Reaktion als Typ I
- **Beispiel:** Transfusionszwischenfall

Transfusionszwischenfall: Werden Erythrozyten transfundiert, gegen die Antikörper vorhanden sind, kommt es zur Agglutination mit Komplementaktivierung → Hämolyse (↗ Kap. 3.6).

Typ III

Immunkomplex-Typ
- AK bilden mit **löslichen** Antigenen Komplexe, die sich in Blutgefäßwänden und perivaskulär im Gewebe ablagern und so eine Immunreaktion hervorrufen.
- **Reaktionszeit:** Stunden bis Tage nach Antigenkontakt
- **Beispiel:** akute Glomerulonephritis

Akute Glomerulonephritis: Nach einer Entzündung des Hals-/Rachenbereichs mit z. B. Streptococcus pyogenes können sich einige Wochen nach dem Abklingen der Infektion Immunkomplexe in den Glomeruli ablagern → Entzündung mit Protein- und Hämaturie

Typ IV

zellvermittelter Typ
- **reaktive T-Killerzellen** führen zur Zerstörung von Gewebe
- **Reaktionszeit:** Reaktion verzögert erst nach einigen Tagen.
- **Beispiel:** Transplantatabstoßung

Transplantatabstoßung: Die Abstoßung wird durch Immunsuppressiva unterdrückt. Ist die Dosis der Immunsuppressiva zu niedrig oder werden diese falsch eingenommen, kommt es zur chronischen Abstoßung und damit zum Verlust des Transplantats.

3.6 Blutgruppen

Allgemeines

- In der Klinik sind v.a. zwei Blutgruppensysteme von großer Bedeutung: **AB0-System** und **Rhesus-System**.
- Die klinisch wichtigen Blutgruppeneigenschaften sind **genetisch determinierte Oberflächenstrukturen** auf den Erythrozyten und den meisten anderen Körperzellen. Es handelt sich dabei um **Glykopeptide** auf der Zellmembran.
- Diese Oberflächeneigenschaften (**Alloantigene**) werden von jedem Individuum spezifisch produziert.
- Die Blutgruppen können mit speziellen Antikörpern nachgewiesen werden.

AB0-System

immunologische Grundlagen . genetische Grundlagen

immunologische Grundlagen

Im AB0-System gibt es **4 Blutgruppen: A, B, AB** und **0**
- Strukturen auf den Erythrozyten stellen im AB0-System das **Antigen** dar (**Agglutinogene**)
- Im **Plasma** sind Antikörper (**Agglutinine**) gegen alle Agglutinogene, außer die der eigenen Erythrozyten, enthalten.
- Agglutinine sind **IgM-Moleküle**
  IgM ist ein Pentamere → durch die vielen Bindungsstellen kann es mehrere fremde Antigene binden und verklumpen (**Agglutination**)

genetische Grundlagen

- **A** und **B** sind **kodominant**
- **0** ist immer **rezessiv** und wird **homozygot vererbt.** Bei Blutgruppe 0 gibt es keine Oberflächenantigene auf den Erythrozyten, im Plasma sind **Anit-A-** und **Anti-B-**Isoantikörper enthalten.
- **Beispiele:**
  - Person mit Phänotyp **Blutgruppe A:** Genotyp entweder **AA** (beide Eltern vererben das Allel A) oder **A0** (ein Elternteil vererbt Allel 0, der andere A)
  - Person mit Phänotyp **Blutgruppe AB:** entsteht durch das Aufeinandertreffen der Allelen A und B, die beide kodominant sind.

Erythrozytenantigen	Plasmaantikörper	Genotyp	Häufigkeit in % in Europa
A	Anti-B	AA / Ao	40–44
o	Anti-A und Anti-B	oo	40–42
B	Anti-A	BB / Bo	8–10
AB	kein Anti-A oder Anti-B	AB	2–4

Tab. 3.4: Erythrozytenantigene und zugehörige Antikörper sowie deren Verteilung in der bundesdeutschen Bevölkerung

Rhesus-Faktor

immunologische Grundlagen · genetische Grundlagen

immunologische Grundlagen

- unterschiedliche Oberflächenantigene **C, D, E, c, d, e**

- **D-Antigen** hat die **größte Antigenwirksamkeit**
- Die Komponente D besteht unabhängig von einer Sensibilisierung. Zur Bildung der AK kommt es erst nach der Geburt, wenn rhesuspositive Erythrozyten in einen rhesusnegativen Empfänger infundiert werden.
- Rhesus-Antikörper sind **IgG-Moleküle** (plazentagängig!)

genetische Grundlagen

Eigenschaft **D** wird **dominant** vererbt
- **Rh-positiv** (Rh+): Person besitzt das D-Antigen (Genotyp: Dd oder DD)
- **Rh-negativ** (Rh–): Person besitzt kein D-Antigen (Genotyp: dd)

! Merke: D = Rh-positiv, d = Rh-negativ

Morbus haemolyticus neonatorum:
- **Definition:** Rhesusinkompatibilität zwischen einer **Rh-negativen Mutter** und dem **Rh-positiven Fetus.**
- **Pathogenese:** Bei einer ersten Schwangerschaft führt dies in der Regel zu keinen Komplikationen. Bei der Geburt vermischen sich mütterliches und kindliches Blut miteinander → Ausbildung von AK gegen das Antigen D bei der Mutter.
  Bei einer weiteren Schwangerschaft kann es bereits durch kleinste Mengen fetaler Erythrozyten zur Anti-D-AK-Produktion kommen. Da diese AK (IgG) plazentagängig sind, führt dies zur **Hämolyse** der fetalen Erythrozyten und damit zur Fruchtschädigung.
- **Prophylaxe:** Um dies zu vermeiden, werden der Mutter nach der Geburt des ersten und aller weiteren Kinder Anti-D-AK verabreicht, um die während der Geburt in den Kreislauf der Mutter gelangten Rh-positiven Erythrozyten zu hämolysieren.
  Bluttransfusion: Wichtig für die Durchführung einer Bluttransfusion ist die Kenntnis der ABO- und Rhesus-Blutgruppeneigenschaft von Empfänger- und Spenderblut. Für die Transfusion sollten AB0- und Rhesus-D-identische Spender herangezogen werden. Im Notfall kann man auch 0-negativ-Blut verabreichen, da es keine Antikörper enthält.

4 Herz

4.1 Elektrophysiologie des Herzens

Die Funktion der Herzmuskelzellen ist der der Skelettmuskelzellen ähnlich, dennoch unterscheiden sie sich in einigen entscheidenden Punkten.

Aktionspotential

- **Definitionen:** Ruhemembranpotential · Aktionspotential
- **Phasen:** Depolarisation · Plateauphase · Repolarisation

Definitionen

Ruhemembranpotential (RMP) (in Ruhe = in der Diastole)

- ca. **–85 mV**, durch ungleiche Ionenverteilung zwischen Intra- und Extrazellulärraum, v.a. durch K^+-Ionen
- Aufrechterhaltung des RMP durch **Na-K-ATPase** (↗ Kap. 1.4.3)

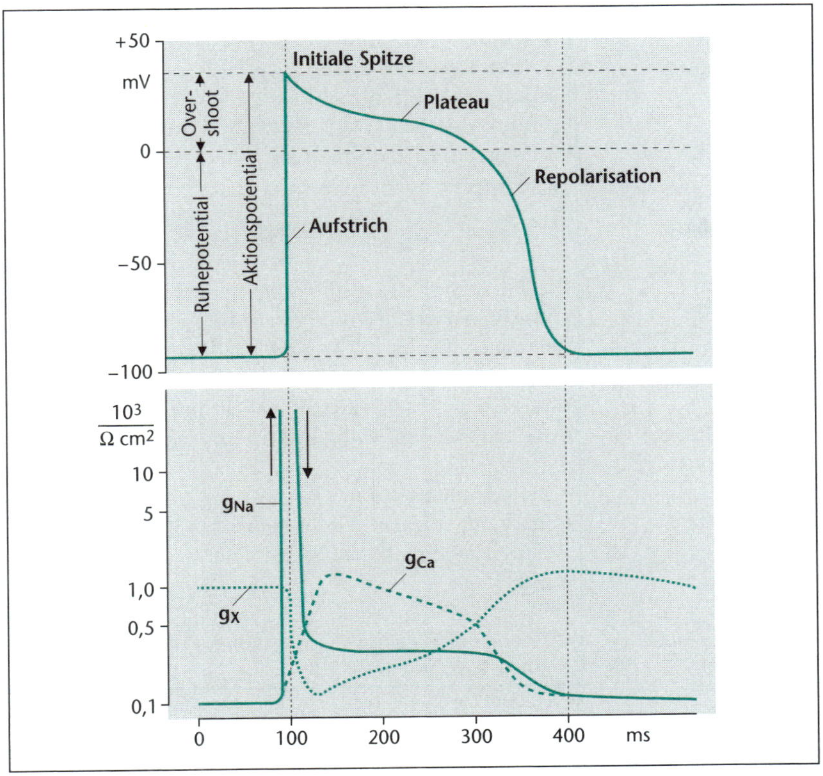

Abb. 4.1: Aktionspotential am Herzen [2]

Aktionspotentiale (AP) = kurzfristige Änderungen des RMP
- Ablauf: Änderung der Ionenströme → Membranpotential wird positiv
- AP-Dauer: ca. **300–450 ms**
- Unterteilung in 3 Phasen

Phase der schnellen Depolarisation

- kurzfristige **Öffnung** von **Na^+-Kanälen** → erhöhte Na-Leitfähigkeit → massiver rascher Natriumeinstrom (**overshoot**)
- Umpolarisation der Membran bis **+30 mV**
- Nach **1–2 ms** sind die Kanäle inaktiviert und können sich erst wieder ab ca. –60mV öffnen.

Plateauphase

- lange Plateauphasen: **ca. 300–400 ms**
- **Öffnung** von **Ca^{2+}-Kanälen** → langsamer Ca^{2+}-Einstrom
- **Abnahme** der **K^+-Leitfähigkeit** → verminderter K^+-Ausstrom → verzögerte Repolarisation der Zelle
- Das Maximum der Muskelkontraktionsamplitude liegt am Ende der Plateau-Phase.

Repolarisation

- Abnahme des **Ca^{2+}-Einstroms** und Zunahme des **K^+-Leitfähigkeit.**
- Rückkehr des RMP auf –85 mV

Kommt es aufgrund von Störungen des Elektrolythaushaltes zu Verschiebungen der **K^+-Konzentrationen**, resultieren daraus schwere **Herzrhythmusstörungen.** Deshalb sollte in der Klinik immer besonderer Augenmerk auf der K^+-Konzentrationen liegen. Normwerte liegen zwischen **3,5–5,0 mmol/l.**
- Kalium < **4,5 mmol/l** → spontane Erregungsbildung von ektopen Herden (**Extrasystolen**)
- Kalium > **7,5 mmol/l** → stärkere Depolarisation der Herzmuskelzellen → Abnahme der Erregbarkeit und Fortleitung von Erregungen, Abnahme der Spontanaktivität im Sinusknoten (→ **Herzstillstand**)

Refraktärphase

Definition · absolute Refraktärphase · realtive Refraktärphase · vulnerable Phase

Definition

Die Refraktärphase entspricht im Verlauf des Aktionspotentials in etwa der **Plateauphase**, in der die Herzmuskelzelle gar nicht oder nur eingeschränkt erregbar ist. Sie stellt einen Schutz vor Muskeldauerkontraktion und kreisenden Erregungen dar.

absolute Refraktärphase

- Bereich zwischen **+30 mV** bis **–40 mV**
- Na^+-Kanäle sind völlig inaktiviert → *keine* Erregung möglich

relative Refraktärphase

- Bereich **unter –40 mV**
- Erregung möglich, allerdings nur durch hohe Reizintensitäten, da die Na^+-Kanäle nur eingeschränkt aktivierbar sind → kürzere Erregungen mit kleinerer Amplitude

vulnerable Phase

- Zeit, in der Teile der Herzmuskulatur noch absolut refraktär, andere jedoch schon relativ refraktär sind
- Dauer: ca. 20–40 ms
- Erregung in dieser Phase → schwaches AP, das im Myokard zu z. T. lebensgefährlichen kreisenden Erregungen führen kann

4.2 Erregungsbildungs- und -leitungssystem

Bestandteile

Sinusknoten · AV-Knoten · His-Bündel · Tawara-Schenkel · Purkinje-Fasern

- **Sinusknoten:**
  - *Lage:* nahe der Einmündung der Vena cava superior in den rechten Vorhof
  - Ursprung der Erregung für die normale Herztätigkeit. Unter physiologischen Bedingungen wird der Sinusknoten als der primäre Schrittmacher des Herzens bezeichnet, d.h. er gibt die Frequenz der Erregungen vor.
- **AV-Knoten:**
  - *Lage:* im Bereich des Septums interatriale (sekundärer Schrittmacher)
  - Übergang der Erregung vom Vorhof zu den Kammern
- **His-Bündel:**
  - *Lage:* unterhalb des AV-Knotens im Bereich des Septum interatriale, kann noch in den Bereich des Septum interventriculare reichen.
  - Aufteilung des His-Bündel in einen linken anterioren (vorderen), einen linken posterioren (hinteren) und einen rechten **Tawaraschenkel.** Diese enden in den **Purkinje-Fasern**, die alle Herzmuskelzellen erreichen.

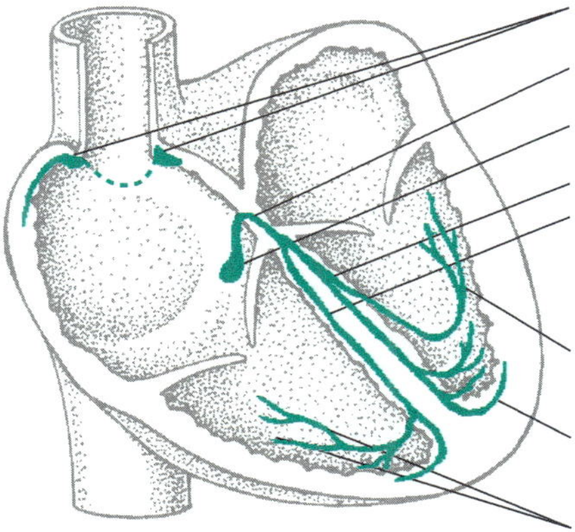

Abb. 4.2: Darstellung des Reizleitungssystems [1]

Erregungsbildung

Autorhythmie · Schrittmacherzellen · Aktionspotentialformen · primärer/sekundärer/tertiärer Schrittmacher · ionale Mechanismen · ektope Herde

Allgemein

- **Aktionspotentiale** entstehen in der **Herzmuskelzelle** ähnlich wie in einer Skelettmuskelzelle: Impuls von außen → Depolarisation der Membran bis hin zu einem Schwellenpotential → rascher Natriumeinstrom → Depolarisation
- **Autoryhthmie** = Fähigkeit des Herzens, sich selbst zu stimulieren und spontan rhythmische Erregungen auszulösen
- Die Autorhytmie erfolgt in sog. **Schrittmacherzellen,** die Bestandteil des Reizleitungsystems sind.

Aktionspotentialformen

Form und Dauer des Aktionspotentials unterscheiden sich **je nach Lage der Schrittmacherzellen** im Reizleitungssystem. Anhand dieser Formen kann man die Lokalisation im Herzen erkennen.

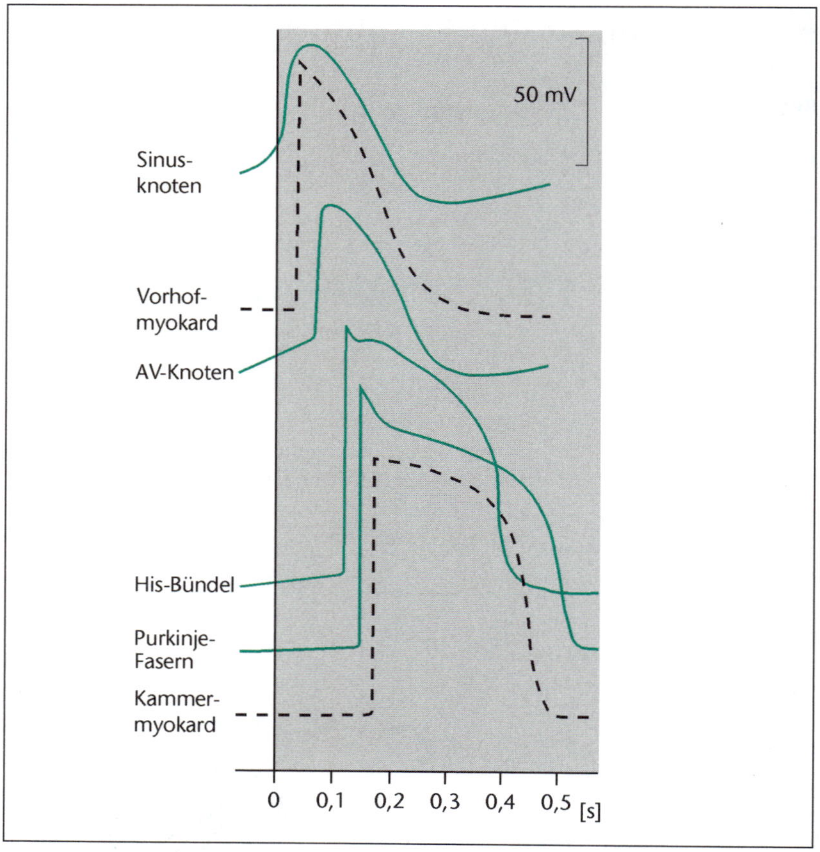

Abb. 4.3: Aktionspotentiale in Abhängigkeit verschiedener Herzregionen [1]

Schrittmacher

Sollte es im Rahmen eines Ausfalls eines Teiles des Reizleitungssystems dazu kommen, dass sich eine Bradykardie (Hf < 60/min) einstellt, können andere Teile des Reizleitungssystems seine Aufgabe übernehmen.

- **Primärer Schrittmacher:** im Normalfall der Sinusknoten, Eigenfrequenz **60–80** Schläge/min
- **Sekundärer Schrittmacher:** bei Ausfall des Sinusknotens übernimmt im Regelfall der **AV-Knoten** diese Funktion, Eigenfrequenz **45–60** Schläge/min
- **Tertiärer Schrittmacher:** bei Ausfall von Sinus- und AV-Knoten übernehmen Zellen des Kammermyokards die Schrittmacherfunktion → **Kammerersatzrhythmus** mit nur **25–45** Schlägen/min

  Anmerkung: Dieser langsame Rhythmus kann durch eine längere Füllungszeit des Ventrikels ausgeglichen werden → dadurch erhöht sich das Schlagvolumen und somit wird ein zu starker Abfall des Herzminutenvolumens verhindert.

Stellt man eine Störung der Schrittmachertätigkeit des Sinusknotens mit klinischen Erscheinungsbildern, z. B. Brustsschmerz, Schwindel, Bewusstlosigkeit etc. fest, besteht die Möglichkeit der **Implantation eines künstlichen Schrittmachers**. Dieser wird in eine Hauttasche in der Klavikularregion eingebracht. Von hier aus werden dann Elektroden in das Herz eingebracht, die die Tätigkeit des Herzens steuern, indem sie einen Rhythmus vorgeben.

diastolische Depolarisation

Die diastolische Depolarisation wird als solche bezeichnet, da sie in der Diastole des Herzens stattfindet.

ionale Mechanismen

Schrittmacherzellen haben keine schnellen Na^+-Kanäle
→ diastolische Depolarisation über **langsamen Na^+-Einstrom** mittels unspezifischer Ionenkanäle und Abnahme der **K^+-Permeabilität** in der Diastole
→ **schneller Ca^{2+}-Einstrom**
→ Erhöhung der **K^+-Permeabilität** → Repolarisation

Schrittmacherzelle	Skelettmuskelzelle
Eigenerregung bis zum Schwellenpotential: → *langsamer* Na^+-Einstrom → *schneller* Ca^{2+}-Einstrom → Diastole: Starke Erhöhung der *K^+-Leitfähigkeit*, die im späteren Verlauf der Diastole des Herzens wieder abnimmt. → Repolarisation	Erregung von außen bis zum Schwellenpotential: → *schneller* Na^+-Einstrom → *langsamer* Ca^{2+}-Einstrom → *Abnahme* der K^+-Leitfähigkeit → Repolarisation

Tab. 4.1: Vergleich zwischen Schrittmacherzelle des Herzens und Skelettmuskelzelle

> **Ektope Herde**
> Schäden an der Zellmembran einer Herzmuskelzelle, z. B. durch Infarkt, haben eine erhöhte Durchlässigkeit der Membran für Na^+ zur Folge
> → Na^+-Permeabilität ↑
> → spontane Depolarisation möglich → AP, das außerhalb der vom Sinusknoten vorgegebenen Frequenz liegt
> Diese spontanen Depolarisationen können zu z. T. schweren **Herzrhythmusstörungen** bis hin zum **Kammerflimmern** führen.

Erregungsleitung

Ablauf · Leitungsgeschwindigkeit · Depolarisationsdauer

Ablauf

- **Sinusknoten:** Entstehung einer Depolarisation → Ausbreitung über die Vorhofmuskulatur zum AV-Knoten
- **AV-Knoten:** Verzögerung der Erregung, um zu verhindern, dass Atrien und Ventrikel gleichzeitig kontrahieren (bis zu 0,2 s)

Anmerkung: Vorhöfe und Kammern sind elektrisch voneinander isoliert: Eine elektrische Erregung kann nur über den AV-Knoten von den Atrien auf die Kammern überspringen.

- Vom **His-Bündel** → **Tawaraschenkel** → **Purkinje-Fasern** → Herzmuskelzellen
- **Herzmuskelzellen:** Erregungausbreitung von subendokardial nach subepikardial (von innen nach außen)

Leitungsgeschwindigkeit

- **Reizleitungssystem:** 2,5–5 m/s
- **Myokard:** 0,5–2 m/s
- **AV-Knoten:** 0,05 m/s → niedrige Geschwindigkeit verhindert, dass tachykarde Vorhofaktionen (z. B. Vorhoftachykardie, Vorhofflattern oder Vorhofflimmern) auf das Ventrikelmyokard übergehen und damit schwere Störungen im Kontraktionsablauf des Herzen auslösen.

Reizleitungssystem	Leitungsgeschwindigkeit
Sinusknoten	0,10 m/s
Atriale Muskulatur	0,7–1,2 m/s
AV-Knoten	0,05 m/s
His-Bündel	1,0–1,5 m/s
Tawara-Schenkel	1,0–1,5 m/s
Purkinje-Fasern	2,5–5 m/s
Kammermuskulatur	0,5–2 m/s

Tab. 4.2: Leitungsgeschwindigkeiten in den einzelnen Abschnitten des Herzens

Depolarisationsdauer

- **Vorhofmuskulatur:** ca. **150 ms** → danach Beginn der Repolarisation der Vorhöfe, gleichzeitig Beginn der Depolarisation der Kammern.
- **Kammermyokard:** ca. **200 ms** → danach **Repolarisation** von außen nach innen
- **gesamtes Aktionspotential** einer Zelle: je nach Herzabschnitt ca. **0,2–0,4 s**

4.3 Elektrokardiogramm (EKG)

Definition

Das EKG stellt die **elektrischen Summenaktionspotentiale** des Herzens dar. Da sich während der Erregung das Aktionspotential entlang des Reizleitungssystems zwischen den Zellen ausbreitet, ändert sich das Potential der Zellmembranen. Diese elektrischen Potentialschwankungen kann man mittels Elektroden an der Körperoberfläche ableiten.

Entstehung

Vektortheorie · Dipol · Summenvektor · Elementarvektor · Einzelvektoren · Integralvektor

Dipol

- In Ruhe haben die Zellen des Myokards ein negatives RMP, in Erregung aber wird das RMP im Vergleich zum Außenraum positiv (**elektrischer Dipol**).

Vektoren

- Über jedem elektrischen Dipol entsteht ein **Elementarvektor** oder **Einzelvektor** von bestimmter Größe und Richtung.
- Summiert man alle Einzelvektoren des gesamten Herzens, ergibt das den **Summen**- oder **Integralvektor**, der im EKG gemessen werden kann.
- Der Integralvektor ändert sich im Verlauf der Erregung, diese Veränderungen werden als typische Zacken und Wellen im EKG registriert.

Abschnitte des EGK

Definition · P-Welle · PQ-Strecke/Intervall · QRS-Komplex · ST-Strecke · T-Welle · U-Welle · Normwerte

Definition

- **Zacken und Wellen:** Ausschläge nach oben oder unten im Rahmen der elektrischen Erregung.
- **Strecken:** liegen zwischen zwei Zacken oder Wellen und sind Ausdruck einer zur Ruhe gekommenen elektrischen Erregung.
- **Intervall:** ein Maß für die Überleitungszeit der Erregung zwischen zwei Zacken.

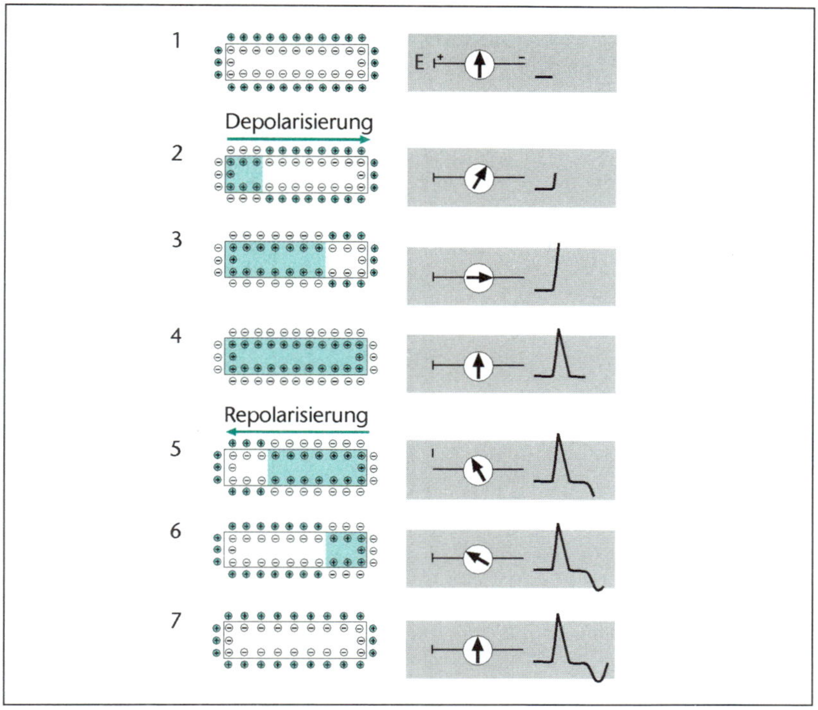

Abb. 4.4: Schema der Vektorentstehung [1]
1: Die Zelle befindet sich **in Ruhe**, es findet keine Erregung statt, die Elektrode zeigt nichts an (Nullinie).
2–4: Die **Erregung** breitet sich entlang der Zellmembran aus, die Membran wird von links nach rechts depolarisiert → positiver Ausschlag, da sich die Erregung auf die Elektrode zubewegt.
6–7: Die **Repolarisation** verläuft in entgegengesetzter Richtung. Die Potentialänderung läuft von der Elektrode weg → der Ausschlag wird negativ.

P-Welle	Erregung der beiden Vorhöfe
PQ	• **PQ-Strecke:** Zeitpunkt, zu dem die Vorhöfe vollständig und die Kammern noch nicht erregt sind • **PQ-Intervall:** sollte nicht länger als 0,2 Sekunden dauern
QRS-Komplex	Erregungsausbreitung in beiden Ventrikeln: • **Q-Zacke:** kleine, **negative** Zacke, da sich die Erregung zunächst vom Septum in Richtung Basis cordis bewegt • **R-Zacke:** hohe, **positive** Zacke, da sich die Erregung wieder in Richtung Herzspitze bewegt (hohe Zacke, da die Mehrzahl der Myokardzellen erregt werden → hohe Einzelvektorenanzahl) • **S-Zacke: negative** Zacke; am Ende der S-Zacke ist die Herzmuskulatur depolarisiert.
ST-Strecke	vollständige Erregung der Ventrikel
T-Welle	Repolarisation der Ventrikelmuskulatur

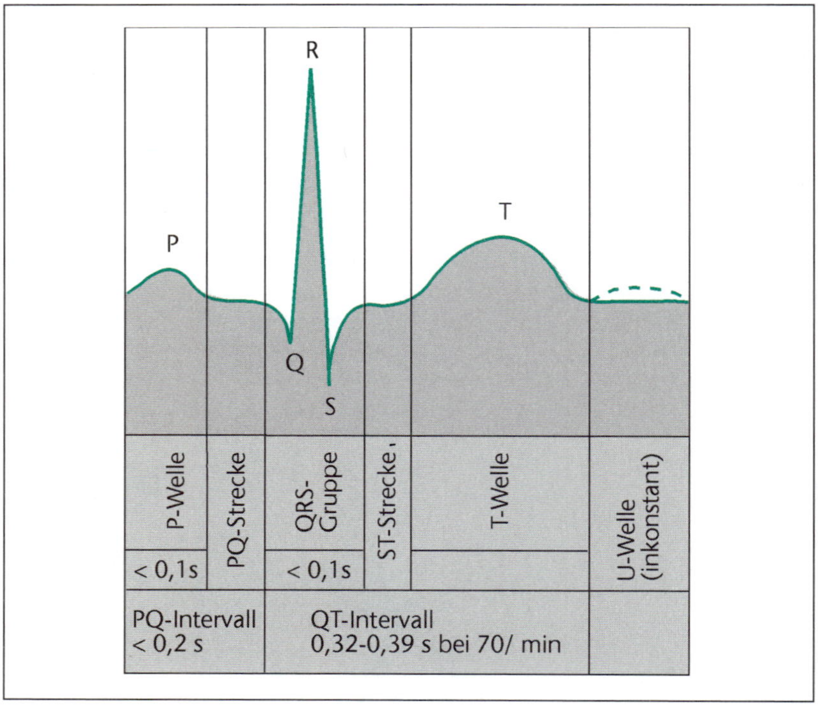

Abb. 4.5: Normalform des EKG [1]

U-Welle

ebenfalls Teil der Erregungsrückbildung, tritt aber selten auf

Normwerte

Die Normwerte des EKG werden in Sekunden angegeben:
- P-Welle: 0,06–0,11 s
- PQ-Intervall: 0,12–0,20 s
- Q-Zacke: < 0,04 s
- QRS-Komplex: 0,06–0,10 s
- S-Zacke: < 0,04 s

Ableitungen

Extremitätenableitung · Brustwandableitung · Einthoven · Einthoven-Dreieck · Goldberger · Wilson

Zur Messung des Summenvektors benutzt man verschiedene Ableitungsrichtungen. Dadurch kann das Herz aus verschiedenen Richtungen betrachtet werden und eine Beurteilung hinsichtlich nahezu aller Teile ist möglich.
Man unterscheidet:
- **Extremitätenableitungen:** Aktivität der Erregung wird in der *Frontalebene* registriert (Einthoven- und Goldberger-Ableitung)
- **Brustwandableitungen:** Aktivität der Erregung wird in der *Horizontalebene* registriert (Brustwandableitung nach Wilson)

Einthoven

- **Bipolare Ableitung:** 3 verschiedene Ableitungen werden zwischen den Extremitäten registriert. Arme und Beine dienen als verlängerte Elektroden.

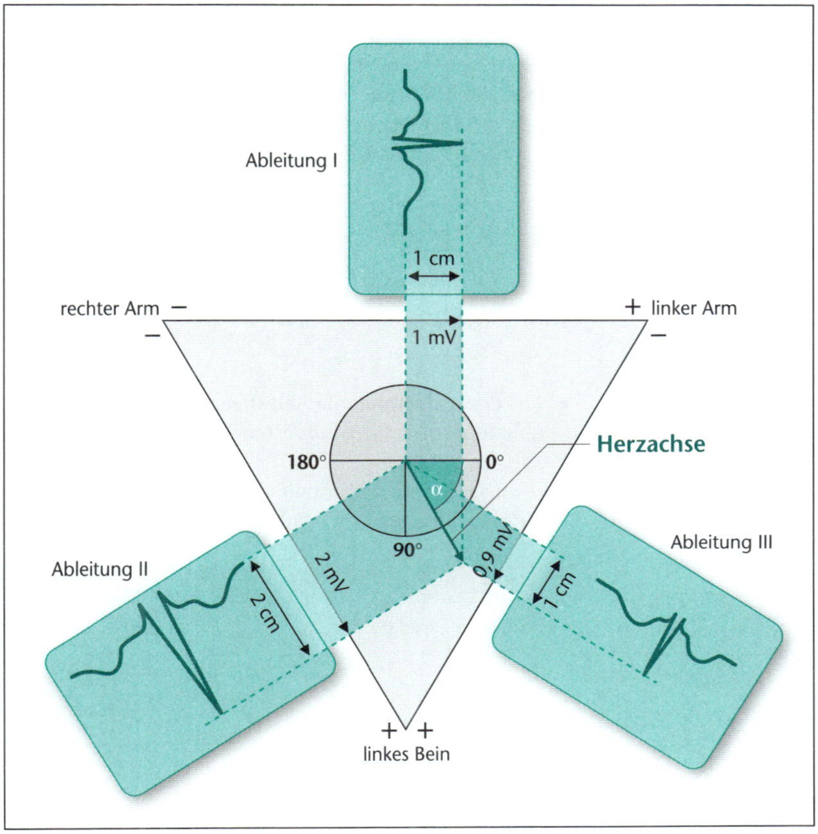

Abb. 4.6: Einthoven-Dreieck [2]

- **Elektrodenanlage:**
  - I. Ableitung: rechter Arm – linker Arm
  - II. Ableitung: rechter Arm – linker Fuß
  - III. Ableitung: linker Arm – linker Fuß
- **Einthoven-Dreieck:**
  - Die eigentlichen Ableitorte liegen am Rumpf und können als Ecken eines **gleichseitigen Dreicks** gesehen werden (↗ Abb. 4.6).
  - Misst man den Ausschlag der R-Zacken der jeweiligen Ableitungen und addiert sie vektoriell mit dem Einthoven-Dreieck, erhält man den Summenvektor für R (= elektrische Herzachse).
  - Die **Herzachse** lässt sich ermitteln, indem man den R-Vektor mit der Horizontalen bildet (α-Winkel).

Goldberger

- **Unipolare Ableitung:** Ableitung zwischen
  - einer *indifferenten Nullelektrode* (= Bezugselektrode) Zusammenschaltung aus 2 Extremitäten
  - und einer *differenten Elektrode* an der 3. Extremität.
  - Die Erdungselektrode wird am rechten Bein angebracht.
- **aVR:** rechter Arm – Bezugselektrode (linker Arm + rechtes und linkes Bein)
- **aVL:** linker Arm – Bezugselektrode (rechter Arm + linkes Bein)
- **aVF:** linkes Bein – Bezugselektrode (rechter + linker Arm)

Wilson

- **Unipolare Brustwandableitung:** Mittels 6 Elektroden V_1–V_6 misst man die elektrische Aktivität. Die Nullelektrode wird dabei durch die Extremitäten dargestellt.

> **Spezielle Ableitungen:** Im Rahmen bestimmter klinischer Fragestellungen kann man ein EKG nicht nur an der Körperoberfläche ableiten, sondern auch z. B. direkt im Herzen (intrakardiales EKG) oder Ableitung über den Ösophagus.

Lagetypen

Definition · Cabrera-Kreis · QRS-Komplex-Methode

Definition

Die **elektrische Herzachse** ist die Projektion des Summenvektors auf die Frontalebene des Körpers. Sie ist meist mit der **anatomischen Herzachse** identisch.

Bestimmung
- Cabrera-Kreis

- Aus den **Extremitätenableitungen I–III, aVF, aVL** und **aVR** werden die beiden Ableitungen mit den **höchsten R-Zacken** herausgesucht und auf dem Cabrera-Kreis markiert.
- Der Lagetyp wird ermittelt, indem zwischen den beiden eingezeichneten Ableitungsrichtungen der Winkel (α-Winkel) ermittelt wird.

Lagetyp	α-Winkel
überdrehter Rechtstyp	+180° bis +120°
Rechtstyp	+120° bis + 90°
Steiltyp	+ 90° bis + 60°
Indifferenztyp	+ 60° bis + 30
Linkstyp	+ 30° bis - 30°
überdrehter Linkstyp	- 30° bis - 90°

Tab. 4.3: Lagetypen des Herzens

- QRS-Komplex-Methode

Man kann relativ schnell den Lagetypen beurteilen, indem man die QRS-Komplexe betrachtet:
- **Rechtstyp:** kleinstes QRS mit negativem R in **Ableitung I** und größtes R in **Ableitung III**
- **Linkstyp:** kleinstes QRS mit negativem R in **III** und größtes R in **I**
- **Indifferenztyp:** R im QRS – Komplex von II am größten, aber R in I > als in III.
- **Steiltyp:** R in **II** am größten und R in **I < III**

> Anhand des Lagetyps findet man einen ersten Anhalt für bestimmte Erkrankungen:
> - **Linkstyp:** bei Vergrößerung des linken Ventrikels, z. B. bei Klappenfehlern, Infektionen etc.
> - **Rechtstyp:** oft infolge einer Überlastung des rechten Herzens, z. B. im Rahmen einer Lungenembolie.

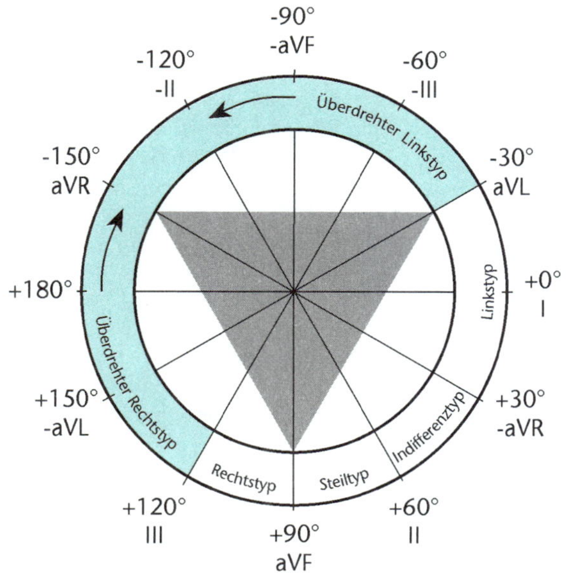

Abb. 4.7: Cabrera-Kreis [1]

pathologisches EKG

ST-Strecken-Veränderungen · Kammerflimmern/-flattern · Blöcke

ST-Strecken-Veränderungen

- **ST-Senkung:** Zeichen einer chronischen Minderduchblutung des Herzens mit **Innenwandschaden** des Herzmuskels, z. B. bei einem Angina-pectoris-Anfall (Reduktion des Blutfluss in den Koronararterien)
- **ST-Hebung:** Zeichen einer *akuten* Minderdurchblutung des Herzens mit **Außenwandschaden** des Herzmuskels, z. B. durch einen akuten Verschluss einer Koronararterie im Rahmen eines Herzinfarkts

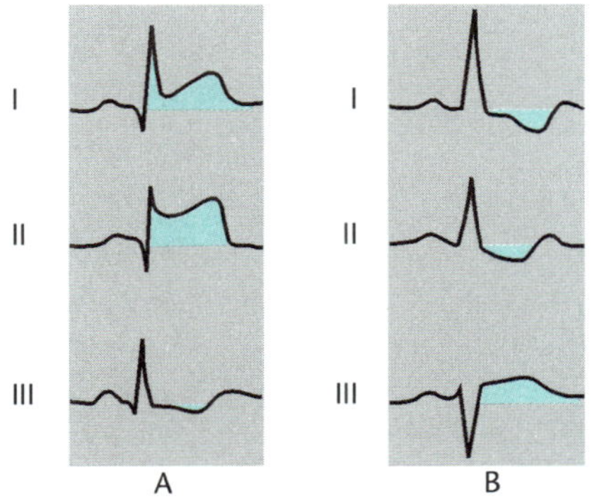

Abb. 4.8: (**A**) Akuter, frischer Vorderwandinfarkt: ST-Streckenhebungen (CAVE: bei einem Vorderwandinfarkt oft ST-Senkung in III). (**B**) Ischämisch bedingter Innenwandschaden: ST-Senkungen in I und II (leichte ST-Hebung in III) [1]

Kammerflimmern/-flattern

- **Kammerflattern:** Ventrikelfrequenz von **180–250** Schläge/min
  Die Ventrikel füllen sich aufgrund einer kurzen Diastole nur noch wenig → schlechtes Schlagvolumen mit niedrigem Auswurf.
- **Kammerflimmern:** ab einer Frequenz von **250–400** Herzaktionen/min können sich die Ventrikel so gut wie gar nicht mehr füllen.
  Eine Pumpfunktion findet kaum oder gar nicht mehr statt → **hyperdynamer Herzstillstand.** Dieser Zustand ist akut lebensbedrohlich und bedarf der kardiopulmonalen Reanimation sowie der Defibrillation.

Defibrillation:
Bei Kammerflimmern sollte man versuchen, die schnellen Herzaktionen mit einer kurzfristigen (2–40 ms) Verabreichung von **Gleichstrom** zu stoppen. Dabei wird mittels Elektroden eine Energie von zwischen **200–360 Joule** auf die **Thoraxwand** abgegeben.
Durch den Stromstoß werden alle Herzmuskelzellen synchron depolarisiert → regelmäßiger Eigenrhythmus oder Asystolie. Jetzt kann der eigentliche Erregungsleitungsweg wieder begonnen werden.

Blöcke

- **Sinoatrialer Block (SA-Block):** Blockierung der Erregungsausbreitung des Sinusknotens → Eine Erregung kann den Sinusknoten nicht verlassen → keine Erregung in den Vorhöfen → Ausfall einer gesamten EKG-Aktion (von P bis zum T)
- **Atrio-Ventrikulärer Block (AV-Block):** Die Überleitung der Erregung kann verzögert sein, ausfallen oder komplett blockiert sein.
  - **AV-Block I°:** verzögerte Überleitung → verlängerte PQ-Zeit (> 0,2 s)
  - **AV-Block II°:** Ausfall einer Ventrikelkontraktion
    Typ **Mobitz 1** oder Typ **Wenckebach:** zunehmende Verlängerung der PQ-Zeit bis zum Ausfall der Kammererregung (periodische Überleitungsausfälle)
    Typ **Mobitz 2:** meist regelmäßige Ausfälle der Kammererregung mit konstanter PQ-Zeit, oft 2 : 1 Überleitung
  - **AV-Block III°:** kompletter Block der Überleitung → ventrikulärer Eigenrhythmus aus den tertiären Schrittmacherzentren → P-Wellen treten unabhängig vom Kammerkomplex auf

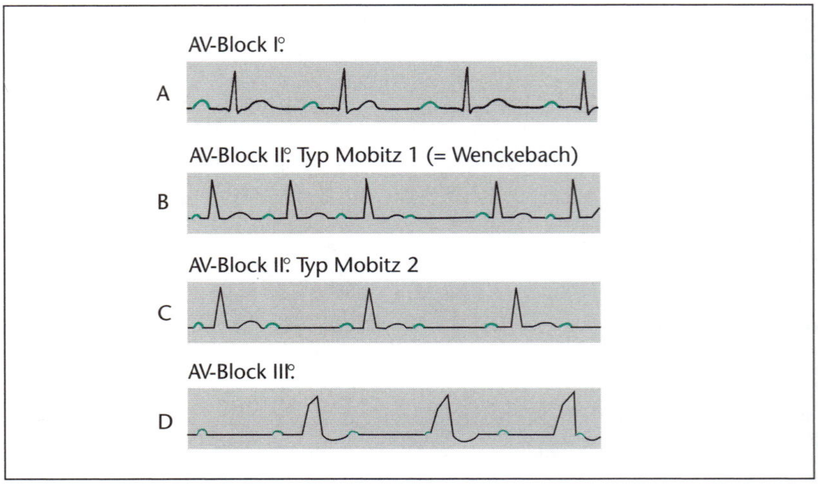

Abb. 4.9: AV-Block [1]

Therapie:
- **AV-Block I°:** Behandlung nicht unbedingt nötig, kann sogar bei gesunden, sportlich sehr trainierten oder jungen Menschen vorkommen.
- **SA-Block** und **AV-Block III°:** schnelle Behandlung mit einem künstlichen Schrittmacher wegen akuter Lebensgefahr.

4.4 Herzmechanik

Phasen der Herzaktion

- **Systole:** Anspannungsphase . Austreibungsphase
- **Diastole:** Entspannungsphase · Füllungsphase
- **Ventilebenenmechanismus**

Systole

= **Kontraktionsphase** des Herzmuskels. Sie folgt unmittelbar der elektrischen Erregung. Die kurze Dauer zwischen Erregung und Kontraktion nennt man **elektropressorische Latenz**.

- **Anspannungsphase:**
  - beginnt mit einem **schnellen Druckanstieg** durch eine **isovolumetrische Kontraktion** des Ventrikelmyokards
  - Segelklappen schließen sich (**1. Herzton**), Taschenklappen sind noch geschlossen
  - EKG: ca. **R** bis **S**
- **Austreibungsphase:**
  - Sobald der Druck in den Ventrikel den Druck in den großen Arterien (Aorta ca. 80 mmHg, A. pulmonalis ca. 25 mmHg) überschritten hat, **öffnen** sich die **Taschenklappen**.
  - Auswurf eines **Schlagvolumens** von ca. **60–80 ml** in den großen Kreislauf
  - EKG: Ende **S** bis Ende **T**

Diastole

= **Relaxationsphase** des Herzmuskels. Durch die isovolumetrische Relaxation kommt es zu einem intraventrikulären Unterdruck.

- **Entspannungsphase:**
  - **Druckabfall** in den **Ventrikeln** durch Relaxation
  - Schluss der Taschenklappen (**2. Herzton**), alle Klappen geschlossen
  - EKG: beginnt am Ende von **T**
- **Füllungsphase:**
  - **Ventrikeldruck** < **Vorhofdruck** (Vorhof kontrahiert, Ventrikel erschlafft) → Blut strömt in die Ventrikel
  - **Öffnung** der **Segelklappen** → Ventrikel füllen sich mit Blut
  - EKG: Ende **T** bis Anfang **R**

! **Merke:** 4 Herzklappen
- **Segelklappen** = Atrioventrikularklappen (AV-Klappen) → Mitral- und Trikuspidalklappe
- **Taschenklappen** (Semilunarklappen) → Aorten- und Pulmonalklappe

Ventilebenenmechanismus

Ventilebene = Grenze zwischen den Atrien und den Ventrikeln
Bei der Ventrikelkontraktion verschiebt sich die Ventrikelebene: Blut wird in die großen Arterien ausgeworfen und es kommt zu einer **Dehnung** und damit Vergrößerung **der Vorhöfe** → Einsaugen von venösem Blut in die Vorhöfe.

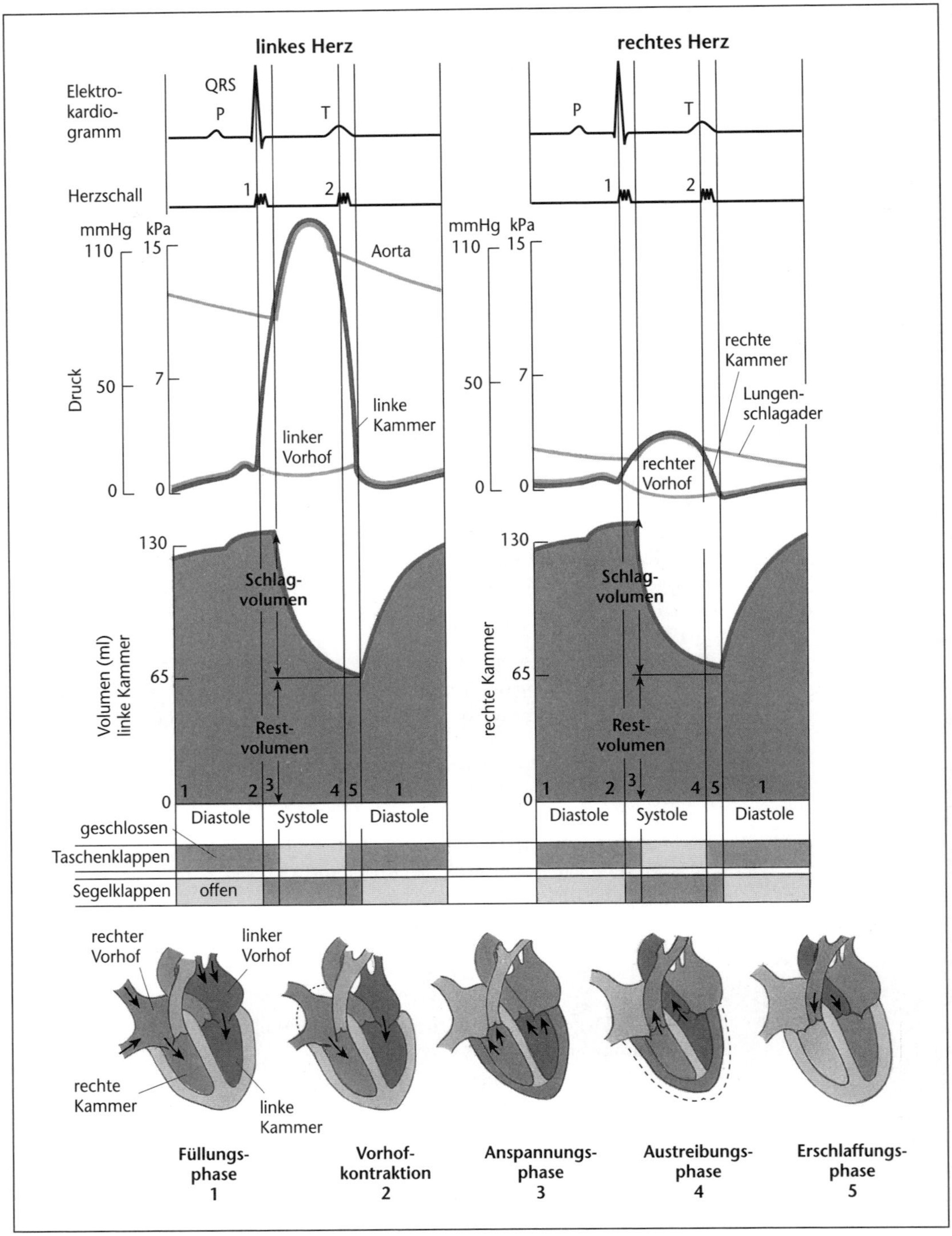

Abb. 4.10: Übersicht über den Herzzyklus unter Einbeziehung von EKG, Blutdruck, Volumen und Herztönen [3]

- Bei der **Systole** verschiebt sich die Ventrikelebene in **Richtung Herzspitze.**
- Bei der **Diastole** verschiebt sich die Ventrikelebene in **Richtung Herzbasis**, damit können sich die Vorhöfe besser in die Ventrikel entleeren.

Herztöne und -geräusche

Herztöne · Auskultationsstellen · Herzgeräusche

Herztöne

- **1. Herzton:**
  - in der Anspannungsphase
  - durch rasche Kontraktion des Ventrikels → **Anspannungston** (entsteht dadurch, dass sich der Ventrikel um einen nicht komprimierbaren Inhalt kontrahiert + Schluss der Segelklappen)
- **2. Herzton:**
  - in der Austreibungsphase
  - durch den Schluss der Taschenklappen → **Klappenton**

Auskultationsstellen

- Segelklappen
  - **Mitralklappe:** 4.–5. Interkostalraum (ICR) links über der Herzspitze
  - **Trikuspidalklappe:** 5. ICR parasternal rechts
- Taschenklappen
  - **Aortenklappe:** 2. ICR parasternal links
  - **Pulmonalklappe:** 2. ICR parasternal rechts

Bei jeder Auskultation gleichzeitig den peripheren Puls fühlen!
Zu jeder Herzauskultation gehört auch die Auskultation der Karotiden am Hals. Nur so kann man ein eventuelles **peripheres Pulsdefizit** (fehlen von Puls in der Peripherie bei hörbarem Herzton) und gewisse **Vitien**, wie die **Aortenklappenstenose** (Auskultation der Karotiden) besser hören und diagnostizieren.

Herzgeräusche

- **Definition:** Herzgeräusche sind meist pathologischer Ursache und deuten oft auf Schäden an den Klappen hin. Sie entstehen durch Veränderungen der **Strömungen im intrakardialen Blutfluss.** Diese Turbulenzen können dann je nach Lage der Schädigung in der Systole oder der Diastole auskultiert werden.
- **Systolische Herzgeräusche:** häufig bei Stenosen der großen Arterien (Aorta und Truncus pulmonalis), Insuffizienz der Segelklappen, Ventrikelseptumdefekte oder Anämie.
- **Diastolische Herzgeräusche:** bei Insuffizienzen der Taschenklappen und Stenosen der Segelklappen

Pumpleistung

systolischer Druck · diastolischer Druck · Herzminutenvolumen · Herzschlagvolumen · Restvolumen · Ejektionsfraktion

Beide Ventrikel werfen, beim Gesunden, stets die gleiche Volumenmenge aus, auch wenn die Drücke verschieden sind.

Drücke

- **rechter Ventrikel:**
  - systolischer Druck ca. 25 mmHg
  - diastolischer Druck ca. 0 mmHg
- **linker Ventrikel:**
  - systolischer Druck ca. 120 mmHg
  - diastolischer Druck ca. 0 mmHg.

Herzzeitvolumen (HZV)

- **Herzminutenvolumen:** das vom Herzen pro min ausgeworfene Blutvolumen, ca. **5–6 l/min** in Ruhe
- **Bestimmung des HZV:** Quotient aus der O_2-Aufnahme über die Lungen und der O_2-Konzentrationsdifferenz zwischen venösem und arteriellem Blut (= *Ficksches Prinzip*)

$$HZV = \frac{O_2\text{-}Aufnahme}{O_2\text{-}Konzentrationsdifferenz}$$

- O_2-Aufnahme = ca. 300 ml/min
- O_2-Konzentration im arteriellen Blut = 200 ml/l (bei Raumluft)
- O_2-Konzentration im venösen Mischblut der A. pulmonalis = 150 ml/l (ermittelt mit dem Herzkatheter)
- O_2-Konzentrationsdifferenz = 50 ml/l

Herzschlagvolumen

- Schlagvolumen, das pro Herzschlag ausgeworfen wird
- ca. **60–80 ml** pro Herzschlag

Restvolumen

- Restvolumen von ca. 35–50 % des Ventrikelvolumens, das nach einer Austreibungsphase in der Kammer bleibt
- ca. **70 ml**
- **Ejektionsfraktion** (EF) = Auswurfmenge des Herzens = Verhältnis Schlagvolumen zu Restvolumen, Normwert: ca. 66 ± 6 %

Druck-Volumen-Kurve

Ruhe-Dehnungskurve · isotonische/isovolumetrische Maxima · Unterstützungskurve · Arbeitszyklus

Die Druck-Volumen-Kurve wird experimentell am isolierten Herzen ermittelt. Man kann anhand dieser Kurve eine Aussage über gewisse Gesetzmäßigkeiten der Anpassungsmechanismen an eine veränderte Füllung der Ventrikel treffen.

Ruhe-Dehnungs-Kurve

- Bei steigender passiver Volumenbelastung nimmt die Dehnbarkeit des Herzens ab.
- Je mehr das Ventrikelmyokard durch **Volumenbelastung** gedehnt ist, desto stärker **steigt** der **Druck** im Ventrikel an (↗ Abb. 4.11).
- Ab einer Volumenbelastung von ca. **250–280 ml** kommt es zu einer **Überdehnung** der Muskulatur → Kontraktion und Herzarbeit ↓, Druck im Ventrikel ↑

isotonische und isovolumetrische Maxima

- **Isotonische Kontraktion:** aktive Verkürzung bei gleich bleibender Belastung, d. h. Tonus und Druck sind konstant.
- **Isometrische Kontraktion** (am Herzen = **isovolumetrisch**): aktive Verkürzung bei gleich bleibender Länge der Muskelfaser, d. h. das Blutvolumen am Herzen ist konstant.
- Von jedem Punkt der Ruhe-Dehnungs-Kurve ist eine isometrische oder eine isovolumetrische Kontraktion möglich. Die Summe der einzelnen Maxima aller jeweiligen Kontraktionen ergibt die **Kurven** der **isotonischen** und **isovolumetrischen Maxima** (↗ Abb. 4.11).

Unterstützungskurve

Während der Systole liegt eine **gemischte Kontraktion** vor (= **Unterstützungskontraktion**). Sie besteht aus

- einer **isovolumetrischen Kontraktion** (konstantes Volumen bei steigendem Druck) und

- einer **isotonischen** oder **auxotonischen** (Druck ↑, Volumen ↓) Kontraktion.

Die Unterstützungs-Maxima-Kurve lässt sich für jeden Punkt der Ruhe-Dehnungs-Kurve festlegen. Sie stellt eine lineare Verbindung zwischen dem isovolumetrischen und dem isotonischen Maximum für den jeweiligen Punkt auf der Ruhe-Dehnungs-Kurve dar (↗ Abb. 4.11).

Arbeitszyklus des Herzens

Der **Arbeitszyklus** des Herzens wird im Druck-Volumen-Diagramm als **Parallelogramm** mit den Eckpunkten A, B, C und D dargestellt (↗ Abb. 4.11). Die Fläche des Parallelogramms entspricht der vom Herzen geleisteten Druck-Volumen-Arbeit.

- **Punkt A:** Beginn der **Anspannungsphase** mit einem **isovolumetrischen Druckanstieg**
  - Punkt A liegt je nach Vordehnung des Myokards auf der Ruhe-Dehnungs-Kurve.
  - Ventrikeldruck = enddiastolischer Füllungsdruck des linken Ventrikels
- **Strecke A–B:** Isovolumetrische Anspannungsphase.
- **Punkt B:** Beginn der **auxotonischen Austreibungsphase**
  - Öffnung der Taschenklappe, da Druck im Ventrikel höher als in der Aorta
  - Ventrikelvolumen ↓, Ventrikeldruck ↑
- **Strecke B–C:** Auxotonische Austreibungsphase; systolisches Schlagvolumen an der B-C-Strecke auf der X-Achse ablesbar
- **Punkt C:** Beginn der **isovolumetrischen Entspannungsphase**
- **Strecke C–D:** Isovolumetrische Entspannungsphase mit schnellem Druckabfall (Schluss der Taschenklappen, da der Druck im Ventrikel sinkt)
- **Punkt D:** Beginn der **Füllungsphase**, Anstieg des Ventrikeldrucks
- **Strecke D–A:** Füllungsphase mit Öffnung der AV-Klappe

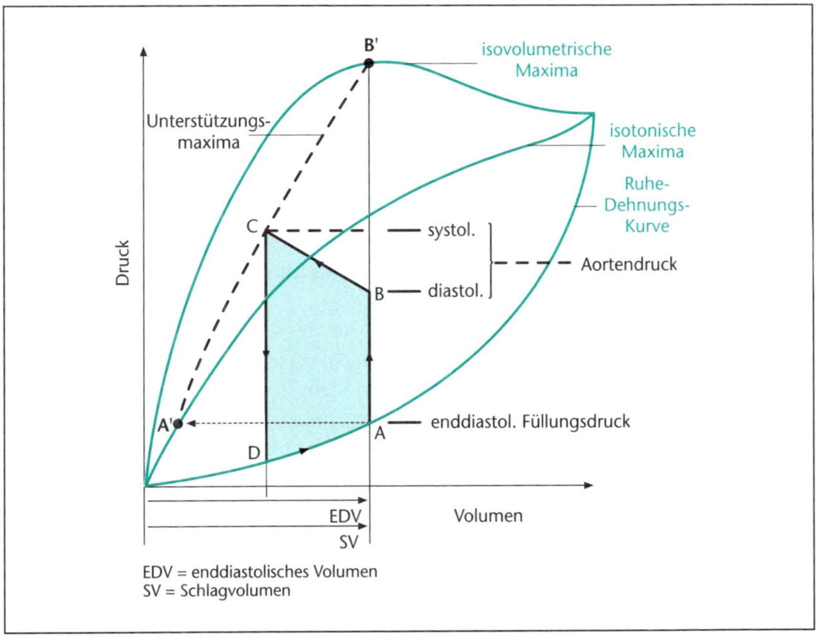

Abb. 4.11: Druck-Volumen-Kurve des Herzens [2]

Herzarbeit

Druck-Volumen-Arbeit · Beschleunigungsarbeit · Koronarreserve

Die Herzarbeit setzt sich zusammen aus Druck-Volumen-Arbeit und Beschleunigungsarbeit.

Druck-Volumen-Arbeit

Druck-Volumen-Arbeit = P · V (Arbeit des Volumens, das gegen den Strömungswiderstand erbracht werden muss)
- rechter Ventrikel: ca. 0,20 Nm
- linker Ventrikel: ca. 0,90 Nm

Beschleunigungsarbeit

- Beschleunigungsarbeit **W = ½ mv^2** (ca. 1–2 % der Druck-Volumen-Arbeit)
- rechter Ventrikel: ca. 0,01 Nm
- linker Ventrikel: ca. 0,01 Nm

Koronarreserve

- erhöhter O_2-Bedarf des Herzmuskels → erhöhte Durchblutung des Herzmuskels durch **Vasodilatation** der Koronararterien → Steigerung der Durchblutung um das **4–5fache** (= **Koronarreserve**)
- Stoffe, die zu einer erhöhten Vasodilatation führen:
  - **Adenosin, CO_2, K^+** und endothelialgebildete Faktoren wie **ATP, ADP, Serotonin** und **PGI_2**
  - Auch **O_2-Mangel** führt zu einer erheblichen Vasodilatation und zur Ausschöpfung der Koronarreserve.

! **Merke:** Bei Belastung kann die Koronardurchblutung um das 4–5fache gesteigert werden, um den erhöhten Sauerstoffbedarf auszugleichen.

4.5 Steuerung der Herztätigkeit

Frank-Starling-Mechanismus

Definition · akute Volumenbelastung · Preload · akute Druckbelastung · Afterload

Definition

Bei einer vermehrten Volumenbelastung der Kammern reagiert das Herz mit einer Erhöhung des Schlagvolumens. Der Frank-Starling-Mechanismus dient der **Aufrechterhaltung der Strömungskontinuität** in Körper- und Lungenkreislauf durch Anpassung an akute Druck- und Volumenbelastungen, sowie der Feinabstimmung der Schlagvolumina beider Ventrikel. Der Ventrikel ist in der Lage, die Druck- und Volumenänderungen mit einer zunehmenden Dehnung der Muskelfasern zu kompensieren, indem seine Kontraktion gesteigert wird.

akute Volumenbelastung

- **Preload** (Vorlast) bedeutet die mechanische Vorbelastung des Herzens. Sie drückt sich z. B. in der Länge der Herzmuskelfasern des linken Ventrikels vor Beginn der Kontraktion aus. Sie steht in einem direkten Zusammenhag mit dem enddiastolischen Druck, der im linken Herzen herrscht.
- **Vorlast** ↑ (z. B. Herzmuskelschwäche mit zu geringer Pumpfunktion) → **Volumenbelastung** der Ventrikel → zunehmende Dehnung der Muskelfasern → Verstärkung der Kontraktion → **Schlagvolumen** ↑, um das Volumen abzubauen

> Mit dem Frank-Starling-Mechanismus werden auch physiologische Schwankungen im venösen Rückfluss, z. B. Hinlegen mit erhöhten Beinen ausgeglichen. Im Anfangsstadium bestimmter Herzerkrankungen versucht das Herz dies ebenfalls.

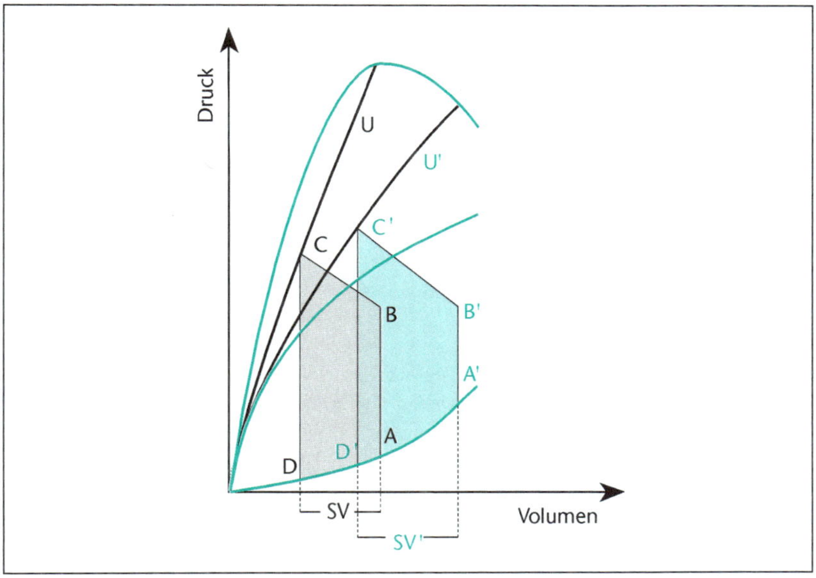

Abb. 4.12: Frank-Starling-Mechanismus: Erhöhte Volumenbelastung → normales Arbeitsdiagramm ABCD und Arbeitsdiagramm bei erhöhter Vorlast A‹'B‹'C‹'D‹' [1]

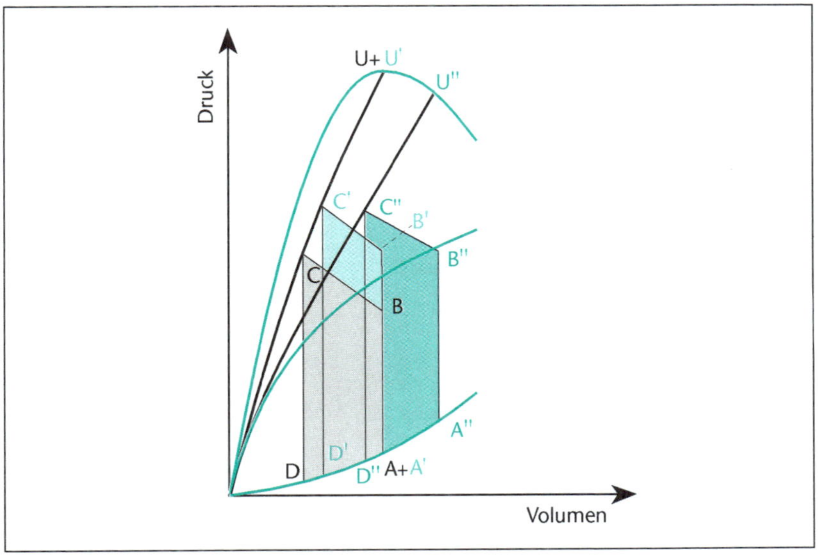

Abb. 4.13: Frank-Starling-Mechanismus: Erhöhte Druckbelastung → normales Arbeitsdiagramm ABCD und Arbeitsdiagramm bei erhöhter Nachlast A‹'B‹'C‹'D‹' [1]

akute Druckbelastung

- **Afterload** (Nachlast) bedeutet der Druck, gegen den der linke Ventrikel arbeiten muß, also im Falle eines gesunden Probanden der systemische Gefäßwiderstand.
- Nachlast ↑ (z. B. durch Engstellung peripherer Gefäße)
  → **Druckbelastung** der Ventrikel durch mehr Blut in den zentralen Gefäßen

→ zunächst: Schlagvolumen ↓, weil sich die Muskulatur des Herzens erst an die neuen Druck- und Volumenverhältnisse anpassen muss, bis der Ventrikel einen ausreichend hohen Druck aufgebaut hat.
- Rechter Ventrikel wirft sein Schlagvolumen unverändert aus → erhöhtes Restvolumen im linken Ventrikel → Vorlast im linken Ventrikel ↑ → Frank-Starling-Mechanismus (s. oben bei Preload)
- → **Schlagvolumen** ↑ und wird gegen den Druck der Aorta wieder ausgeworfen.

Herznerven

- **Parasympathikus:** Anatomie · Transmitter · Wirkungen
- **Sympathikus:** Anatomie · Transmitter · Wirkungen

Parasympathikus (N. vagus)

- *Anatomie:*
  - N. vagus: **X. Hirnnerv**
  - Umschaltung von prä- auf postganglionäre Fasern im Herzen
  - Wirkung auf die **Erregungsbildungszentren im Vorhof**
  - **rechter N. vagus:** Fasern ziehen zum Sinusknoten
  - **linker N. vagus:** Fasern ziehen zum AV-Knoten
- *Transmitter:* **Acetylcholin**
  - Wirkung: K^+-Leitfähigkeit ↑ → Hyperpolarisation der Zelle → Erregbarkeit ↓
- *Wirkungen:*
  - **negativ chronotrop:** Frequenz ↓
  - **negativ dromotrop:** Geschwindigkeit der Erregungsausbreitung ↓
  - **negativ inotrop:** Schlagkraft ↓
  - **negativ bathmotrop:** Erregbarkeit ↓

Sympathikus

- *Anatomie:*
  - Fasern des Sympathikus aus dem **Grenzstrang** beidseits der Wirbelsäule
  - Umschaltung von prä- auf postganglionäre Fasern im **Ganglion stellatum**
  - Wirkung auf $ß_1$-Rezeptoren des Herzens
- *Transmitter:* **Adrenalin** und **Noradrenalin** (Katecholamine)
  - Synthese im Nebennierenmark
  - Wirkung: Ca^{2+}-Leitfähigkeit ↑ und K^+-Leitfähigkeit ↓
  - Bindung an β_1-Rezeptor und Aktivierung der Adenylatzyklase über ein stimulierendes G-Protein
    → Aktivierung der Proteinkinase A über cAMP
    → Aktivierung der Ca-Kanäle der Muskelzelle
    → vermehrter Einstrom von Ca^{2+} in die Zelle
    → Steigerung der Kontraktilität
- *Wirkungen:*
  - **positiv chronotrop:** Frequenz ↑
  - **positiv dromotrop:** Geschwindigkeit der Erregungsausbreitung ↑
  - **positiv inotrop:** Schlagkraft ↑
  - **positiv bathmotrop:** Erregbarkeit ↑

kardiale Reflexe

Sensoren · Vorhofdehnungsreflex · Grauer-Henry-Reflex · Bainbridge-Reflex

Neben Sympathikus und Parasympathikus wird die Herzaktion auch noch über Reflexe gesteuert.

Sensoren	Man unterscheidet 2 Sensorentypen: • **A-Sensoren** (Spannungssensoren): erfassen Änderungen der **aktiven** Muskelspannung • **B-Sensoren** (Dehnungssensoren): erfassen Änderungen der **passiven** Muskeldehnung
Vorhofdehnungsreflex	Dehnung der Vorhöfe → Hemmung des Sympathikus und Aktivierung des Parasympathikus → Freisetzung von **ANP** (= **a**triales **n**atriuretrisches **P**eptid) aus dem Vorhofmyokard → ANP fördert die Ausscheidung von Wasser und Natrium über die Nieren → **intravasales Volumen** ↓
Grauer-Henry-Reflex	zu geringe Dehnung der Vorhöfe → Ausschüttung von **ADH** (= **anti****di**uretisches **H**ormon) → verstärkte Rückresorption von Wasser in der Niere → **intravasales Volumen** ↑
Bainbrigde-Reflex	rasche Dehnung des rechten Vorhofes → Ausschüttung von **ANP** → **Tachykardie** durch Dehnung des Schrittmachergewebes

5 Blutkreislauf

5.1 Grundlagen

Das Kreislaufsystem versorgt den Körper mit Sauerstoff und Substraten und entsorgt Kohlendioxid und Abbaustoffe. Durch Spezialisierung der Gefäße wird erreicht, dass der Austausch von Stoffen und Gasen erfolgen kann und ein stetiger Blutdruck erhalten bleibt.

Kreislaufsysteme

Hochdrucksystem · Niederdrucksystem

Man unterteilt das Gefäßsystem in **2 Kreislaufsysteme**, die sich im Druck, der in ihnen herrscht, und in den anatomischen Bestandteilen unterscheiden. Durch das Druckgefälle zwischen beiden Systemen entsteht die **Blutströmung**.

Hochdrucksystem

- **Bestandteile:**
  - linker Ventrikel
  - herznahe große Arterien: Aufrechterhaltung eines konstanten Blutdrucks durch Windkesselfunktion und Verteilersystem für die Organe
  - Arteriolen: regulieren den Strömungswiderstand und somit die Organdurchblutung
- **Volumenverteilung:** 15 % des Blutvolumens
- **Hohe Drücke:** > 100 mmHg (*arterieller Teil* des Kreislaufsystems)

Niederdrucksystem

- **Bestandteile:**
  - Kapillaren: ermöglichen den Stoffaustausch mit den Zellen
  - Venen: dienen als Blutreservoir und leiten Blut zum Herzen zurück
  - Herzvorhöfe, rechter Ventrikel und linker Ventrikel
  - Lungenkreislauf
- **Volumenverteilung:** 85 % des Blutvolumens
- **Niedrige Drücke:** um 5–25 mmHg (vorwiegend *venöser Teil*)

! Der **linke Ventrikel** hat eine Sonderstellung, da er in der **Systole** zum Hochdrucksystem und in der **Diastole** zum Niederdrucksystem gehört.

Gefäßklassen

Windkesselgefäße · Widerstandsgefäße · Sphinktergefäße · Austauschgefäße · Kapazitätsgefäße · Shuntgefäße

Die Gefäße (Venen, Venolen, Arterien, Arteriolen und Kapillaren) werden nach ihren Funktionen in 6 Klassen eingeteilt:

Windkesselgefäße

- Gefäße: v.a. **große Arterien** mit elastischen Wandbestandteilen, z. B. Aorta und Truncus pulmonalis
- *Funktion:* Elastizität der Wand ermöglicht die vom Ventrikel ausgeworfene Blutwelle aufzufangen und langsam abzuglätten → **Reduktion** der **Druck-** und **Strömungsspitzen** in der Peripherie (Windkesselfunktion)

Widerstandsgefäße

- *Gefäße:* v.a. **terminale Arterienäste** und **Arteriolen** mit starker Muskulatur (dem Kapillarnetz vorgeschaltet)
- *Funktion:* **Reduktion des arteriellen Drucks** vor dem Übertritt des Blutes in das Kapillarnetz

Sphinktergefäße

- *Gefäße:* v.a. im terminalen Bereich der **präkapillären Arteriolen** (Verschlussmechanismus aus ringförmig angeordneter glatter Muskulatur)
- *Funktion:* Durch Öffnen oder Schließen der Gefäße kann die **Zahl der durchbluteten Kapillaren** und damit der **kapillären Austauschfläche reguliert** werden.

Austauschgefäße

- *Gefäße:* **Kapillaren** (keine Muskulatur, da die Wand für einen ungestörten Stoff- und Gasaustausch möglichst dünn sein sollte)
- *Funktion:* **Regulation** der Gefäßweite erfolgt **passiv** über Änderung des Drucks in den prä- und postkapillären Widerstandsgefäßen

Kapazitätsgefäße

- *Gefäße:* v.a. **Venen,** insbesondere in der Leber, im Splanchnikusgebiet und in den venösen Gefäßen der Haut, mit **niedrigen Strömungswiderständen**
- *Funktion:* **Blutdepot** → Venen (glatte Muskulatur) können bei Kreislaufumstellungen Blut mobilisieren

Shuntgefäße

- *Gefäße:* Kurzschluss zwischen arteriellem und venösem System → **direkte Überleitung** des Blutes vom arteriellen in den venösen Teil des Kreislaufsystems, unter Umgehung des Kapillarsystems
- *Funktion:* **Regulation der Kapillardurchblutung**, z. B. bei Überversorgung des Kapillarsystems

> - **Venen** führen das Blut immer zum Herzen **hin,**
> - **Arterien** immer vom Herzen **weg.**
> - Die Bezeichnung hat nichts mit dem Sauerstoffgehalt des Blutes im Gefäß zu tun!

Gefäßdurchmesser

Aorta · Kapillaren · Gesamtquerschnitt aller Kapillaren

- **Aorta:** ca. **5 cm**, Gefäße werden in Richtung Kapillarsystem enger.
- **Kapillaren:** ca. **8 μm**, der Gefäßquerschnitt ca. **5×10^{-7} cm²**, d. h. ein Erythrozyt kann also gerade noch passieren. Da es aber 10^{10} Kapillaren gibt, ist der **Gesamtquerschnitt aller Kapillaren ist um 1000-mal größer** als der der Aorta. Damit ist eine große Austauschfläche gesichert.
- **Venen:** nimmt vom Kapillarbett in Richtung Herz wieder zu, V. cava inferior → ca. 3–4cm (größtes venöses Gefäß)

Blutströmung

Strömungsformen · Reynold-Zahl · Ohm-Gesetz · Hagen-Poiseuille-Gesetz · Strömungsgeschwindigkeit · Messmethoden

Strömungsformen

- **laminare Strömung**
  - Flüssigkeit strömt **parallel** zur Gefäßachse
  - *Vorkommen:* ideale Form der Strömung, die im Wesentlichen im Gefäßsystem vorkommt.
- **turbulente Strömung**
  - Flüssigkeit kann auch **quer** zur Gefäßachse strömen → **Wirbelbildung** → **Druckverluste**, die mit einem höheren Druckgradienten ausgeglichen werden müssen.
  - *Vorkommen:* z. B. an Gefäßverengungen oder -abgängen

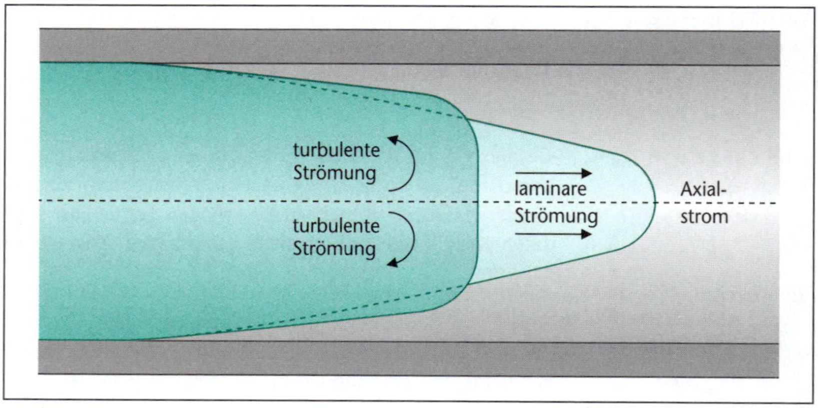

Abb. 5.1: Laminare und turbulente Strömung [4]

> Kommt es infolge von **Arteriosklerose** zu einer Veränderung der Gefäßinnenwand, wird die laminare Strömung gestört. Es bilden sich Turbulenzen und der Blutdruck erhöht sich.

Reynold-Zahl

Zur Bestimmung der Strömungsform (laminar oder turbulent) berechnet man die **Reynold-Zahl R_e**

$$R_e = \frac{r \cdot \bar{v} \cdot p}{\eta}$$

r = Radius des Gefäßes
v = mittlere Strömungsgeschwindigkeit
p = Massendichte der Flüssigkeit
η = Viskosität der Flüssigkeit

- $R_e < 400$ → laminare Strömung
- $R_e > 400$ → lokale Wirbel
- $R_e > 2000$ → turbulente Strömung

Strömungsgesetze

Volumenstärke [l/min]: Blutvolumen, das pro Zeit durch ein Gefäß strömt (= **Stromzeitvolumen** = Stromstärke). Sie muss in jedem Abschnitt des Gefäßsystems stets gleich sein, damit es nicht zu Stauungen kommen kann.

- Ohm-Gesetz

Berechnung der Stromstärke

$$V = \frac{\Delta P}{R}$$

V = Stromstärke in ml/sec
ΔP = Druckdifferenz zwischen Anfangspunkt der Gefäßstrecke und Endpunkt der Gefäßstrecke.
R = Strömungswiderstand

Bedeutung: Die Stromstärke V (Stromzeitvolumen) nimmt linear mit der Druckdifferenz ΔP über die Gefäßstrecke zu und mit dem Strömungswiderstand R ab.

– Hagen-Poiseuille-Gesetz

Der Strömungswiderstand R entsteht durch die Reibung bei strömender Flüssigkeit und hängt vom Gefäßradius, von der Viskosität und von der Gefäßlänge ab. Die Berechnung der **Volumenstärke V** ergibt:

$$V = \frac{\Pi \cdot r^4}{8 \cdot \eta \cdot \Delta l} \cdot \Delta P$$

r = Gefäßradius   η = Viskosität   l = Gefäßlänge
ΔP = Druckdifferenz zwischen Anfang und Ende des Rohres

Bedeutung: Die Volumenstromstärke wächst bei konstanter Druckdifferenz mit der 4. Potenz des Gefäßradius, d. h. bei einer Verdopplung des Gefäßlumens nimmt die Stromstärke um das 16fache zu.

mittlere Strömungsgeschwindigkeit

- Geschwindigkeit des einzelnen Erythrozyten in [cm/s]
- Um die Volumenstärke konstant halten zu können, muss die mittlere Strömungsgeschwindigkeit mit zunehmendem Gefäßquerschnitt abnehmen.
- Durchschnittliche Geschwindigkeit:
  - ca. **20 cm/s** in der **Aorta**
  - ca. **0,03 cm/s** in der **Kapillare** (niedrigste Strömungsgeschwindigkeit → Gewährleistung einer möglichst langen Kontaktzeit zwischen Erythrozyt und Gefäßwand zum Austausch von Stoffen)

Messmethoden

Man kann den Stromfluss in der Klinik mittels eines **Dopplergerätes** messen. Dieses Gerät ist in der Lage, mittels Ultraschall eine Strömungskurve darzustellen.

Viskosität des Blutes

Definition · Werte · Fahraeus-Linquist-Effekt

Definition

Viskosität η = **Zähigkeit einer Flüssigkeit**
- je höher die Viskosität, desto zäher ist die Flüssigkeit
- abhängig von
  - **Hämatokrit** und **Proteinkonzentration** im Plasma: bei erhöhtem Hämatokrit und erhöhter Proteinkonzentration ⇒ Viskosität ↑
  - **Strömungsgeschwindigkeit:**
    Geschwindigkeit ↑ ⇒ Viskosität ↓
    Geschwindigkeit ↓ ⇒ Viskosität ↑ (durch Agglomeration der Erythrozyten)

Werte

Die Werte der Viskosität einer Körperflüssigkeit werden immer im Vergleich zu Wasser angegeben.
- **Blutplasma:** gegenüber Wasser um den Faktor **1,5–2** erhöht (Proteine)
- **Vollblut:** gegenüber Wasser um den Faktor **3,5–5** erhöht (zusätzlich Zellen)

Fahraeus-Linquist-Effekt

Erhebliche Reduktion des Viskositätswertes im Kapillarbett aufgrund einer **Aneinanderlagerung der Erythrozyten** und deren **Verformung** in Glocken- und Tropfenform und einer umgebenden **Plasmahülle**, die die Erythrozytenanlagerungen gleitfähiger macht.

> Kommt es infolge eines Schocks durch Blutdruckabfall zu einer Verlangsamung des Blutstroms, führt dies zu Störungen der Mikrozirkulation und der Durchblutung. Die Blutviskosität nimmt dabei stark zu, es kann zu ausgeprägten Organschäden kommen.

5.2 Hochdrucksystem

Strompuls und Druckpuls

Strompuls · Strompulskurve · Druckpuls · Druckpulskurve

Strompuls

Der Strompuls gibt die **Strömungsgeschwindigkeit** und damit den zeitlichen **Verlauf der Blutströmung** wieder.

Strompulskurve

- **Zu Beginn** (in den großen Gefäßen): pulsierend mit einem raschen, steilen Anstieg wegen der diskontinuierlichen Fördertätigkeit des Herzens
- **Maximum:** nach dem ersten Viertel der Systole
- **In der Peripherie:** Abnahme der Strömungsgeschwindigkeit (↗ Abb. 5.2)

Druckpuls

Der Druckpuls gibt die **rhythmischen Veränderungen des Blutdruckes** wieder.

Druckpulskurve

- Druckpuls-Anstieg mit zunehmender Entfernung vom Herzen
- In der Aorta tritt das Maximum später auf als beim Strompuls
- **Incisur:** kurzer Abfall des Blutdruckes in den herznahen Gefäßen durch den Schluss der Herzklappen
- **Dikrote Welle:** In den peripheren Gefäßen wird durch den ansteigenden Gefäßwiderstand die Blutdruckwelle reflektiert → Überhöhung der Blutdruckwelle → erneute Reflektion der Blutdruckwelle an der Aortenklappe → auf die systolische Blutdruckwelle folgende, 2. Welle (dikrote Welle)

! Merke:

- Der **Strompuls** nimmt in Richtung Peripherie **ab.**
- Der **Druckpuls** nimmt in Richtung Peripherie **zu.**

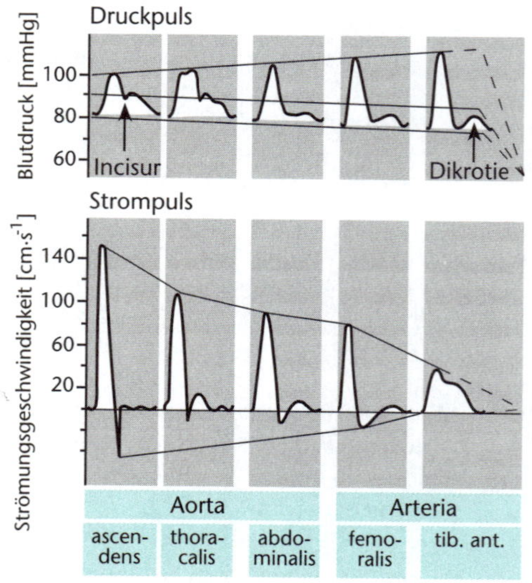

Abb. 5.2: Druck- und Strompuls im Vergleich [1]

systemarterieller Druck

systolischer Blutdruck · diastolischer Blutdruck · Blutdruckamplitude · mittlerer arterieller Druck

Anhand des Verlaufs der Druckpulskurve kann man auch den arteriellen Blutdruck ersehen:

systolischer Blutdruck P_s

- P_s ist das **systolische Maximum** der Druckpulskurve.
- **1. Wert** bei der Angabe des Blutdruckes
- Normwert: in Ruhe < **140 mmHg** (Idealwert: 120 mmHg)

Diastolischer Blutdruck P_D

- P_D ist das **diastolische Minimum** der Druckpulskurve.
- **2. Wert** bei der Angabe des Blutdruckes
- Normwert: in Ruhe < **90 mmHg** (Idealwert: 80 mmHg)

Blutdruckamplitude

- **Druckdifferenz** zwischen P_s und P_D
- Zunahme in Richtung Peripherie

mittlerer arterieller Druck MAP

MAP (mean arterial pressure) wird folgendermaßen berechnet:

- Bei zentralen Arterien: $\mathbf{MAP = P_D + 1/2\,(P_S - P_D)}$
- Bei peripheren Arterien: $\mathbf{MAP = P_D + 1/3\,(P_S - P_D)}$

Je weiter peripher eine Arterie liegt, desto höher sind der P_S und die Blutdruckamplitude. Deshalb muss der MAP peripher anders berechnet werden.

Blutdruckrhythmik

zirkadiane Rhythmik · Rhythmik I.–III. Ordnung · Mayer-Wellen

zirkadiane Rhythmik

Die Druckwerte unterliegen einer **endogenen zirkadianen Rhythmik**. Der Druck ist gegen 15 Uhr am höchsten und gegen 3 Uhr morgens am niedrigsten.

Rhythmik I.–III. Ordnung

I. Ordnung	die Druckpulskurve selbst mit **Systole** und **Diastole** als Schwankungen
II. Ordnung	Schwankungen bedingt durch die **Atmung:** **Inspiration** → Dehnung des Thorax und der Lungengefäße → verringerter Rückstrom zum Herzen → Schlagvolumen ↓ → **Blutdruck** ↓ **Exspiration** → Thoraxvolumen verkleinert sich → erhöhter Rückstrom zum Herzen → Schlagvolumen ↑ → **Blutdruck** ↑
III. Ordnung	Schwankungen des **peripheren Gefäßtonus** (Mayer-Wellen), Periodik von ca. 10 Sekunden

Tab. 5.1: Übersicht über die Blutdruckrhythmik und deren Einteilung

Windkessel-Funktion

Definition · Volumenelastizitätskoeffizient

Definition

= Funktion der **großen Arterien** (Windkesselgefäße ↗ Kap. 5.1), die die diskontinuierliche Pumpleistung des Herzens ausgleicht und eine **kontinuierliche Strömung** in den Arterien gewährleistet.

- Das Herz wirft jeweils ein Schlagvolumen von 70–150 ml in die Aorta aus. In einem starren Rohr würde das bedeuten, dass immer zum Zeitpunkt eines Auswurfes das Blut im Gefäß bewegt wird und in der Diastole das Blut stehen bleibt.
- Die großen Arterien sind nicht starr, sondern haben viele elastische Fasern. Durch die **Dehnbarkeit der Wand** können sie das ausgeworfene Volumen aufnehmen und kontinuierlich abgeben.

Volumenelastizitätskoeffizient E'

E' beschreibt das Maß der Windkesselfunktion: Verhältnis aus **Druckdifferenz ΔP** und **Volumenzuwachs ΔV**

$$E' = \frac{\Delta P}{\Delta V}$$

Bedeutung: Eine Vergrößerung des Drucks ΔP pro Volumenanstieg ΔV führt zum Nachlassen der Dehnbarkeit und damit zur Verschlechterung der Windkesselfunktion, d. h. bei Steigerung des arteriellen Drucks verschlechtert sich die Windkesselfunktion und umgekehrt.

Pulswellengeschwindigkeit

Definition · beeinflussende Faktoren · Werte · Volumenelastizitätsmodul K

Definition und Bedeutung

Pulswellengeschwindigkeit (PWG) = **Ausbreitungsgeschwindigkeit der Pulswelle**

- Pulswelle ist peripher tastbar (z. B. in der A. radialis)
- Bedeutung: **Beurteilung der Elastizität des Gefäßbettes**: je höher die PWG, desto geringer die Elastizität des Gefäßes

Anmerkung: Die Pulswellengeschwindigkeit ist nicht identisch mit der Strömungsgeschwindigkeit des Blutes. Die Pulswelle erreicht in Sekundenbruchteilen bereits die Arteriolen, die Erythrozyten befinden sich zu diesem Zeitpunkt aber noch im Aortenbogen.

beeinflussende Faktoren

Die PWG ist abhängig von verschiedenen Faktoren:

- **Dehnbarkeit** der Gefäße: je starrer das Gefäß, desto größer ist die PWG und umgekehrt.
- **Verhältnis von Wanddicke** und **Radius** der Gefäße: Je dicker die Gefäßwand und je kleiner der Radius des Gefäßes, umso größer ist die PWG und umgekehrt.

Werte

Arterien	PWG
Aorta	ca. 4–6 m/sec
A. femoralis	ca. 7 m/sec
A. radialis	ca. 8–12 m/sec
A. tibialis	ca. 9–10 m/se

Tab. 5.2: Übersicht über die PWG in einigen Arterien

Volumenelastizitätsmodul K

K beschreibt die **Gefäßelastizität**

$$K\left[\frac{kg}{m \cdot \sec^2}\right] = p\left[\frac{g}{m^3}\right] \cdot c^2\left[\frac{m}{\sec}\right]$$

p = Massendichte der Flüssigkeit
c = Pulswellengeschwindigkeit

Die PWG steigt an bei:

- **Dünne Gefäße:** PWG ist umso größer, je starrer oder je dicker die Gefäßwand und je kleiner der Gefäßradius.
- **Wandstarke Gefäße:** (z. B. muskulärer Typ > elastischer Typ)
- **Steigender Blutdruck:** durch eine stärkere passive Dehnung kommt es zu einer eingeschränkten Dehnbarkeit, das Gefäß wird starrer.
- **Arteriosklerose**

Blutdruckmessung

direkte Messung · indirekte Messung · Riva Rocci

Man unterscheidet die **direkte** (blutige) von der **indirekten** (unblutigen) **Blutdruckmessung**.
Der normale Blutdruck beträgt zwischen **140–120 / 90–80 mmHg.**

direkte Messung

Durch Punktion wird in eine Arterie (oft A. radialis oder A. femoralis) ein **Messkatheter** eingebracht.
→ **kontinuierliche Überwachung** des Druckverlaufs

indirekte Messung

Riva Rocci (RR)

- Am **Oberarm des Patienten** wird eine **Manschette** angebracht, die über einen Schlauch mit einem Manometer verbunden ist.
- Mit einer Handpumpe wird die **Manschette aufgeblasen**, bis man über der Ellenbeuge mit einem Stethoskop keine Pulstöne mehr hören kann.
- Dann lässt man den Druck langsam wieder ab, bis man den Puls wieder hören kann (**Korotkov-Geräusche**) → Abmessen des **systolischen Blutdrucks**
- Die Luft wird weiter abgelassen, bis man nichts mehr hört → Abmessung des **diastolischen Blutdruckes**

> **Methode nach Riva Rocci:** Man sollte darauf achten, dass man die Manschette **in Herzhöhe** anlegt und die Manschette die **richtige Größe** hat. Bei zu großer oder zu kleiner Manschette werden falsche Drücke gemessen (Cave v.a. bei Kindern).

Blutdruckregulation

- **Zentrale Kontrolle:** Medulla oblongata · Hypothalamus · Kortex
- **Regulationsmechanismen:** kurzfristig · mittelfristig · langfrstig

Anpassung des Blutdrucks an die Anforderungen des Organismus erfolgt über mehrere verschiedene Mechanismen: Der Blutdruck wird **zentral gesteuert** und über periphere Rezeptoren das Ergebnis zurückgemeldet.

zentrale Kontrolle

Das Kreislaufsystem wird an drei Stellen des ZNS kontrolliert:

- Medulla oblongata

Medulläres Kreislaufzentrum: Formatio reticularis der Medulla oblongata und unteres Drittel der Pons. Es ist in der Lage, ohne Einschaltung höherer ZNS-Zentren ein Kreislaufgleichgewicht herzustellen.
Man unterscheidet 3 Zentren:

- **Vasomotorenzentrum:** steuert die Aktivität der vasokonstriktorischen Sympathikusfasern, sowie die Herzfrequenz über weitere symphatische Efferenzen.
- **Vasodilatatorzentrum:** steuert die Vasodilatation und ist über einen **Regelkreis** mit dem Vasomotorenzentrum verbunden.
- **Kardioinhibitorisches Zentrum:** wirkt über parasymphatisch hemmende Effekte (N. vagus) auf die Herzfrequenz und liegt im Nucleus ambiguus.

- Hypothalamus

Er ist dem medullären Zentrum übergeordnet. Man unterscheidet 2 Zonen:

- **ergotrope Zone** (postero-lateraler Teil): Bei Reizung → **Steigerung** von Herzfrequenz, Herzzeitvolumen und Blutdruck
- **trophotrope Zone** (anteriorer Teil): Bei Reizung → **Herabsetzung** von Herzfrequenz und Blutdruck

- Kortex

Je nach Ort der Reizung ist der Einfluss auf das Kreislaufsystem unterschiedlich. Bsp: **Reizung des Motokortex** (in Vorbereitung einer Bewegung) → Blutdrucksteigerung durch periphere Vasokonstriktion an, Durchblutungssteigerung in der Muskulatur (**Erwartungsreaktion**)

kurzfristige Regulationsmechanismen

Regulation innerhalb von **Sekunden**. Man unterscheidet **nervale** und **humorale** Mechanismen:

- Pressosensorenreflex

- **Pressosensoren-Regelkreis:** Mechanorezeptoren im **Aortenbogen** und **Karotissinus** reagieren auf Veränderungen der Gefäßwanddehnung → Rückmeldung des aktuellen Blutdrucks an die zentralen Kreislaufzentren
  - Rezeptoren im Aortenbogen → Weiterleitung der Impulse über den **N. vagus (X)**
  - Rezeptoren im Karotissinus → Weiterleitung der Impulse über den **N. glossopharyngeus (IX)**
- **Blutdrucksteigerung** → Hemmung des Sympathikus und Aktivierung des Parasympathikus → Weitung der ateriellen Widerstandsgefäße und Zunahme des venösen poolings → ZVD sinkt → weniger Blut fließt zum Herzen zurück, Schlagvolumen sinkt → Blutdruck sinkt.
- **Blutdruckabfall** → Hemmung des Parasympathikus und Aktivierung des Sympathikus. Herzfrequenz und Strömungswiderstand steigen.
- **Proportional-Differential-Rezeptoren** (P-D-Rezeptoren): Pressosensoren messen nicht nur den Druck, sondern auch die Geschwindigkeit des Druckanstiegs.

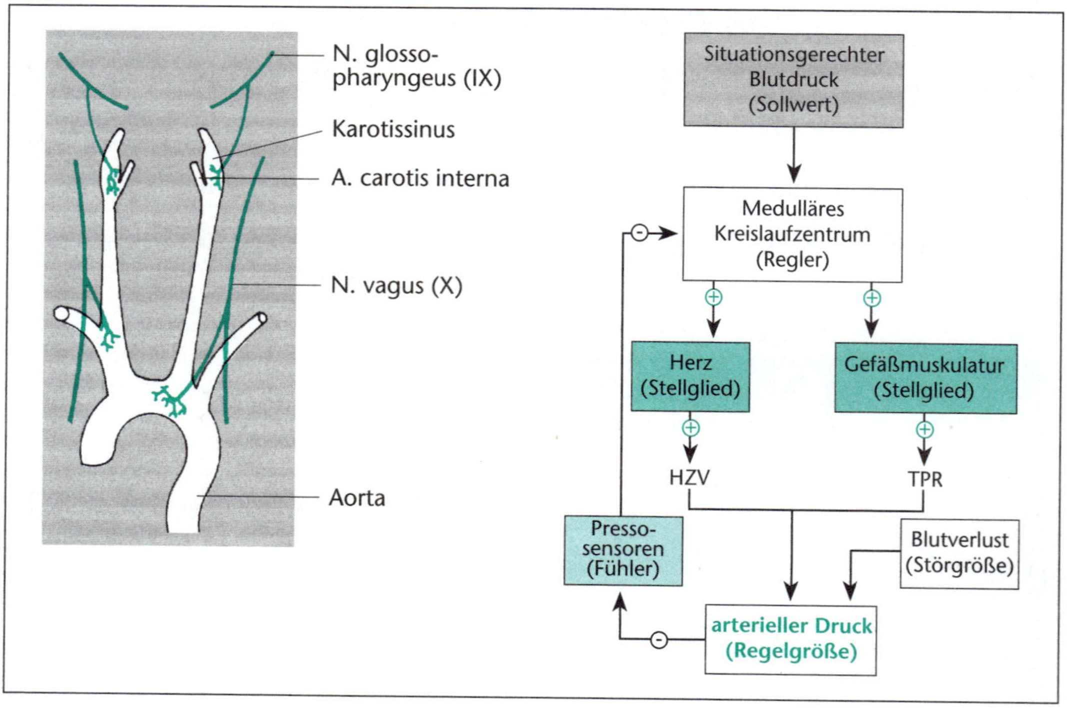

Abb. 5.3: Darstellung der Rezeptorlage und des Pressozeptorregelkreises [1]

- Chemosensorenreflex

- **Chemosensoren** im **Glomus caroticum im Karotissinus** und im **Glomus aorticus im Aortenbogen**, in unmittelbarer Nähe zu den P-D-Rezeptoren
- Funktion: Rückmeldung von Veränderungen des **CO_2-** und des **O_2-Partialdrucks** (**pCO_2** und **pO_2**) sowie der **H^+-Ionen-Konzentration** an die übergeordneten Kreislaufzentren
- Bei Abfall des pO_2 oder Anstieg des pCO_2 und der H^+-Ionen → **Steigerung des Blutdrucks** sowie einer **Stimulation der Atmung** (↗ Kap. 6).

- Ischämie-Reaktion des ZNS

- **unzureichende Durchblutung** der Kreislaufzentren im Gehirn → Ischämie des Hirns → **massive Vasokonstriktion** → massiver Blutdruckanstieg
- Hauptreiz der Ischämiereaktion: Anstieg der lokalen CO_2-Konzentration

- Reflexe kardialer Dehnungs- und Spannungssensoren

(↗ Kap. 4.5 Kardiale Reflexe)

- Adrenalin und Noradrenalin

Adrenalin und Noradrenalin sind **Transmitter des sympathischen Nervensystems** mit blutdrucksteigernder Wirkung

- **Noradrenalin:** wirkt vorwiegend auf die **α-Rezeptoren** → Vasokonstriktion und Zunahme des HZV → Blutdrucksteigerung
- **Adrenalin:**
  - in niedriger Dosis: Wirkung vorwiegend auf **β-Rezeptoren** → lokale Vasodilatation (v.a. in den Gefäßen des Skelettmuskels)
  - in höheren Dosen: gleiche Wirkung wie Noradrenalin (↗ Kap. 11)

mittelfristige Regulationsmechanismen

Regulation innerhalb von **Minuten** oder **Stunden**

- transkapilläre Volumenverschiebung

- Steigerung des Blutdruckes über einen mittleren Zeitraum → **erhöhter Filtrationsdruck im Kapillarbett** → Übertritt von Plasma ins Interstitium (= transkapilläre Volumenverschiebung)
- Folge: Abnahme des Volumens im Gefäßsystem → **erniedrigter Rückfluss zum Herzen** → Abnahme von Schlagvolumen und Blutdruck

- Renin-Angiotensin-System

- Absinken der Nierendurchblutung → vermehrte Reninausschüttung
- Renin wandelt **Angiotensinogens** (aus Leber) zu **Angiotensin I** um.
- Angiotensin I wird durch das **Angiotensin-converting-enzyme** (ACE) in **Angiotensin II** umgewandelt.
- Angiotensin II ist ein **starker Vasokonstriktor** → Blutdruckerhöhung

- Stress-Relaxation

Die glatte Gefäßmuskulatur der Gefäße reagiert auf mittelfristige Volumenbelastung mit **Dehnung** → Druck im Gefäßsystem sinkt

Langfristige Regulationsmechanismen

erfolgt über die **Niere** (ADH-System und Aldosteron-System) (↗ Kap. 10)

Orthostase

Definition · Veränderungen · Gegenregulation

Definition

Orthostase beschreibt den Vorgang, bei dem durch die Schwerkraft bedingt das Blut in den venösen Kapazitätsgefäßen der Beine beim Übergang vom Liegen zum Stehen versackt.

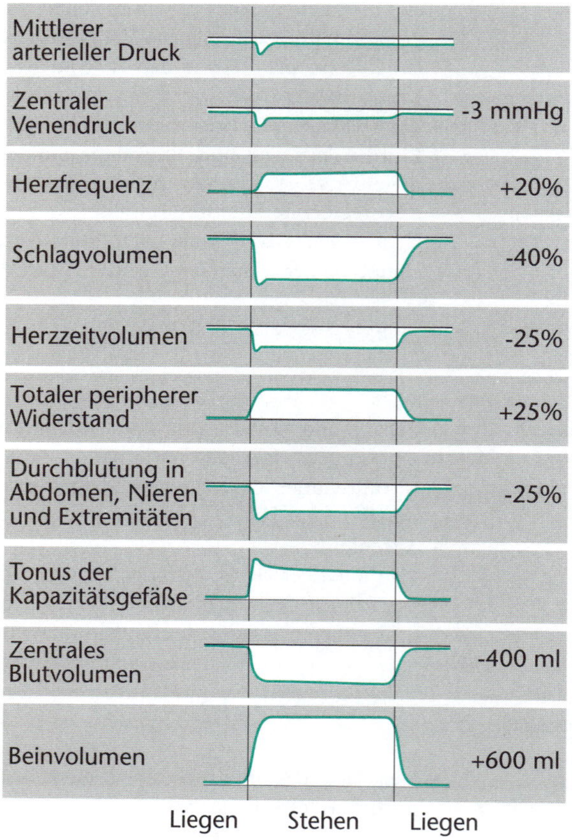

Abb. 5.4: Veränderungen verschiedener Parameter bei Orthostase [1]

Veränderungen

Durch das Versacken des Blutes wird der venöse Rückstrom zum Herzen (Preload) vermindert.
→ ZVD (zentrale Venendruck) ↓ → **Schlagvolumen** ↓
→ Blutdruck ↓
→ Rückmeldung der Pressosensoren an die Blutdruckzentren

Gegenregulation

Zur Gegenregulation dienen 3 Mechanismen, die den Blutdruck wieder anheben:
- **Kontraktion** der **arteriolären Widerstandsgefäße** und der venösen Kapazitätsgefäße
- **Ansteigen der Herzfrequenz**
- **Sympathikusaktivierung** durch Ausschüttung von Katecholaminen aus der Nebenniere

Hypertonie

- *Definition:* krankhafte **Erhöhung** des Blutdruckes. Man unterscheidet die **Grenzwerthypertonie** (159–140/94–90 mmHg) von der **arterielle Hypertonie** (> 160/95 mmHg).
- *Ätiologie:*
  primäre Form (90 %): unbekannte Ursache
  sekundäre Form (10 %): z. B. renale Hypertonie durch verminderte Nierendurchblutung oder Nierenparenchymschaden
- *Therapie:* **Diät** (Gewichtsreduktion, salzarme Kost), **Medikamente** (u. a. β-Rezeptoren-Blocker zur Dämpfung des Sympathikus)
- *Prognose:* Hypertonie fördert die Entstehung der Arteriosklerose und erhöht somit das Infarktrisiko.

Hypotonie

- *Definition:* krankhaftes **Absinken** des Blutdrucks auf Werte unter 100 mmHg systolisch.
- *Ätiologie:*
  primäre Form: unbekannte Ursache
  sekundäre Form: kardiovaskulär, endokrin oder infektiös
- *Therapie:* **Physiotherapie** (mit körperlichem Training, kalte Bäder etc.) oder **Medikamente** (sympathikusaktivierend; z. B. Etilefrin)

5.3 Niederdrucksystem

Druckverhältnisse

hydrostatischer Indifferenzpunkt · ZVD · Valsalva-Versuch · Venenpulskurve

hydrostatischer Indifferenzpunkt

= Ebene im Gefäßsystem, in der sich beim Lagewechsel der Druck im Gefäß nicht ändert.

- Lage: ca. **5–10 cm unterhalb des Diaphragma**
- Venöser Druck: ca. **5 mmHg**
- Gefäßgebiete oberhalb der hydrostatischen Indifferenzebene:
  Druck im Stehen < Druck im Liegen
- Die Drücke im Stehen sind sehr stark von der Gravitationskraft beeinflusst:
  - Gefäß **unterhalb des hydrostatischen Indifferenzpunktes** (z. B. Fußvenen) → zum herrschenden Gefäßinnendruck addieren sich die **hydrostatische Druckkomponente** → höhere Drücke als im Liegen (bis zu 90 mmHg in den Fußvenen)
  - Gefäß **oberhalb des hydrostatischen Indifferenzpunktes** (z. B. Sinus des Gehirns) → verminderte Drücke (kollabierte Venen im Hals-/Gesichtsbereich, bis zu –10 mmHg im Schädel)

Im Falle einer **Rechtsherzinsuffizienz** kann das rechte Herz nicht mehr genug Schlagvolumen fördern → das Schlagvolumen sinkt, es kommt zur Stauung (→ u. a. übermäßig gefüllte Venen, v.a. der Halsvenen).

ZVD

ZVD (zentraler Venendruck) = **Druck im rechten Vorhof**

- stark vom Füllungsgrad des Gefäßsystems abhängig
- Normwert: ca. **2–4 mmHg**

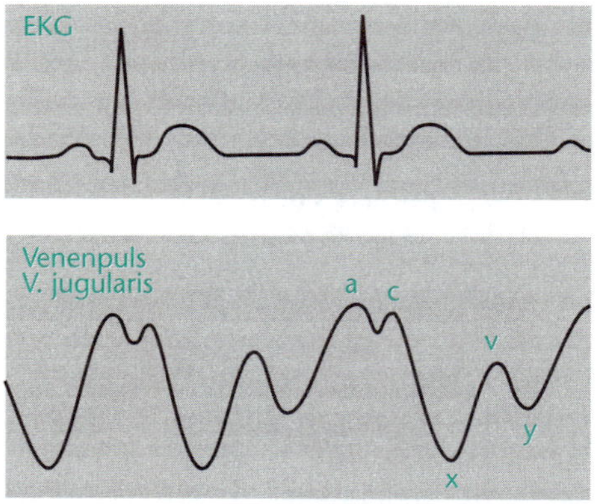

Abb. 5.5: Venenpulskurve der V. jugularis und EKG-Kurve. Zu erkennen sind die Wellen (a-, c- und v-Welle und x- und y-Senken) [1]

- er kann **atem-** (bei der Inspiration ↑, bei der Expiration↓) und **pulssynchron schwanken** und sogar negative Werte, z. B. bei starkem Flüssigkeitsmangel, annehmen

Valsalva-Versuch

- **Durchführung:** Der Patient sollte maximal einatmen, dann über 10 sec die Luft anhalten und die Bauchmuskulatur anspannen. Blutdruckmessung vor und nach dem Versuch.
- **Bedeutung:** Prüfung der Herz-Kreislauf-Funktion und der Blutdruckregulation.
- **Auswertung:**
  - Gesunder Proband: zunächst geringer Blutdruckabfall (ca. 5–10 mmHg) → dann Anstieg über den Ausgangswert
  - Kranker Patient: stärkerer Blutdruckabfall → kein reaktiver Druckanstieg

Venenpulskurve

beschreibt **Druck-** und **Volumenschwankungen** der herznahen Venen
- **a-Welle:** entsteht durch Vorhofkontraktion (Maximum der Pulswelle)
- Beginn der Anspannungsphase zwischen a- und c-Welle
- **c-Welle:** entsteht durch die Vorwölbung der Trikuspidalklappe in den rechten Vorhof. Am höchsten Punkt der c-Welle beginnt die Austreibungsphase.
- **x-Senke:** negative Welle, weil sich in der Austreibungsphase die Ventilebene in Richtung Herzspitze verlagert → Sogwirkung auf die herznahen Venen → Vorhöfe füllen sich. Am tiefsten Punkt von × beginnt die Anspannungsphase.
- **v-Welle:** Anstieg des Drucks in den Vorhöfen, da sich die Ventilebene wieder in Richtung Herzbasis bewegt. Die AV-Klappen öffnen sich am höchsten Punkt der v-Welle.
- **y-Senke:** Abfall des Drucks in Vorhöfen → die Ventrikel füllen sich.

Es besteht eine feste zeitliche Beziehung zwischen Venenpulskurve und EKG.

Steuerung des venösen Rückstroms

Muskel-Venen-Pumpe · Effekte der Atmung · Ventilebenenmechanismus

Zur Aufrechterhaltung des venösen Rückstroms zum Herzen gibt es 3 verschiedene Mechanismen.

Muskel-Venen-Pumpe

Die Venen der unteren Extremität verfügen über **Venenklappen**.
- Bei Kontraktion der Muskulatur werden die Venen komprimiert → die **Venenklappen** schließen → Blut kann nur in eine Richtung gepumpt werden: „nach oben“ (in Richtung Herz)
- Entspannt sich die Muskulatur wieder, dann verhindern die Venenklappen einen Rückstrom „nach unten“.

→ Die Blutsäule wird somit gegen die Schwerkraft zum Herzen transportiert.

Effekte der Atmung

- Inspiration → **negativer Druck im Thorax** → Blut wird aus den peripheren Venen in die intrathorakalen Venen gesaugt.
- Durch die **Senkung des Diaphragmas** werden die Venen im Abdomen komprimiert und das Blut in Richtung Thorax (niedrigerer Druck) gepumpt.

Ventilebenenmechanismus des Herzens

Verschiebung der Ventilebene des Herzens bei Kontraktion der Ventrikel in Richtung Herzspitze → aus den herznahen Gefäßen wird venöses Blut in die Vorhöfe gesaugt

5.4 Gewebsdurchblutung

Zwischen dem Hochdrucksystem und dem Niederdrucksystem liegt das Kapillarbett. In diesen kleinsten Gefäßen findet der **Stoff**- und **Gasaustausch** zwischen Gewebe und Gefäßsystem statt.

terminale Strombahn

Bestandteile · Kapillarwand · Kapillartypen · Blut-Hirn-Schranke

Bestandteile

- **Arteriolen:** Eingang zum Kapillarbett. Sie mindern den Druck aus dem Hochdrucksystem und stellen Widerstandsgefäße dar. Sie münden in die Metarteriolen.
- **Metarteriolen:** mit glatten Muskelzellen (präkapillären Sphinkteren) → Steuerung der Durchblutung im Kapillarbett
- Von den Arteriolen gehen die Metarteriolen ab. Diese stehen in direkter Verbindung zu den **Venolen**. Damit gibt es eine direkte Verbindung zwischen den Arteriolen und den Venolen, diese Verbindung nennt man **Hauptstrombahn**. Hier gehen die meisten Kapillaren ab.
- **Arteriovenöse Anastomosen:** direkte kurze Verbindungen zwischen Arteriolen und Venolen, ohne Abgang von Kapillaren. Sie finden sich in allen Geweben v.a. in den Akren und dienen der **Thermoregulation**.

Kapillaren
- Kapillarstruktur

Die Kapillaren dienen dem Stoffaustausch, weshalb sie eine sehr dünne Wand haben müssen.
- **Kapillarwand:** einschichtiges Endothel, das von einer Basalmembran umgeben ist; Wanddicke ca. 0,5 µm
- **Kapillardurchmesser:** ca. 6 µm (Erythrozyt ca. 7,5 µm)

- Kapillartypen

In verschiedenen Organen gibt es spezialisierte Kapillartypen:
- **Kontinuierlicher Typ:** häufigster Kapillartyp
  - Vorkommen: v.a. in Muskel-, Fett- und Bindegewebe, im Lungenkreislauf
  - wenige tight junctions → gute Durchlässigkeit für Wasser und wasserlösliche, lipophobe Stoffe

- **Fenestrierter Typ:**
  - Vorkommen: v.a. in Nierenglomeruli, in Magen- und Darmschleimhaut
  - Fenestrationen von **50 nm** Breite im Endothel, die von einer perforierten Membran von 4–5 nm verschlossen sind. Die Basalmembran ist sehr gut durchgängig für Wasser und hydrophile Substanzen
- **Diskontinuierlicher Typ:**
  - Vorkommen: v.a. in Milz, Knochenmark und Leber
  - große interzelluläre Zwischenräume in der gesamten Gefäßwand incl. Basalmembran, die einen unbehinderten Stoffaustausch ermöglichen (Durchtritt von Makromölekülen und Blutkörperchen)

Blut-Hirn-Schranke

- Kapillaren des **kontinuierlichen Typs.** die Kapillaren des ZNS verfügen über besonders viele tight junctions, die die Kapillarwand völlig abschließen → Transport nur durch die Endothelzellen möglich
- *Funktion:* Schutz des Gehirns vor Fremdstoffen und Noxen, Aufrechterhaltung des inneren Milieus im Liquorraum

Stoff- und Flüssigkeitsaustausch

Diffusion · Filtration

Der Austausch im Kapillarbett findet hauptsächlich über **Diffusion** und **Filtration** statt.

Diffusion

- **Fettlösliche Stoffe:**
  - v.a. Atemgase (O_2 und CO_2)
  - Diffusion durch die Zellen des Endothels, Membranporen sind nicht nötig.
  - höhere Transportrate als bei wasserlöslichen Stoffen
- **Wasserlösliche Stoffe:**
  - v.a. Elektrolyte (z. B. Na^+, K^+ etc.) und Glucose
  - Diffusion über die Interzellulärräume der Kapillaren
- **Große Moleküle:**
  - v.a. Albumine und Hämoglobin
  - Große Proteine können nicht über die Zellmembranen diffundieren.
  - Sie bleiben im Blutgefäßsystem zurück. Unter anderem deshalb ist der Proteingehalt im Plasma höher als im Interstitium.

Filtration

Die Filtration ist abhängig von
- den **Druckverhältnissen** zwischen dem Interstitium und dem Kapillargebiet,
- der Menge der **Flüssigkeit,** die durch das lymphatische System reabsorbiert wird, d. h. je mehr über das lymphatische System abtransportiert wird, desto mehr kann filtriert werden.

Regulation der Durchblutung

- **Nervale Regulation:** Sympathikus · Parasympathikus
- **Myogene Autoregulation:** Bayliss-Effekt
- **Metabolische Regulation:** pO_2 · pCO_2
- **Humorale Regulation:** Bradykinin · Histamin · Prostaglandine · Serotonin · Stickstoffmonoxid

nervale Regulation
- Sympathikus

- **Vasokonstriktion** der Gefäße, v.a. **Arterien** und **Arteriolen**, im geringen Maße Venen
- **Grundtonus** der Gefäße von ca. 1–3 Impulse/min

– Anstieg des Tonus auf max. 10 Impulse/min bei Vasokonstriktion → Kontraktion der glatten Muskelzellen
– Absenkung des Tonus → Vasodilatation

> Kommt es im Fall einer Verletzung des Sympathikus zu einer Unterbrechung der vasokonstriktorischen Fasern, resultiert daraus ein schneller Blutdruckabfall. Der Grundtonus kann nicht erhalten werden. Dies nennt man **neurogenen Schock**. Er tritt oft im Rahmen von Verletzungen des Rückenmarks und der Wirbelsäule auf.

- Parasympathikus

Vasodilatation der Gefäße der Genitalorgane, insgesamt hat er aber eine untergeordnete Bedeutung bei der Steuerung der Mikrozirkulation.

myogene Autoregulation

Bayliss-Effekt = Vasokonstriktion der arteriellen Widerstandsgefäße bei schneller Druckerhöhung

- Kontraktion der **glatten Muskelzellen** erfolgt auf den Dehnungsreiz hin (ohne Mitwirkung der Gefäßnerven)
- **Autoregulation der Durchblutung:** Durch die Verengung der Gefäße bleibt bei plötzlicher Änderung des Blutdruckes die Durchblutung weitgehend konstant.
- Diesen Effekt findet man in vielen Geweben, besonders stark ausgeprägt in der **Niere** und im **ZNS**, weniger stark ausgeprägt in den Gefäßen von Darm sowie von Herz- und Skelettmuskulatur.

metabolische Regulation

- Bei Veränderungen des Sauerstoffbedarfs oder starkem Anfall von Abfallstoffen in einem Strombahngebiet resultiert daraus eine Änderung der Durchblutung. Ein **bestimmtes chemisches Mileu** sollte zur perfekten Funktion des Organs aufrechterhalten bleiben.
- **Vasodilatation** bei **Abnahme des pO_2** oder **Zunahme des pCO_2**, Erhöhung von Lactat, den Zwischenprodukten des ATP-Abbaus (ADP und AMP), erhöhtem Anfall von Adenosin (Endpodukt des Abbaus von ATP), Sinken des pH
- **Stickstoffmonoxid (NO):**
  – Faktor, der von Endothelzellen freigesetzt wird (früher: EDRF)
  – Wirkung: **Erschlaffung der Gefäßwandmuskulatur**
  – Lokale Störungen des NO-Mechanismus führen zu einer Vasokonstriktion.

humorale Regulation

- **Bradykinin:**
  – *Wirkung:* Erhöhung der **Permeabilität** der Kapillaren und **Vasodilatation**
  – Peptid aus 9 Aminosäuren, entsteht durch Abspaltung von Lysin aus dem Peptid Kallidin
- **Histamin:**
  – *Wirkung:* Erhöhung der **Permeabilität** der Kapillaren und **Vasodilatation**
  – Freisetzung im Rahmen von **allergischen Reaktionen, entzündliche Reaktionen**
- **Prostaglandine:** Sie haben eine Halbwertszeit von nur wenigen Sekunden bis Minuten und werden in der Regel in der Lunge inaktiviert. Einige wirken **vasokonstriktiv** und andere **vasodilatierend**.
  – **PGE_2:** Vasodilatation durch Verstärkung der Wirkung von Kininen und Histamin
  – **PGI_2:** Vasodilatation durch Relaxation der glatten Muskulatur der Gefäße
  – **Thromboxane:** Vasokonstriktion
- **Serotonin:**
  – Wirkung: Vasokonstriktion
  – kommt in hoher Konzentration in Darmzellen und Thrombozyten vor

lymphatisches System — Lymphkapillaren · Transport der Lymphe

Das Lymphsystem nimmt am Tag ca. **2–2,5 l** Flüssigkeit aus dem Kapillarbett auf, welche nicht reabsorbiert wurde. Dann wird die Flüssigkeit in Richtung Herz transportiert. Alle Gewebe des Körpers, bis auf das ZNS, die oberen Hautschichten und Knochen, verfügen über Lymphgefäße.

Lymphkapillaren

Die Wände der Lymphkapillaren bestehen wie die der Blutkapillaren aus **einschichtigem Endothel**. Allerdings sind sie auch für größere Proteine und im Magen-Darm-Trakt auch für Chylomikronen durchlässig.

Transport der Lymphe

- **Lymphpumpe:** Muskelkontraktionen der Skelettmuskulatur befördern die Lymphe vorwärts in Richtung Ductus thoracicus, Klappen verhindern einen Reflux.
- **Kontraktionen glatter Muskulatur:** Lymphgefäße verfügen über glatte Muskulatur, die sich etwa **5**-mal/min kontrahiert und mit einer peristaltischen Welle die Lymphe in Richtung Herz transportiert.

5.5. Organkreisläufe

Die Durchblutung der Organe richtet sich nach dem unterschiedlichen Bedarf an Substraten und Sauerstoff.

Übersicht

- **Absolute Organdurchblutung:** entspricht der Volumenstromstärke einer zuführenden Arterie und wird in **ml/min** angegeben.
- **Relative Organdurchblutung:** ist der Anteil der Organdurchblutung am HZV und wird in **%** angegeben
- **Spezifische Organdurchblutung:** Die beiden oberen Werte berücksichtigen nicht das Gewicht des durchbluteten Organs. Die spezifische Organdurchblutung bezieht das Gewicht des Organs aber mit ein und wird in $\mathbf{ml \times g^{-1} \times min^{-1}}$ angegeben.

Lungenkreislauf — Drücke · funktionelle Besonderheiten · Kontrolle der Lungendurchblutung

Drücke

Der Lungenkreislauf ist im Wesentlichen der **kleine Kreislauf**, ein Teil des **Niederdrucksystems**
- **Arterieller Druck:** ca. **20/8** mmHg (↔ großer Kreislauf 120/80 mmHg)
- **MAP** (**m**ean **a**rterial **p**ressure) ca. **13** mmHg
- Im **Kapillarbett:** ca. **6,5 mmHg**
- In den **Lungenvenen:** ca. **5,5 mmHg**

funktionelle Besonderheiten

Die wesentliche Aufgabe des Lungenkreislaufs ist die Aufnahme von Sauerstoff und die Abgabe von Kohlendioxid in der Lunge.
- **Blutreservoir:** Die Lunge kann bei Bedarf ca. 250 ml Blut aus dem Gefäßpool an den Körperkreislauf abgeben. Damit können kurzfristige Schwankungen des Blutbedarfs ausgeglichen werden.
- **Einfluss der Atmung** auf den intrapleuralen und intraalveolären Druck:
  - **Exspiration:** die Lungen verkleinern sich und die Gefäßlumina werden komprimiert → pulmonalarterieller Druckanstieg
  - **Inspiration:** extraalveoläre thorakale Gefäße dehnen sich, alveoläre Gefäße werden komprimiert → Druck fällt ab

– Bei **maximal tiefer Inspiration** überwiegt der Kompressionseffekt → pulmonalarterieller Druckanstieg

Kontrolle der Lungendurchblutung

- **Aufrechterhaltung eines konstanten pulmonalen Blutdruckes:**
  – vermehrte Durchblutung und Anstieg des systemischen Blutdruckes → **Vasodilatation** der Pulmonalgefäße
  Anmerkung: Diese Reaktion dient dazu, den Strömungswiderstand gering zu halten. Die Gefäße der Lunge verfügen über keine starke Gefäßmuskulatur, ein nennenswerter Bayliss-Effekt findet nicht statt.
  – Druckabfall → **Vasokonstriktion** der Pulmonalgefäße
- **Euler-Lilijestrand-Effekt:**
  – Abfall der O_2-Konzentration in einem Lungenabschnitt → lokale **Vasokonstriktion** der Gefäße → Durchblutung ↓
  – **Ziel:** Die besser belüfteten Areale der Lunge werden besser durchblutet, die Sauerstoffaufnahme kann somit optimiert werden.

! **Merke:** Der Lungenkreislauf unterscheidet sich vom Körperkreislauf durch einen **niedrigeren Druck** und durch seine Reaktion auf **O_2-Mangel:**
- Körperkreislauf → **Vasodilatation**
- Lungenkreislauf → **Euler-Lilijestrand-Effekt** mit **Vasokonstriktion**

Zerebralkreislauf

Gehirndurchblutung · Verteilung · autoregulatorische Mechanismen · PET

- Für die optimale Funktion des zentralen Nervensystems ist eine gleichmäßige Durchblutung unerlässlich.
- **Gehirndurchblutung:** ca. **750 ml/min,** 15 % des HZV. Steigerung um 50 % möglich bei starker neuronaler Aktivität (z. B. bei Prüfungen).
- **Verteilung der Durchblutung:** graue Substanz > weiße Substanz
- **autoregulatorische Mechanismen** gewährleisten die lokale Durchblutung (vermittelt über Metabolite, z. B. H^+ und Adenosin-Gehalt)
- Messung der Durchblutung und der Verteilung mit dem **Positronen-Emissions-Tomographen** (PET)

Haut

Hautdurchblutung · Regulation · Blutreservoir

- **Hautdurchblutung:** ist sehr stark abhängig von der Außentemperatur und den Kreislaufverhältnissen im übrigen Körper. Sie liegt bei etwa **150–500 ml/min.**
- **Regulation:** Die Durchblutung der Haut hängt stark von der Umgebungstemperatur ab. Das Ausmaß der Durchblutung wird peripher über die **akralen Gefäße** v.a. durch vasokonstriktorische sympathische Nerven bestimmt. In den dem Körperstamm näheren Gebieten kommt es durch Freisetzung von **Bradykinin** zu einer Vasodilatation. Bradykinin wird bei Erregung **cholinerger sympathischer Fasern**, die zu den Schweißdrüsen ziehen, ausgeschüttet.
- Das Blutvolumen in der Haut dient ebenfalls als **Blutreservoir**; es können bis zu einem Liter an den Körperkreislauf abgegeben werden (u. a. ein Grund für die Blässe im Schock).

Skelettmuskel

Muskeldurchblutung · Sauerstoffschuld · aktive Hyperämie

- **Muskeldurchblutung:** ist sehr stark vom Aktivitätszustand der Muskulatur und dem Gewicht der Muskulatur abhängig:
  – Ruhedurchblutung: ca. **1000 ml/min, 15–20 %** des **HZV**
  – bei starker Muskelarbeit bis zu 15–20 l/min

- **Besonderheiten:**
  - Bei isometrischer Belastung (z. B. Haltearbeit) ist die Durchblutung nur unzureichend, da während der Kontraktion die Durchblutung gedrosselt ist → Der Muskel geht eine Sauerstoffschuld ein.
  - Im Anschluss an die Kontraktion kommt es zu einer **reaktiven Hyperämie**, d. h. der Muskel wird stärker durchblutet, um die Sauerstoffschuld wieder auszugleichen.

Splanchnikusgebiet

Definition · Leber · Besonderheiten · Blutreservoir

- **Definition:** Die Gefäße des Splanchnikusgebiets werden gemeinsam durch die **sympathischen N. splanchnici** innerviert. Dazu gehören die Gefäße von Pankreas, Milz, Leber und das Gefäßgebiet des Mesenteriums.
- **Leber:**
  - Durchblutung: **25 %** des **HZV** (am stärksten durchblutetes Organ im Splanchnikusgebiet)
  - Der **O_2-Bedarf** wird zu 40 % aus der A. hepatica, zu **60 %** aus Strombahn der **V. portae** gedeckt.
- **Besonderheiten:**
  - Bei starker körperlicher Arbeit kann die Durchblutung stark gedrosselt werden. Das Blutvolumen wird dann zugunsten der Muskulatur umgeleitet, dadurch kann die Muskulatur besser durchblutet und mehr Arbeit geleistet werden.
  - **Blutreservoir:** bei Bedarf können bis mehrere Liter an den Körperkreislauf abgeben werden.

5.6 Fetaler und plazentarer Kreislauf

Über die Plazenta ernährt der mütterliche Kreislauf mittels Diffusion das Kind. Es stellt dem Fetus O_2 und Nahrungsmittel zur Verfügung und transportiert CO_2 und Abfallprodukte ab.

Plazentakreislauf

Anatomie · Bohr-Effekt · fetales Hämoglobin · fetale Hb-Konzentration

Anatomie

Der Plazentakreislauf besteht aus der Plazenta, ihrem Kapillarsystem und den **Nabelgefäßen**, die in der Nabelschnur verlaufen und die Verbindung zwischen Fetus und Plazenta darstellen:

- **Umbilikalvene:** führt O_2 und Nährstoffe zum Fetus (meist nur 1 Vene).
- **2 Umbilikalarterien:** führt CO_2 und Abbauprodukte vom Fetus zur Plazenta, dort diffundiert das Blut in das mütterliche Venensystem und wird entsorgt.

Besonderheiten

Der kindliche Organismus nimmt über die Plazenta Atemgase auf. Der Austausch der Gase wird durch einige Besonderheiten des **kindlichen Hämoglobins** und durch den **Bohr-Effekt** erleichtert:

- **Bohr-Effekt:** Bei niedrigem CO_2-Partialdruck im Blut erhöht sich die O_2-Bindungskapazität des Hämoglobin → erleichterte O_2-Aufnahme des Fetus, da das CO_2 mit dem Blut der Mutter schnell abtransportiert wird und der pCO_2 niedrig ist.
- **Fetales Hämoglobin (HbF):** ermöglicht durch eine **höhere Sauerstoffaffinität** (als das mütterliche Hb) eine 30 % höhere O_2-Transportrate
- **Fetale Hb-Konzentration:** um 50 % höher als beim Erwachsenen

fetaler Kreislauf

Aufbau · Ductus venosus · Foramen ovale · Ductus arteriosus

Aufbau

- Über die **V. umbilicalis** erreicht das sauerstoff- und nährstoffreiche Blut von Plazenta den Fetus.
- Die V. umbilicalis geht über den **Ductus venosus** direkt in die **V. cava inferior** des Fetus. Da in der V. cava inferior des Kindes auch noch sauerstoffarmes Blut aus den unteren Extremitäten des Kindes enthalten ist, mischt sich das sauerstoffreiche mit dem sauerstoffarmen Blut.
- Das Mischblut erreicht den **rechten Vorhof**, fließt aber im Gegensatz zum Erwachsenen direkt durch das offene **Foramen ovale** (Kurzschluss zw. rechtem und linkem Vorhof) in den linken Vorhof.
- Über den linken Vorhof und die **linke Kammer** erreicht das Mischblut unter Umgehung des Leberkreislaufes und des kleinen Kreislaufes den **Körperkreislauf**.
- Das sauerstoffarme Blut aus **V. cava superior** wird dem Kreislauf über den rechten Ventrikel und dem **Ductus arteriosus** (= Kurzschluss zwischen Aortenbogen und rechtem Venrtikel) zugeführt. Er mündet hinter den Abgängen der Karotiden in die Aorta, so dass möglichst viel sauerstoffreiches Blut in den Zerebralkreislauf gelangt.
- Aus der Aorta gehen die **zwei Aa. iliacae** hervor, von diesen wiederum die **zwei Aa. umbilicales**, die zur Plazenta führen. Dort wird ein Teil des Mischblutes weiter aufoxygeniert und wieder über die V. cava dem Kreislauf zugeführt.

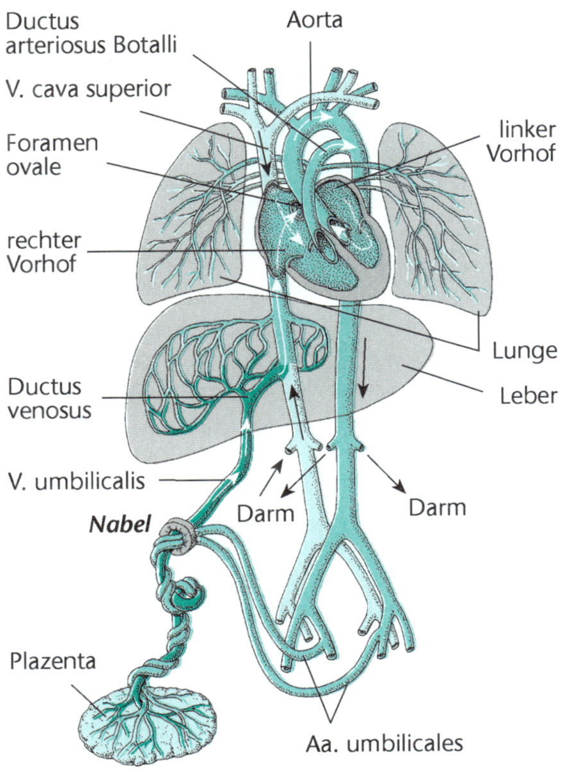

Abb. 5.6: Übersicht über den fetalen Kreis [4]

! **Merke:** 3 Kurzschlüsse im fetalen Kreislauf:
- **Ductus venosus (Arantii):** zwischen V. umbilicalis und V. cava inferior zur Umgehung des Leberkreislaufes.
- **Foramen ovale:** zwischen rechtem und linkem Vorhof zur Umgehung des Lungenkreislaufes.
- **Ductus arteriosus (Botalli):** zwischen rechtem Ventrikel und Aortenbogen zur Umgehung des Lungenkreislaufes.

! Die Lunge des Fetus wird nur spärlich durchblutet, da kein Gasaustausch stattfindet.

postpartale Umstellungen

Änderung der Druckverhältnisse im Kreislauf · Lunge durchblutet und belüftet · Ductus venosus · Kontraktion der Gefäßwandmuskulatur

Nach der Geburt ändern sich die **Druckverhältnisse im kindlichen Kreislauf** entscheidend, da die **Lunge belüftet** wird, dadurch auch **durchblutet** wird und den Sauerstoffbedarf des Kindes ohne die Hilfe der Plazenta selbst decken muss.
- **Ductus venosus:** Verschluss innerhalb der ersten Stunden nach der Geburt durch eine Kontraktion seiner Gefäßwandmuskulatur → Anstieg der Leberdurchblutung
- **Ductus arteriosus:** Belüftung der Lunge → Anstieges des pO_2 im Blut → Verschluss durch die Kontraktion der Gefäßwandmuskulatur

In der Schwangerschaft ist die **Gabe von Acetysalicylsäure** (Aspirin) kontraindiziert, da sich dadurch der Ductus arteriosus verschließen kann und damit der fetale Kreislauf schwer beeinträchtigt wäre.
Bleibt nach der Geburt der Ductus arteriosus offen, führt dies zu einer erheblichen Volumenbelastung des linken Ventrikels **(Rechts-Links-Shunt).** Therapieversuch mit Aspirin, sonst ggf. Herzoperation.

- **Foramen ovale:** Das Foramen ovale verschließt durch eine **Veränderung des intrakardialen Druckes.**
  - Abnahme des Drucks im rechten Vorhof durch die Durchblutung der Lunge
  - Zunahme des Drucks im linken Vorhof

→ Eine **Klappe** legt sich von der Seite des linken Ventrikels vor das Foramen und verschließt es.

Bleibt das Foramen ovale offen → Druckbelastung des rechten Herzens **(Atrium-Septum-Defekt ASD).** Ist der Fehler ausgeprägt, muss er schnell behoben werden.

6 Atmungsorgane

6.1 Grundlagen der Atmung

physikalische Grundlagen

ideales Gasgesetz · Volumenmessbedingungen · Partialdruck · Fraktion · Wasserdampf · Zusammensetzung der atmosphärischen Luft

ideales Gasgesetz

Das **Volumen** (V) eines Gases ist abhängig von der **Molzahl** (n) des Gases, vom **Druck** (p) und der **Umgebungstemperatur** (T).

$$V = \frac{n \cdot T}{p} \cdot R$$

R = allgemeine Gaskonstante

Volumenmessbedingungen

Standardbedingungen für Volumenmessungen:

- **BTPS** (**B**ody **T**emperature, **P**ressure, **S**aturated):
  physiologische Zustände innerhalb der Lunge, T = 310 K (37 °C), aktueller atmosphärischer Druck (abzulesen an einem Barometer) und 47 mmHg Wasserdampfdruck (100 % Sättigung)
- **STPD** (**S**tandard **T**emperature, **P**ressure, **D**ry):
  physikalische Normbedingungen, T = 273 K (0 °C), 760 mmHg atmosphärischer Druck und 0 mmHg Wasserdampfdruck
- **ATPS** (**A**mbient **T**emperature, **P**ressure, **S**aturated):
  Bedingungen der Spirometrie = BTPS-Bedingungen bei Umgebungstemperatur

Partialdruck

= Teildruck eines Gases in einem Gasgemisch (**Dalton** s. unten)

Fraktion

= Anteil eines bestimmten Gases am Gasgemisch

Wasserdampf

- Wasserdampf ist **Wasser in der Gasphase**.
- Im Körper unterliegt der **Partialdruck an Wasserdampf** dem **Sättigungsdruck**. Der ist von der Temperatur abhängig. Der Sättigungsdruck **bei 37 °C beträgt 47 mmHg (6,3 kPa)**.
- In den **Alveolen ist die Atemluft mit Wasserdampf gesättigt**, bei einer Körpertemperatur von 37 °C kann man also davon ausgehen, dass der Partialdruck etwa 47 mmHg beträgt.

Zusammensetzung der atmosphärischen Luft

Gasgemisch aus vielen verschiedenen Gasen:

- **Sauerstoff:** 21 % → Partialdruck von 19,6 kPa
- **Stickstoff:** 78 % → Partialdruck von 74,1 kPa
- **Kohlendioxid:** 0,03 % → Partialdruck von ca. 0 kPa
- **Edelgase und andere Gase:** ca. 1 %

(Partialdrücke bei 37 °C Körpertemperatur und 100 kPa Barometerdruck.)

Atemzyklus

Regulation · Inspiration · Exspiration

Atemmuskeln

Die wichtigsten Muskeln sind:

- **Diaphragma** (Zwerchfell): Bei Kontraktion schiebt sich die Kuppel des Zwerchfells in Richtung Abdomen → Ausdehnung der Lunge nach unten → passive Füllung der Lungen
- **Äußere und innere Interkostalmuskultur:**
  - Kontraktion der **äußeren** Interkostalmuskeln → knöcherner Thorax hebt sich → Lungen dehnen sich aus → passive Füllung
  - Kontraktion der **inneren** Interkostalmuskulatur → Rippen werden aneinander gezogen → Thorax verkleinert sich → Ausatmung

Bei **schwerer Atemnot** werden auch die **Atemhilfsmuskeln** eingesetzt. Dazu gehören u. a. die Mm. sternocleidomastoidei, Mm. pectorales, Mm. serrati, die zur Hebung des knöchernen Thorax beitragen.

Inspiration

Einatmung durch **Kontraktion** der Atemmuskulatur
→ Ausdehnung des knöchernen Thorax und passive Dehnung der Lunge
→ Druckgradient, der zum Einstrom von Luft in die Lungen führt

Exspiration

Ausatmung durch **Entspannung** der Atemmuskulatur
→ Verkleinerung des intrathorakalen Volumen
→ Druckgradient, der Luft aus den Lungen drückt

6.2 Atemmechanik

Atem- und Lungenvolumina

Atemvolumen · Lungenvolumen · statische Atemgrößen · dynamische Atemgrößen · Bestimmung

Atemvolumen = Gasvolumen, das ein- oder ausgeatmet wird.
Lungenvolumen = Gasvolumen, das sich in der Lunge befindet.
Man unterscheidet zwischen statischen und dynamischen Atemgrößen:

statische Atemgrößen	dynamische Atemgrößen
• Atemzugvolumen • Inspiratorisches Reservevolumen • Exspiratorisches Reservevolumen • Residualvolumen • Vitalkapazität (VK) • Totalkapazität (TK) • Funktionelle Residualkapazität	• Ein-Sekunden-Kapazität (Tiffenau-Test) • Forcierte Vitalkapazität FVK (= Atemstoß) • Atemgrenzwert

Tab. 6.1: Statische und dynamische Atemgrößen

Dynamische Atemgrößen beschreiben hauptsächlich den Widerstand der Atemwege, indem die Geschwindigkeiten der Luftbewegungen als Dimension der Zeit aufgetragen werden.

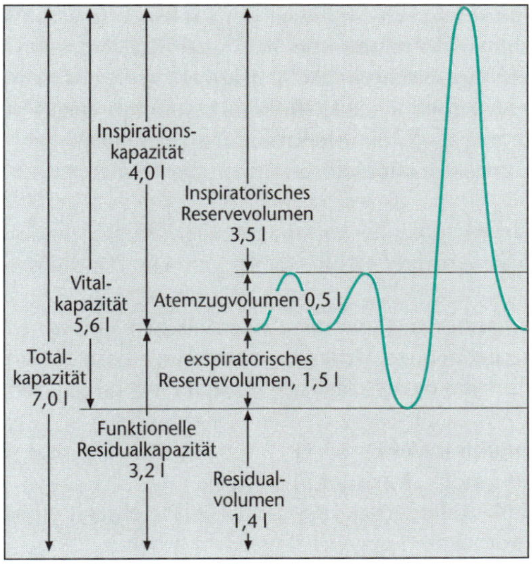

Abb. 6.1: Spirogramm mit Angabe einiger statischer Atemgrößen [2]

Atemgrößen

- **Atemzugvolumen:** Luftvolumen, das bei einem Atemzug eingeatmet wird; ca. **0,5** l in Ruhe.
- **Inspiratorisches Reservevolumen (IRV):** Bei maximaler Inspiration können zusätzlich ca. **3–3,5** l eingeatmet werden.
- **Exspiratorisches Reservevolumen (ERV):** Bei maximaler Exspiration können zusätzlich **1,5–1,8** l ausgeatmet werden.
- **Residualvolumen (RV):** Volumen, das nach maximaler Exspiration in den Lungen verbleibt, ca. **1,5–2** l.
- **Vitalkapazität (VK):** Maß für die Ausdehnungsfähigkeit von Lunge und Thorax = Atemzugvolumen + IRV + ERV, ca. **5,5** l (bei Frauen 25 % weniger, im Alter abnehmend)
- **Totalkapazität (TK):** Gesamtvolumen der Lunge = VK + RV (ca. 7 l)
- **Funktionelle Residualkapazität:** Volumen, das nach einer normalen Exspiration in der Lunge verbleibt = ERV + RV, ca. **3,2** l
- **Ein-Sekunden-Kapazität (Tiffenau-Test):** Volumen, das in einer Sekunde maximal ausgeatmet werden kann. Beim Gesunden ca. 80 % der Vitalkapazität.
- **Forcierte Vitalkapazität FVK** (= Atemstoß): maximale Atemexspirationsstromstärke, die von einer maximalen Inspirationsstellung aus erreicht werden kann.
- **Atemgrenzwert:** maximales Atemzeitvolumen, das durch willkürliche Atmung erreicht werden kann: Ein Proband hyperventiliert 10 sec lang, dabei wird die Ventilation gemessen und auf einen Einminutenwert hochgerechnet.

Bestimmung

- **Spirometrie:** Der Patient ist über einen Schlauch mit einem geschlossenen Luftraum verbunden. Bei Änderungen des Volumens in der Ein- und Ausatemphase registriert ein Schreiber die Volumenänderungen im geschlossenen Luftraum.
- **Pneumotachygraphie:** In einem offenen System werden die *Atemstromstärken* gemessen. Aus diesen lassen sich anschließend die Atemvolumina errechnen. Im Mundstück eines offenen Schlauchsystems ist ein Strömungswiderstand eingebaut. Es werden die Atemdrücke vor und hinter dem Strömungswiderstand gemessen.

- **Helium-Einwasch-Methode:** Der Proband atmet ein Helium-Luft-Gemisch mit bekanntem Volumen und bekannter Konzentration aus einem geschlossenen System ein. Nach einiger Zeit atmet der Proband wieder aus und man kann die Konzentration des Heliums im exspiratorischen Volumen messen. Aus diesem Wert lassen sich die Atemvolumina berechnen.

! Bei Lungenfunktionsstörungen ist der Atemgrenzwert vermindert.

Druckverhältnisse im Thorax

Ruhedehnungskurve · intrapulmonaler Druck · intrapleuraler Druck · transthorakale Druckdifferenz · transpulmonale Druckdifferenz

Ruhedehnungskurve

Sie beschreibt den Zusammenhang zwischen **Volumen** in Lunge und Thorax und dem sie **dehnenden Druck** (= transmurale Druckdifferenz) und gibt damit Auskunft über das **passiv-elastische Verhalten** von Lunge und Thorax bei der Atmung.

Drücke in der Lunge

- **Intrapulmonaler Druck** (P_A): Innendruck der Lunge (Alveolardruck). Er ist stets höher als der Druck im Pleuraspalt.
- **Intrapleuraler Druck** (P_P): Druck im Pleuraspalt. Er ist niedriger als der Lungeninnendruck → Lunge ist stets leicht gedehnt.
  Negativer Druck (-4 bis -6 cm H_2O): durch die Eigenelastizität der Lungen, denn die elastischen Kräfte der Lungen versuchen die bei der Atmung leicht gedehnten Lungen zusammenzuziehen.
  Transthorakale Druckdifferenz: Differenz aus intrapleuralem Druck und Innendruck der Lunge
- **Transpulmonale Druckdifferenz:** Differenz aus Innendruck der Lunge und intrapleuralem Druck

Elastizität der Lunge

Ruhedehnungskurve · Compliance · Elastance der Lunge · Surfactant

Die elastischen Systeme Lunge und Thorax können mit Hilfe der **Ruhedehnungskurve** dargestellt werden. Die **Compliance** als Maß der Dehnbarkeit beschreibt die **Volumenänderung pro Druckänderung**.

Ruhedehnungskurve

- Bei jedem Atemzug wirken visköse und elastische Widerstände:
  - **Visköse Widerstände:** nur bei aktiver Atmung wirksam, z. B. Strömungswiderstand
  - **Elastische Widerstände:** aufgrund der Dehnbarkeit von Thorax und Lunge auch in Ruhe → Ermittlung der Ruhedehnungskurve
- Erfassung mittels **Spirometrie:** Um den intrapulmonalen Druck messen zu können, sollte der Proband seine Atemmuskulatur völlig entspannen → Eintatmung eines bestimmten Volumens. Dabei wird die Druckveränderung in Lunge und Thorax aufgezeichnet.
- Beschreibung der Ruhedehnungskurve
  - **Lunge und Thorax:** s-förmiger Verlauf, linearer Verlauf im Bereich der normalen Atmung
  - **Thorax:** Messung der intrapleuralen Druckwerte
  - **Lunge:** Messung der intrapulmonalen Druckwerte

Compliance

Statische Compliance (= statische Volumendehnbarkeit): Verhältnis von **Volumenänderung** zu **Druckänderung** (**$\Delta V/\Delta p$**).
Sie gibt die **Steilheit der Ruhedehnungskurve** wieder und kann, wie auch die Ruhedehnungskurve, für alle beteiligten Komponenten der Atmung ermittelt werden.

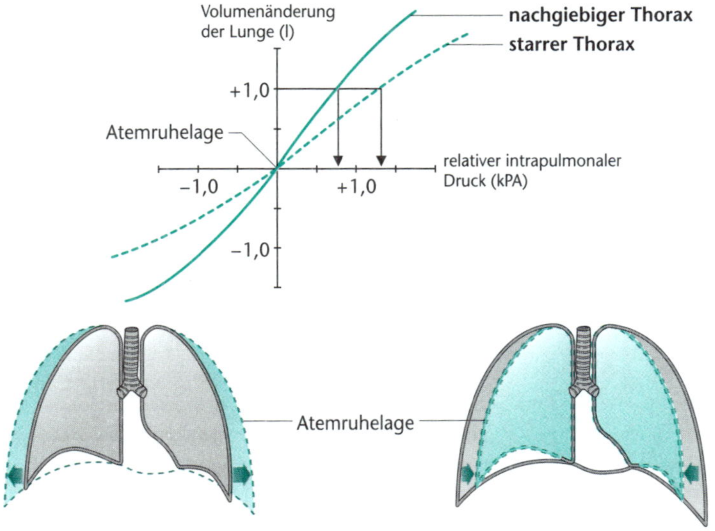

Abb. 6.2: Ruhedehnungskurve von Lunge und Thorax [3]

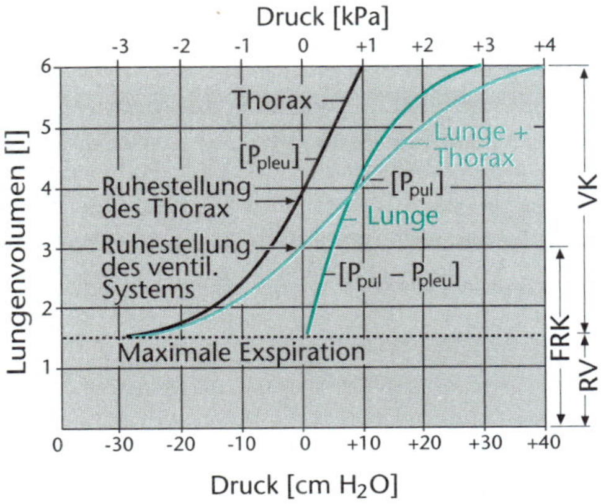

Abb. 6.3: Ruhedehnungskurven von Thorax und Lunge gemeinsam (in der Mitte) sowie von Thorax (rechts) und Lunge (links) alleine [1]

- Compliance von Lunge und Thorax:

$$C_{Pul+Th} = \frac{\Delta V}{\Delta P_{intrapul}}$$

[Normwert: 1 Liter/kPa]

- Compliance von Lunge allein:

$$C_{Pul} = \frac{\Delta V}{\Delta(P_{intrapul} - P_{pleu})}$$

[Normwert: 2 Liter/kPa]

- Compliace von Thorax allein:

$$C_{Th} = \frac{\Delta V}{\Delta P_{pleu}}$$

[Normwert: 2 Liter/kPa]

Elastance der Lunge

Kehrwert der Compliance:

$$\frac{1}{C_{Pul+Th}} = \frac{1}{C_{Pul}} + \frac{1}{C_{Th}}$$

Surfactant

- Der Surfactant ist ein von **Aleolarepithelzellen Typ II** gebildeter lipidartiger Flüssigkeitsfilm, der die **Oberflächenspannung** in der Flüssigkeitsgrenzschicht zwischen Alveolen und Luft herabsetzt.
  Oberflächenspannung: Wassermoleküle an Grenzflächen von Wasser und Luft haben die Eigenschaft, dass sie besonders starke Anziehungkräfte aufeinander ausüben (z. B.: Man kann ein Glas mit Wasser höher als den Rand füllen, es bildet sich dann ein „Wasserkegel" aus.).
- Die Alveolen sind von einer dünnen Wasserschicht überzogen, die ohne Surfactant kontrahieren würde. Dadurch wirkt der Surfactant dem **Kollaps der Alveolen** entgegen.

Bei früh geborenen Säuglingen kann der Surfactant noch fehlen. Die Lungen dieser Kinder entfalten sich dann nicht richtig und müssen beatmet werden.

Atemarbeit

Atemfrequenz (AF) · Atemzugvolumen (AZV) · Atemminutenvolumen (AMV) · alveoläre Ventilation · Totraumventilation · respiratorischer Quotient (RQ)

- **Atemfrequenz** (AF): Atemzüge pro Minute. Normwert: ca. 12–18/min
- **Atemzugvolumen** (AZV): Luftvolumen, das bei einem Atemzug eingeatmet wird. Beim gesunden Erwachsenen ca. 0,5–0,8 l
- **Atemminutenvolumen** (AMV) = AF × AZV.
  Normwert: ca. 7,5 l/min
- **Alveoläre Ventilation** = AMV – Totraumventilation [l/min] (Anteil des AMV, der sich mit der Alveolarluft in der Lunge mischt)
  Normwert ca. 60–75 % des AMV
- **Totraumventilation** = Totraumvolumen (ca. 150 ml) × AF (Teil des Atemtraktes, der nicht am Gasaustausch teilnimmt)
  Normwert: ca. 25–40 % des AMV
- **Respiratorischer Quotient (RQ)** = Verhältnis von abgegebenem CO_2 zu neu aufgenommenem O_2
  Normwert: 0,8 unter normalen Bedingungen

Obstruktive Atemstörungen:
- Ursachen: Verengung der Atemwege, z. B. durch Schleimablagerungen bei eitriger Bronchitis, bei zu enger Stimmritze oder Schwellung der Glottisschleimhaut.
- Luft strömt bei Inspiration in die Atemwege ein, kann aber bei Exspiration durch das Hindernis in den Atemwegen nicht mehr hinaus. Der Tiffenau-Test ist abgeschwächt ($< 80\%$).

Restriktive Atemstörungen:
- Ursachen: Verminderung der Gasaustauschfläche der Lunge, z. B. durch Lungenembolie (Belüftung intakt, Durchblutung unterbrochen → verminderte Gasaustauschfläche), Verschluss eines Bronchus, Atelektase, Lungenemphysem etc.

6.5 Gasaustausch in der Lunge

Man unterscheidet beim Gasaustausch 3 Teilprozesse:
- **Ventilation:** Belüftung der Lungen
- **Diffusion:** von O_2 und CO_2 durch die Alveolarwand
- **Perfusion:** Durchblutung der Lunge

Ventilation

Belüftung der Lunge · V_T · Totraum · Ventilationskoeffizient · Partialdrücke im Atemtrakt

Definition

Ventilation = **Belüftung der Lungen** bei einem Atemzug.
Das Ausmaß der Ventilation wird durch **Anzahl** und **Tiefe der Atemzüge V_T** bestimmt.
Nicht das gesamte Atemzugvolumen erreicht die Alveolen zum Gasaustausch:
- **Alveolarvolumen** (V_A): Teil des Atemzugvolumens, der am Gasaustausch beteiligt ist (ca. 350 ml)
- **Totraumvolumen** (V_D): Teil des Atemzugvolumens, der nicht am alveolären Gasaustausch teilnimmt (ca. 150 ml)
- **Atemzugvolumen V_T** = $V_A + V_D$ (ca. 500 ml)

Totraum

- **Anatomischer Totraum**
  - **Größe:** ca. **150 ml** (ca. 5 % des Gasvolumens im Atemtrakt)
  - **Bestandteile:** Nase, Mund, Pharynx, Larynx, Trachea, Bronchien und Bronchiolen (oberen Atemtrakt ohne Gasaustausch)
  - **Funktionen:** Das Atemgas wird gereinigt, angewärmt und befeuchtet.
- **Funktioneller Totraum**
  - Pathologischer Totraum, der dadurch entsteht, dass durch Erkrankungen größere, nicht belüftete Areale entstehen (z. B. Atelektasen).
  - **Berechnung:** Addition von nicht belüfteten Arealen und dem anatomischen Totraum

Ventilationskoeffizient

Anteil an Frischgas in der Lunge (ca. **10%** des Lungenvolumens): **V_A** (350 ml) mischt sich mit dem in der Lunge bereits vorhandenen Gasvolumen (= **funktionelle Residualkapazität**, ca. 3000 ml)

	O_2	CO_2
Inspirationsluft	20%	0,03%
intrapulmonal	14%	5,5%

Tab. 6.2: Übersicht über die Inspirations- und intrapulmonalen Gasverhältnisse.

Partialdrücke im Atemtrakt

Entscheidend für die Diffusion der Atemgase ist der **Partialdruck** eines Gases. Die Berechnung des Partialdruckes erfolgt über das **Gesetz von Dalton**.

- Gesetz von Dalton

Die Summe aller Partialdrücke in einem Gasgemisch sind gleich dem Gesamtgasdruck.
Berechnung eines **Partialdruckes P_{Gas}:**

$$P_{Gas} = F_{Gas} \cdot P_{atm}$$

P_{atm} = atmosphärischer Druck
F_{Gas} = Konzentration des Gases im Gasgemisch
Da die Lungen mit Wasserdampf gesättigt sind, muss der P_{Dampf} berücksichtigt werden:

$$P_{Gas} = F_{Gas} \cdot (P_{atm} - P_{Dampf})$$

P_{Dampf} = Druckanteil des Wasserdampfes = 47 mmHg

- O_2-Partialdruck im Alveolarbereich

pO_2 (P_{AO2}) = ca. **100 mmHg** (13,3 kPa). Die Höhe ist abhängig von folgenden Faktoren:
- Höhe des O_2-Partialdrucks bei der Inspiration: kann z. B. durch Gabe von O_2 mittels Nasensonde erhöht werden
- Höhe des O_2-Abtransportes
- Höhe der alveolären Ventilation: Erhöhung durch schnelle Atmung

- CO_2-Partialdruck im Alveolarbereich

pCO_2 (P_{ACO2}) = ca. **40 mmHg** (5,33 kPa). Die Höhe ist abhängig von folgenden Faktoren:
- Höhe der CO_2-Produktion durch den Körper
- Ventilation der Alveolen: je mehr Ventilation, desto geringer der pCO_2 und umgekehrt.

Diffusion

Partialdruckdifferenzen · Fick-Diffusionsgesetz

Aufgrund von **Partialdruckdifferenzen der Atemgase** zwischen dem Blut der A. pulmonalis (pO_2 von 40 mmHg, pCO_2 von 46 mmHg) und den Alveolen (pO_2 von 100 mmHg, pCO_2 von 40 mmHg) kommt es zum Gasaustausch in den **Alveolen** der Lunge.

Fick-Diffusionsgesetz

Damit können die Gesetzmäßigkeiten der Diffusion über eine Membran beschrieben werden (↗ Kap. 1):

$$M = K \cdot \frac{F}{d} \cdot \Delta P$$

M = Diffusionsstrom
K = Krogh-Diffusionskoeffizient
F = Fläche, auf der ein Ausstasch stattfindet
d = Schichtdicke
ΔP = Partialdruckdifferenz

- Der **Diffusionskoeffizient K** hängt von vom Diffusionsmedium und von der Art der diffundierenden Teilchen ab. Für CO_2 ist er ca. 20-mal höher als für O_2 → CO_2 diffundiert leichter.
- CO_2 löst sich besser im Körper als das O_2, deshalb müssen auch die Partialdrücke nicht so hoch sein.

Perfusion

Ventilations-Perfusions-Verhältnis

Ventilations-Perfusions-Verhältnis

Lungenkreislauf (↗ Kap. 5.5)

$$\textit{Ventilations-Perfusions-Verhältnis} = \frac{V_A}{Q}$$

V_A = alveläre Ventilation
Q = Lungenperfusion

- Atemminutenvolumen = 6 l und Lungenperfusion = 6 l/min → Ventilations-Perfusions-Verhältnis = 1 (optimaler Gasaustausch)
- Da die Lungen jedoch nicht an allen Stellen gleich gut belüftet sind, entstehen Abweichungen vom Wert 1:
  - **Lungenspitze:** niedrigere Durchblutung wegen der hydrostatischen Blutdruckdifferenz zwischen apikalen und basalen Anteilen → Wert unter 1
  - **Lungenbasis:** besser durchblutet → Wert bis 3
  - Überperfusion der Lungenbasis (kann nicht über Gefäßregulation ausgeglichen werden) → alveolärer pO_2 sinkt durch Abtransport → hypoxische Vasokonstriktion der Lungengefäße → Perfusion sinkt

6.6 Atemgastransport im Blut

Im Blut werden O_2 und CO_2 zu den Zellen bzw. von den Zellen weg transportiert. Dazu sind verschiedene Mechanismen nötig, die eine gleichmäßige Verteilung und eine ausreichende Versorgung der Atemgase sicherstellen.

Sauerstofftransport

Hämoglobin · Oxyhämoglobin · Myoglobin · Hüfner-Zahl · O_2-Verteilung im Blut · Partialdruck · Sauerstoffbindungskurve von Hämoglobin · Rechtsverschiebung · Linksverschiebung · Bohr-Effekt · Sauerstoffbindungskurve von Myoglobin

Hämoglobin

O_2-Transport im Blut:
- 1–1,5 % physikalisch gelöst
- 98,5–99 % Bindung an **Hämoglobin** (↗ Kap. 2.3.1)
  - 1 Molekül Hämoglobin kann 4 Moleküle O_2 binden.

- **Oxyhämoglobin:** das mit O_2 besetzte Hämoglobin
- Hämoglobin dient als **Transport**- und **Speichermedium** für O_2
- **Myoglobin:** weiterer Speicher für O_2 im Muskel

Hüfner-Zahl

Die Hüfner-Zahl gibt Auskunft darüber, wie viel Sauerstoff 1 g Hb transportieren kann.

- 1 Molekül Hb kann 4 Moleküle O_2 binden → 1 g Hb kann 1,39 ml O_2 binden.
- Im Körper sind nicht alle Hb-Moleküle in der Lage O_2 zu binden → **1 g Hb** kann nur ca. **1,34 ml O_2** (= Hüfner-Zahl) binden
- **O_2-Verteilung im Blut:** 150 g/l Hb im Blut → ca. **200 ml O_2** sind an Hb pro l Blut an Hb gebunden (2–3 ml O_2 sind physikalisch gelöst)

Partialdruck

Der Anteil der O_2-Moleküle, die an Hämoglobin gebunden sind, ist stark abhängig vom Partialdruck: Je **höher** der **Partialdruck**, desto **höher** der Anteil des **physikalisch gelösten O_2** und desto mehr Moleküle stehen zum Transport zur Verfügung.

> Durch Sauerstoffgabe mittels Maske oder Nasensonde kann der Partialdruck in der Lunge erhöht werden → bessere Sauerstoffsättigung im Blut.

Transport im Blut

- O_2 diffundiert durch die Alveolarmembran und das Blutplasma (geringe O_2-Löslichkeit) → Aufnahme in die Erythrozyten (hohe O_2-Löslichkeit) → Bindung am **2-wertigen Eisen (Fe^{2+})** der Hämgruppe des Hämoglobin
- Sind alle Hb-Moleküle mit O_2-Molekülen besetzt (voll gesättigtes Blut), ergibt sich in der V. pulmonalis eine **O_2-Sättigung** von **72 %.**
- Der an Hb gebundene O_2 wird in die **Peripherie** transportiert: O_2-Gehalt in der Perpherie → ca. 20 mg/dl (20 %)

Sauerstoffbindungskurve von Hämoglobin

Mit Hilfe der Kurve kann man die **Transportbedingungen für O_2** erkennen: **S-förmiger Verlauf** → erst flacher Anstieg, dann schneller Anstieg im mittleren Bereich der Kurve

Verlauf der Sauerstoffbindungskurve:

- **S-förmiger Verlauf** durch die unterschiedliche Affinität der 4 Häm-Gruppen des Hb. Bindet O_2 an das 1. Häm, erhöht sich die Affinität des 2. Häm etc.
- **Flacher Verlauf** im Bereich des **alveolären pO_2** (ca. 100 mmHg) → damit ist auch bei einem Abfall des alveolären pO_2 eine hohe arterielle Sättigung mit O_2 gewährleistet.

  Anmerkung: Würde der pO_2 in den Alveolen von 100 mmHg auf z. B. 80 mmHg fallen, also um 1/5, würde die Sättigung nicht von 100 % auf 80 % fallen, sondern sich halten.
- **Steiler Verlauf** im Bereich des Kapillarsystems (pO_2 niedriger) → Hb gibt O_2 wieder leichter ab.

Affinität von Sauerstoff und Hämoglobin

Verschiedene **Faktoren** können die Affinität von Sauerstoff und Hämoglobin verändern. In der Sauerstoffbindungskurve zeigt sich eine Affinitätsänderung durch eine Verschiebung der Kurve. Dabei ändert sich der s-förmige Verlauf der Kurve in der Regel nicht.

– Rechtsverschiebung

Verschiebung entlang der X-Achse nach rechts → **Affinitätsabnahme von O_2 und Hb** → es müssen höhere Partialdrücke herrschen, um die gleiche Sättigung zu erreichen, **O_2** wird **leichter abgegeben**. Sie tritt auf bei:

- erhöhter **Temperatur**
- erhöhtem **pCO_2**
- **Azidose** (H^+ ↑, pH ↓)

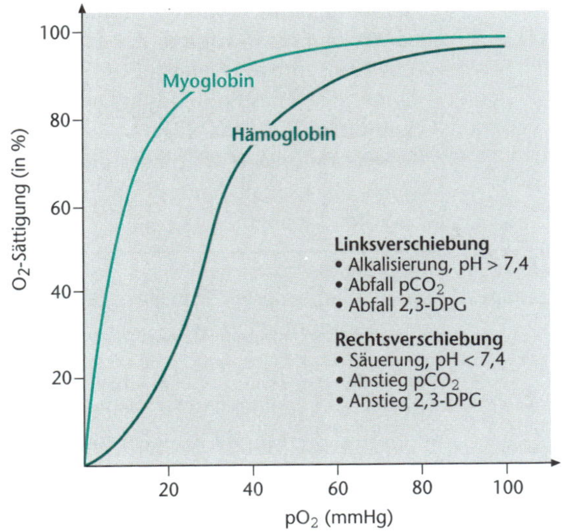

Abb. 6.4: Sauerstoffbindungskurve von Hämoglobin und Myoglobin im Vergleich [2]

- erhöhter **2,3-Biphosphoglycerol**-(2,3-BPG-)Spiegel im Blut. 2,3-BPG wird von den Erythrozyten bei Hyopoxie gebildet und soll die O_2-Abgabe ans Gewebe erleichtern.

- Linksverschiebung

Verschiebung entlang der X-Achse nach links → **Affinitätszunahme von O_2 und Hb** → es müssen niedrigere Partialdrücke herrschen, um die gleiche Sättigung zu erreichen, **O_2** wird **schwerer abgegeben**. Sie tritt auf bei:
- erniedrigter **Temperatur**
- erniedrigtem **pCO_2**
- **Alkalose** (H^+ ↓, pH ↑)
- erniedrigter **2,3-Biphosphoglycerol**-(2,3-BPG-)Spiegel im Blut

- Bohr-Effekt

Einfluss von pCO_2 und pH-Wert auf die Sauerstoffbindungskurve (s. o.). Sinn des Bohr-Effektes:
- **In der Lunge:** hoher pH-Wert (→ wenig H^+) und niedriger pCO_2 durch Diffusion → Linksverschiebung der Bindungskurve → leichtere O_2-Aufnahme durch Hb → höhere Sättigung des Hb mit O_2
- **Im peripheren Gewebe:** niedriger pH-Wert (viel H^+ und Lactat durch Stoffwechsel) und hoher pCO_2 (stoffwechselbedingt) → Rechtsverschiebung der Bindungskurve → leichtere O_2-Abgabe → bessere Oxygenierung des Gewebes

Myoglobin

Myoglobin ist der **Sauerstoffträger** im **Muskelgewebe**. Es handelt sich um ein Protein aus einer Polypeptidkette mit 153 Aminosäuren und **einem** Molekül **Häm** (⇔ Hb mit 4 Häm) → Myoglobin kann nur 1 Molekül O_2 binden

- Sauerstoffbindungskurve von Myoglobin

- **Hyperbelförmiger Verlauf:** Mit zunehmender Sättigung des Myoglobins sinkt die O_2-Affinität des Myoglobins.
- Bei einem niedrigen pO_2, z. B. 20 mmHg, ist das Myoglobin noch zu 80 % mit O_2 beladen → idealer O_2-Speicher

Methämoglobin: Kommt es infolge einer Oxidation der Hämgruppe zu einer Änderung der Wertigkeit des Eisens im Häm, steht das Eisen nicht mehr zum Transport von Sauerstoff zu Verfügung. Ein Hämoglobin mit dreiwertigem Eisen, ohne Sauerstoffbindung, nennt man **Methämoglobin**. Ausgelöst werden kann dies z. B. durch **Nitrate**.
Kohlenmonoxid (CO) bindet um den Faktor 20 leichter an Hämoglobin als Sauerstoff. Deshalb kann es im Rahmen einer Kohlenmonoxidexposition zum Ersticken kommen.

Kohlendioxidtransport

physikalisch gelöster Transport · chemisch gebundener Transport · Bindung an Eiweißkomponenten · CO_2-Bindungskurve

Kohlendiooxid (CO_2) entsteht in den Zellen bei Abbau von Substraten, z. B. Glucose. Es wird von den Zellen der Peripherie über das Blut zu den Lungen transportiert, diffundiert in die Alveolen und kann abgeatmet werden. Dem Blut stehen 3 Transportformen zur Verfügung.

physikalisch gelöster Transport

- Ca. **10 %** des CO_2 sind **physikalisch gelöst** (bei 37 °C Körpertemperatur).
- Die Menge hängt linear vom $\mathbf{pCO_2}$ des Blutes ab.

chemisch gebundener Transport

- Ca. 80 % des CO_2 sind chemisch gebunden.
- CO_2 diffundiert in die Erythrozyten und wird dort durch die Carboanhydrase mit Wasser zu H_2CO_3 hydrolisiert: $\mathbf{CO_2+H_2O \Leftrightarrow H_2CO_3}$
- H_2CO_3 dissoziiert zu Bicarbonat und 1 Proton: $\mathbf{H_2CO_3 \Leftrightarrow H^+ + HCO_3^-}$
  - Ein Teil des $\mathbf{HCO_3^-}$ verlässt den Erythrozyten im Austausch gegen Cl^--Ionen (**Hamburger-Shift**) → HCO_3^- wird im Blut gelöst.
  - Die Protonen ($\mathbf{H^+}$) werden vom Hämoglobin abgepuffert.

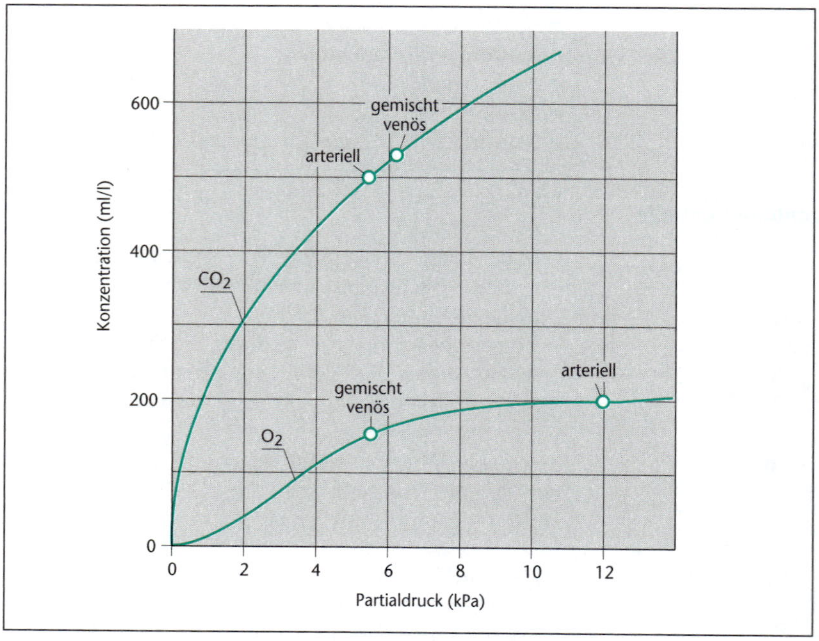

Abb. 6.5: Bindungskurven von CO_2 bei oxygeniertem und desoxygenierten Blut [2]

Bindung an Eiweißkomponenten

- Ca. 10 % des CO_2 binden an Eiweißkomponenten des Hämoglobins.
- **Hb-NH_2 + CO_2 ⇔ Hb—NH-COO^- + H^+**

CO_2-Bindungskurve

- Die CO_2-Konzentration wird gegen den pCO_2 aufgetragen.
- **Haldane-Effekt:** Deoxygeniertes Blut ist in Lage, bei gleichem pCO_2 mehr CO_2 aufzunehmen als oxygeniertes Blut. Dieser Effekt ist wichtig für den Abtransport von CO_2, da im peripheren Gewebe O_2 abgegeben wird, aber viel CO_2 vorhanden ist und somit viel CO_2 gebunden und zur Lunge transportiert werden kann.

6.7 Atmungsregulation

Die Kontrolle der Atmung erfolgt über das zentrale Nervensystem. In der Medulla oblongata wird die Atmung reguliert und an die Bedürfnisse des Körpers angepasst.

Grundbegriffe der Atmung:
- **Eupnoe:** Normale Ruheatmung
- **Apnoe:** Atemstillstand
- **Dyspnoe:** Pathologisch veränderte Atmung mit dem Gefühl der Atemnot.
- **Orthopnoe:** Starke Dyspnoe, der Patient sitzt dabei aufrecht und benutzt die Atemhilfsmuskulatur.
- **Asphyxie:** Verminderte Atmung oder Atemstillstand bei einer Schädigung der Medulla oblongata.
- **Bradypnoe:** Atemfrequenz vermindert
- **Tachypnoe:** Atemfrequenz gesteigert
- **Hypopnoe:** Atemzugvolumen erniedrigt bei normaler Atemfrequenz
- **Hyperpnoe = Polypnoe:** Atemzugvolumen erhöht bei normaler Atemfrequenz
- **Normoventilation:** Normale Atmung
- **Hypoventilation:** verminderte alveoläre Ventilation → Hyperkapnie (pCO_2↑)
- **Hyperventilation:** verstärkte alveoläre Ventilation → Hypnokapnie (pCO_2↓)

zentrale Kontrolle

Atemzentrum · Medulla oblongata · willkürliche Atemreize · Chemozeptoren · zentral · peripher · Dehnungsrezeptoren · Lunge · quer gestreifte Muskulatur · Pressozeptoren · Körpertemperatur · Hormone

Das **Atmungzentrum** in der Medulla wird über eine Vielzahl von Rezeptoren **unwillkürlich** stimuliert oder gehemmt, um eine kontinuierliche Atmung zu gewährleisten. Aber auch eine **willkürliche** Steuerung ist möglich.

Medulla oblongata

- **Lage:** im Hirnstamm (verlängertes Rückenmark)
- **inspiratorische** und **exspiratorische** Neuronengruppen
- **Atemmuskulatur:** Das Zwerchfell (größter Atemmuskel) wird über den **N. phrenicus**, die anderen Atemmuskeln werden über das zervikale Rückenmark innerviert.

willkürliche Atemreize

Über die Aktivität der Atemmuskulatur kann die Atmung willkürlich gesteuert werden. So können mit dem Atemsystem verschiedene Tätigkeiten ausgeführt werden, z. B. Tauchen, Blasinstrumente spielen.

Rezeptoren

- **Chemorezeptoren:**
  - **Zentrale Chemorezeptoren:** liegen an der ventralen Oberfläche der Medulla oblongata.
    Messparameter: arterieller pCO_2, pH-Wert, Reiz zur Steigerung der Atmung gibt ein Anstieg des pCO_2 und ein Abfall des pH
  - **periphere Chemorezeptoren:** liegen peripher, z. B. im Glomum aorticum und den Glomerula carotica.
    Messparameter: arterieller pO_2, arterieller pCO_2, pH-Wert, Reiz zur Steigerung der Atemarbeit bei pCO_2 ↑, pO_2 ↓ und pH ↓
- **Dehnungsrezeptoren in der Lunge:** Messung der Bewegungen des Thorax bei Ein- und Ausatmung (Dehnung der Lungen)
- **Dehnungsrezeptoren der quer gestreiften Muskulatur:** Messung des Arbeitszustandes der Skelettmuskulatur. Je nach Arbeit wird die Atmung angepasst.
- **Pressozeptoren:** Im Kreislaufsystem (↗ Kap. 5) gibt es eine Vielzahl von Rezeptoren, die den Blutdruck messen und ans ZNS melden. Reiz zur Steigerung der Atemarbeit: RR ↓ → Atemarbeit ↑

Atemantrieb

- **Körpertemperatur:** Messung der Körpertemperatur: stärkere Abweichung von der Normaltemperatur → Atemarbeit ↑
- **Hormone:** Sie können zu einer Veränderung der Atemarbeit führen, z. B. Adrenalin, Noradrenalin und Progesteron (Atemarbeit ↑ im Rahmen einer Schwangerschaft).
- **Weitere Atemantriebe:** pO_2 ↓, H^+ ↑, CO_2 ↑

> **Atmung in Höhe:** Bei einem längeren Aufenthalt in großer Höhe wird wegen des niedrigen Sauerstoffpartialdruckes in dieser Höhe am Anfang eine Zunahme des AZV (→ respiratorische Alkalose durch Hyperventilation), der renalen Ausscheidung von HCO_3^- und ein erniedrigter pO_2 im arteriellen Blut beobachtet. Im Laufe der Zeit passt sich der Körper diesen Umständen jedoch an. Er bildet mehr Erythrozyten, die maximale Sauerstoffbindungsaffinität des Hämoglobins ändert sich und die Alkalose wird ausgeglichen. Um diese Effekte ausnutzen zu können, trainieren viele Spitzensportler zur Vorbereitung auf Wettkämpfe im Hochgebirge.

reflektorische Kontrolle

Hering-Breuer-Reflex · Dehnungsrezeptoren der Lunge · N. vagus

Hering-Breuer-Reflex

- Die Fasern der Dehnungsrezeptoren der Lunge (Mechanozeptoren) verlaufen neben dem N. vagus zum Atemzentrum. Sie lösen dort eine **Hemmung der Inspiration** bei Lungenüberblähung aus.
- Bei jedem Atemzug wird der Hering-Breuer-Reflex aktiviert. Er soll das Atemzugvolumen und die Inspirationsdauer begrenzen.

> Pathologische Atmungsformen:
> - **Biotsche Atmung:** Periodische Atemstörung, bei der sich gleichmäßig tiefe Atemphasen mit plötzlichen Apnoephasen abwechseln. Oft nicht klar von der Cheyne-Stokes-Atmung (s. u.) zu trennen. Tritt im Rahmen von Schädigungen des ZNS auf.
> - **Cheyne-Stokes-Atmung:** Periodische Abwechslung von Apnoephasen und Atemphasen mit schwankender Tiefe. Periodendauer ca. 1–3 Minuten. Tritt im Rahmen von Hypoxie, Intoxikationen und Herz-Kreislauf-Störungen auf.
> - **Kussmaul-Atmung:** Stark vertiefte und beschleunigte Atmung. Tritt oft im Rahmen von Azidosen (Abatmung von CO_2) z. B. bei Diabetes mellitus auf.

6.8 Gewebsatmung

Sauerstoffverbrauch · Gasaustausch im Gewebe

Wichtige Parameter für die Gewebsatmung sind die **Durchblutung** der einzelnen Organe (↗ Kap. 5) und der **pO_2** in den Kapillaren.

Sauerstoffverbrauch

$$O_2\text{-}Verbrauch = [O_{2art.}] - [O_{2ven.}]$$

$O_{2art.}$ = O_2-Konzentration im arteriellen Teil des Kapillarsystems
$O_{2ven.}$ = O_2-Konzentration im venösen Teil des Kapillarsystems

- Der O_2-Verbrauch ist immer > 0, da nie der gesamte O_2 verbraucht wird.
- Durchblutung der einzelnen Organe und deren Regulation (↗ Kap. 5)
- **Spezifischer O_2-Verbrauch** = Verbrauch pro 100 g Organgewebe

Gasaustausch im Gewebe

- Der Gasaustausch erfolgt über Diffusion entlang eines Partialdruckgefälles und findet in den Kapillaren statt.
- Je nach Organ ist das Kapillarbett seinen jeweiligen Bedürfnissen angepasst (↗ Kap. 5.5).

6.9 Schutzmechanismen des Atemtraktes

Vorbereitung der Atemluft · mukoziliärer Transport · Hustenreflex · Alveolarmacrophagen · Infektabwehr der Lunge

Der Atemtrakt kann sich durch eine Vielzahl von Mechanismen vor Infektionen, Traumata oder dem Eindringen von Fremdstoffen schützen.

Vorbereitung der Atemluft

- **Grobe Reinigung** der Einatemluft in der Nase und im Rachen. Durch Haare und feuchte Schleimhäute werden bereits gröbere Verunreinigungen herausgefiltert.
- **Befeuchtung der Atemluft** in Nase und Rachen

mukoziliärer Transport

- **Flimmerepithel** der oberen Atemwege (z. B. Trachea, Bronchien und Bronchiolen) mit vielen mukösen, Schleim produzierenden Drüsen
- **Mukoziliärer Transport:** Der Schleim fängt Verunreinigungen ab und das Flimmerepithel befördert diese mit dem Schleim oralwärts → Abhusten des Schleims

Hustenreflex

Dringt ein größerer Fremdkörper in die oberen Atemwege ein, führt dies zur Auslösung des Hustenreflexes. Dabei **verschließt** sich die **Glottis** gegen eine forcierte Ausatmung, so dass sich in den Bronchien und der Trachea ein Überdruck ausbildet. Dieser Überdruck entweicht bei Öffnung der Glottis und reißt den Fremdkörper mit.

Infektabwehr der Lunge

Bronchusassoziiertes lymphatisches System:

- Lage: in den oberen Abschnitten des Atemtraktes
- Lymphozyten und Plasmazellen (IgA-Bildung)

c

Alveolarmakrophagen

- Dringen Schad- oder Fremdstoffe bis in die Alveolen vor, werden sie dort von Alveolarmakrophagen **aufgenommen** und intrazellulär über die Lysosomen **abgebaut**.
- Alveolarmakrophagen können sich zu **Histiozyten** umwandeln. Diese Zellen speichern Fremdstoffe, die primär nicht „verdaut" werden können.

7 Arbeits- und Leistungsphysiologie

7.1 Wirkung gesteigerter Muskelarbeit

Bei körperlicher Anstrengung findet in vielen Organen eine Umstellung statt, die sich an die veränderten Bedingungen anpassen.

Allgemeines

Leistung · dynamische Arbeit · statische Arbeit

- Bei körperlicher Anstrengung erbringt der Körper eine Leistung:
  - **Leistung** = **Arbeit pro Zeit**
  - Einheit: **Watt** [W]
- Man unterscheidet 2 verschiedene Typen von Arbeit:
  - **Dynamische Arbeit:** Arbeit, bei der ein Weg zurückgelegt wird (z.B. Gehen)
  - **Statische Arbeit:** z.B. Bücher vom Boden auf den Tisch zu heben.

Die Fähigkeit, Arbeit zu erbringen, hängt von einer Vielzahl von Faktoren ab, wie Gesundheitszustand, körperliche Fitness, Konstitution und Umweltfaktoren (z.B. Temperatur oder Luftfeuchtigkeit).

Herz

Herzfrequenz · Steady-state · Dauerleistungsgrenze · Ermüdungsanstieg · Erholungssumme · Schlagvolumen · Herzzeitvolumen

Herzfrequenz

- **Leichte Beanspruchung:** HF steigt nicht über **130/min**. Es stellt sich ein Plateu-Wert (Steady-state) ein, der über mehrere Stunden aufrechterhalten werden kann (**Dauerleistungsgrenze**).
- **Schwere Arbeit:** HF steigt kontinuierlich bis auf **200/min** an (**Ermüdungsanstieg**) ohne Einstellung eines Steady-state.

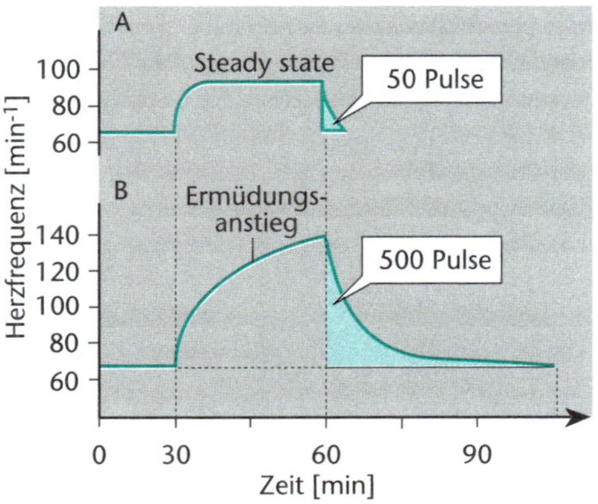

Abb. 7.1: Herzfrequenzänderungen unterhalb (A) und oberhalb (B) der Dauerleistungsgrenze. Die Erholungssumme beträgt bei A nur 50, bei B hingegen 500, obwohl die Zeit der Belastung bei beiden gleich lang war. [1]

- Der HF-Anstieg ist von **vielen Faktoren abhängig**, wie z.B. Alter, Geschlecht, Größe, Gewicht und Art der Belastung.
- **Erholungssumme:** Anzahl der Herzschläge bis zum Erreichen der Ruhefrequenz. Je nach Art der Arbeit und Belastung dauert die Erholungszeit verschieden lang (unterhalb der Dauerleistungsgrenze relativ schnell erreicht).

Schlagvolumen

Zunahme des Schlagvolumens von **60–70 ml** bis zu **80–150 ml**, bei einem Spitzensportler sogar bis zu 170 ml.

Herzzeitvolumen

Anstieg des HZV von **5 l/min** auf bis zu **15–25 l/min**, beim Spitzensportler sogar bis zu 30 l/min.

Gefäßsystem

systolischer Blutdruck · diastolischer Blutdruck · arterieller Mitteldruck

Blutdruck

- **Systolischer Blutdruck:** steigt kontinuierlich an, bis er einen Steady-state erreicht hat, abhängig vom Ausmaß der Belastung.
- **Diastolischer Blutdruck:** bleibt während der Belastung nahezu unverändert.
- **Arterieller Mitteldruck** (MAP = middle artery pressure): steigt durch den erhöhten systolischen Blutdruck an.

Atmung

Atemfrequenz · Atemzugvolumen · Atemminutenvolumen · Sauerstoffschuld

Atemfrequenz und Atemzugvolumen

Zunahme von Atemfrequenz und Atemzugvolumen bei Arbeit:
- Atemfrequenz: von **12–16/min** auf bis zu **45–60 /min**
- Atemzugvolumen: von **500 ml** auf bis zu **1500–2000 ml**

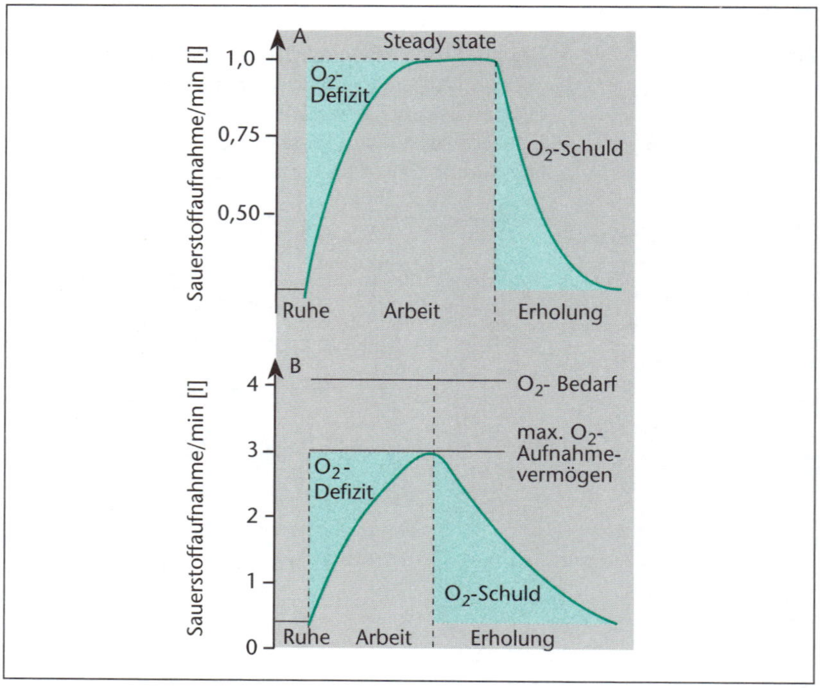

Abb. 7.2: O_2-Aufnahme bei Leistung unterhalb (A) und oberhalb (B) der Dauerleistungsgrenze [1]

Atemminutenvolumen

Atemminutenvolumen = Atemzugvolumen × Atemfrequenz
Anstieg des Atemminutenvolumes: von ca. **6–8 l/min** auf bis zu **90–120 l/min**

Sauerstoffschuld

Die O_2-Aufnahme erreicht erst mit einer zeitlichen Verzögerung von wenigen Minuten den Steady-state (= O_2-Bedarf der zu erbringenden Leistung). Deshalb wird zu **Beginn der Arbeit** ein Sauerstoffdefizit (**Sauerstoffschuld**) eingegangen, das in der **Erholungsphase** wieder eingetrieben wird.

Säure-Basen-System

Lactat · metabolische Azidose · pH · BE · H^+-Ionen · Ventilation · Niere

Schwere körperliche Arbeit führt zu vermehrter Bildung von **Lactat**
→ Ausbildung einer **metabolischen Azidose:** pH ↓, Base excess (BE) ↓, H^+-Ionen ↑
→ vermehrte Atmung via Reiz in der Medulla oblongata → vermehrte Abatmung von CO_2 → pH-Wert nähert wieder der Norm (**ventilatorische Kompensation**)
→ vermehrte Ausscheidung von H^+ und Bildung von HCO_3^- in der Niere (**renale Kompensation**)

Muskulatur

ATP · Kreatininphosphat · anaerobe Glykolyse · aerobe Glykolyse . Muskeldurchblutung · Lactat · Ermüdung

Der Muskel verfügt über spezielle Energiequellen, die er nach Bedarf einsetzt werden:

- Während der ersten Sekunden einer körperlichen Aktivität verfügt der Muskel über Energie aus dem gespeicherten **ATP**.
- Ist dieser Vorrat erschöpft, dient **Kreatininphosphat** als Energielieferant.
- Der Vorrat an Kreatininphosphat erschöpft sich binnen 30 sec → der Muskel schaltet auf die **anaerobe Glykolyse** um → langsame Zunahme der Muskeldurchblutung durch vasodilatatorisch wirksame Faktoren (Zunahme von pCO_2 und H^+, Abnahme des pO_2)
- Nach ca. 2 min Aktivität hat die Durchblutung ihren Höhepunkt erreicht → der Muskel beginnt mit der **aeroben Glykolyse**.

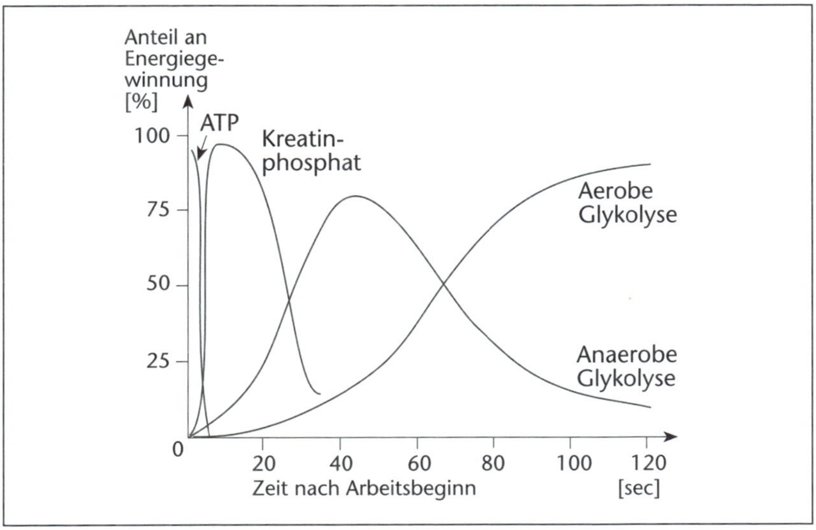

Abb. 7.3: Energieträger der Muskulatur bei Anstrenung in Abhängigkeit von der Zeit [1]

- **Muskeldurchblutung:**

  $3\,ml \times 100\,g^{-1} \times min^{-1}$

  Bei Leistung einer Arbeit kann dieser Wert auf **50–125 ml** × 100 g^{-1} × min^{-1} steigen.

Reicht bei schwerer Arbeit die Muskeldurchblutung nicht aus, wird neben der aeroben auch die **anaerobe Glykolyse** zur Energiegewinnung genutzt. Dabei entsteht **Lactat** als Abfallprodukt, es kommt zur metabolischen Azidose und damit zur Ermüdung der Muskulatur.

7.2 Leistungsdiagnostik

Die Leistungsdiagnostik (**Ergometrie**) dient der Erfassung der Leistungsfähigkeit in Bezug zur Beanspruchung. Man kann damit die **Dauerleistungsgrenze** feststellen.

Ermittlung von Leistung

Fahrradergometer · Laufbandergometer · Dauerleistungsgrenze · Arbeit unter der Dauerbelastungsgrenze

Ergometer

Ergometer sind Diagnostikgeräte für die Ergometrie. Es ist im weitesten Sinne ein Apparat zur Messung einer Leistung. Es besteht aus einem Gerät, an dem die Leistung erbracht werden muss und einem Messgerät zur Erfassung der erbrachten Leistung. Am häufigsten benutzt werden:

- **Fahrradergometer:** Der Proband sitzt auf einem Fahrrad und tritt die Pedale. Dabei muss er eine definierte Leistung aufbringen. Während des Tretens werden die Vitalparameter (Herzfrequenz, Blutdruck, etc.) gemessen.
- **Laufbandergometer:** Ähnliches Prinzip wie beim Fahrradergometer, der Proband muss aber laufen.

Dauerleistungsgrenze

- Kann eine Arbeit **ohne** muskuläre Ermüdung über einen Zeitraum von **über 8 Stunden** erbracht werden, liegt die Beanspruchung unter der Dauerleistungsgrenze. Es liegt ein Gleichgewicht zwischen dem Verbrauch von Substrat und der Versorgung der Muskulatur mit Substrat vor.
- **Dauerleistungsgrenze** bei jungen untrainierten Männern: ca. **100 W** (1,5 W/kg Körpergewicht).

Arbeit unter der Dauerbelastungsgrenze

- **Herz:**
  - Herzfrequenz < 130/min
  - Herzminutenvolumen < 10 l
  - weniger als 100 Erholungspulse bis zum Erreichen der Ruheherzfrequenz
- **Atmung:**
  - konstante O_2-Aufnahme
  - Sauerstoffschuld < 4 l
- **Lactatspiegel:**
  - **$<$ 2 mmol/l:** Bei 2 mmol/l liegt die **aerobe Schwelle**. Es tritt noch keine Ermüdung ein, da der Muskel seine Energie aus der aeroben Glykolyse gewinnt.
  - **2–4 mmol/l:** Hier liegt der **aerob-anaerobe Übergangsbereich**. Sowohl aerobe als auch anaerobe Energiegewinnung werden noch genutzt.
  - **$>$ 4 mmol/l:** Hier beginnt die **anaerobe Schwelle**, eine Leistung kann nicht dauerhaft erbracht werden, der Muskel ermüdet.

7.3 Training

Training dient der **Erhöhung der Leistungsfähigkeit** durch gezielte Übungen und/ oder regelmäßige und häufige Wiederholungen einer Belastung. Der Trainingserfolg ist abhängig von vielen individuellen Faktoren wie Alter, Gesundheitszustand etc.

Trainingsarten

Ausdauertraining · Krafttraining · isometrisch · isotonisch · isokinetisch

Ausdauertraining

Training der Muskulatur auf eine **längere Belastung** hin. Es führt zu einer **Kraft-** und später auch **Dickezunahme** der Muskulatur. Ausdauertraining sollte möglichst oft, am besten 3–5-mal/Woche ausgeführt werden.

Krafttraining

Training einzelner Muskeln, durch **maximale Belastung in relativ kurzer Zeit**. Führt zur Zunahme des Muskelquerschnittes und zur Faserhypertrophie. Man unterscheidet beim Krafttraining:

- **Isometrisch:** Der Muskel kontrahiert ohne Längenveränderung (Haltearbeit).
  Anmerkung: Isometrisches Training ist gut für den Kraftsport geeignet, da gezielte Muskelgruppen trainiert werden können und die Gelenke geschont werden.
- **Isotonisch:** Der Muskel verkürzt sich bei gleich bleibender Spannung (z. B. bei Klimmzügen, Kniebeugen etc.).
- **Isokinetisch:** Die Geschwindigkeit der Trainingsbewegung wird von dem Trainingsgerät gleichmäßig gehalten. Der Widerstand des Gerätes passt sich der muskulären Kraftentfaltung bei den einzelnen Übungen an.

Trainingseffekte

Herz · Muskulatur · Atmung · Blut

Herz

- Schlagvolumen ↑ um den Faktor 2
- Herzzeitvolumen ↑
- Herzmuskulatur, -gewicht und -volumen ↑ (→ Sportlerherz)
- Ruhefrequenz ↓, da das Schlagvolumen größer ist und damit weniger Schläge reichen.

! Die **maximale Herzfrequenz nimmt nicht zu.** Mehr als 200 Schläge/min sind nicht möglich, da sonst die Diastole zu kurz wird und das Herz sich nicht mehr ausreichend füllen kann.

Muskulatur

- erhöhte Vaskularisierung → besserer Abtransport von Lactat und Anschwemmung von Substrat
- verbesserte Koordination von Bewegungen

Atmung

- O_2-Aufnahme ↑
- verbesserte Atemmechanik

Blut

- Pufferkapazität des Blutes ↑

7.4 Ermüdung

Ermüdungsarten

physische Ermüdung · psychische Ermüdung

physische Ermüdung

Physische Ermüdung bedeutet Verminderung der Energievorräte und Ansammlung von Lactat im Muskel.

- Die Durchblutung der Muskulatur ist in der Anspannungsphase gemindert, da die Kapillaren komprimiert werden → Lactat kann nicht mehr suffizient abtransportiert werden.
- **Arbeit unter der Dauerleistungsgrenze:** Erschlaffungsphasen der Muskulatur sind lange genug → ausreichende Durchblutung → niedriges Lactat
- **Arbeit über der Dauerleistungsgrenze:** Erschlaffungsphasen der Muskulatur sind zu kurz, um eine ausreichende Gewebsperfusion zu gewährleisten → unzureichende Durchblutung → hohes Lactat → Ermüdung der Muskulatur

Muskelkater: Früher war man der Ansicht, dass der Muskelkater eine Folge von zu hohem Lactat in der Muskulatur sei. Diese Ansicht ist heute nicht mehr zeitgemäß, da bei Einsetzen des Muskelkaters ca. 1–2 Tage nach einer Anstrengung das Lactat in einer Ruhephase bereits abtransportiert wurde. Heute ist man der Ansicht, dass es sich beim Muskelkater um ein **Mikrotrauma der Z-Scheiben** handelt.

psychische Ermüdung

Der Vorgang der psychischen Ermüdung ist nicht geklärt. Sie tritt oft bei uninteressant empfundenen oder **monotonen Arbeiten** auf (z. B. Arbeit mit immer gleichen Handgriffen, z. B. Fließbandarbeit).
Die psychische Ermüdung zeichnet sich durch **schnelle Aufhebung** aus, z. B. wenn die eintönige Arbeit beendet wird oder unerwartete Situationen auftreten.

8 Ernährung, Verdauungstrakt und Leber

Die aufgenommene Nahrung muss im Körper aufgespalten, aufgenommen und abtransportiert werden. Dazu verfügt der Körper über ein ausgeklügeltes System von Organen, die diese Aufgaben bewältigen.

8.1 Ernährung

Nahrungsmittel

Kohlenhydrate · Proteine · Fette · Vitamine · Spurenelemente

Die Ernährung setzt sich je nach Region und Kultur verschieden zusammen, allerdings immer aus den gleichen Grundstoffen:

Kohlenhydrate

- **Einteilung:** nach der Anzahl der Zuckermoleküle in
  - **Monosaccharide:** Einfachzucker, z. B. Glucose, Fructose
  - **Disaccharide:** zwei Zuckermoleküle, z. B. Lactose, Saccharose
  - **Polysaccharide:** mehrere Zuckermoleküle, Vorkommen v.a. als pflanzliche Stärke (Zellulose) oder tierische Stärke (Glykogen)
- **Bedeutung:** wichtiger Energielieferant
  Das **Gehirn** benötigt ca. **100 g/Tag** und kann nur Glucose als Energieträger nutzen. Ist Glucose nicht in ausreichender Menge vorhanden, muss sie aus anderen Energieträgern (z. B. Proteinen) gewonnen werden.
- **Ernährungsanteil:** sollte bei ca. **50–55 %** liegen

Proteine

- **Einteilung:** Proteine bestehen aus Aminosäuren (AS)
  - **essentielle AS:** kann der Körper nicht selbst herstellen und müssen daher aufgenommen werden
  - **nicht essentielle AS:** kann der Körper selbst synthetisieren
- **Bedeutung:** Aufrechterhaltung des organischen Stoffwechsels und Aufbau seiner Strukturen (Muskeln, Enzyme)

Fette

- **Einteilung:** Die meisten aufgenommenen Fette sind **Triglyceride** (Glycerin und Fettsäuren), es gibt auch essentielle Fettsäuren (z. B. Linolsäure). Das aufgenommene Fett besteht zu etwa **90 % aus Triglyceriden** und nur zu **10 %** aus **anderen Fettarten** (z. B. Cholesterinester, Phospholipide).
- **Bedeutung:** Vorkommen in tierischen und pflanzlichen Nahrungsmitteln (hoher Anteil an ungesättigten Fettsäuren).
  - hoher **Energiewert** → **Energiespeicher** und langfristiger Energielieferant, wenn die anderen Energiespeicher des Körpers erschöpft sind.
  - essentiell für die Aufnahme **fettlöslicher Vitamine (A, D, E, K)** im Darm

Vitamine

Es handelt sich um lebensnotwendige Zusatzstoffe, die der Körper nicht selbst herstellen kann. Sie werden in der Regel mit der Nahrung aufgenommen. Man unterscheidet:

- **Fettlösliche** Vitamine: Vitamine A, D, E und K.
- **Wasserlösliche** Vitamine: Vitamin C, Vitamin-B-Gruppe, Biotin und Folsäure etc.

(Genaue Strukturen, Vitaminquellen und empfohlene Tagesdosis s. Lehrbücher der Biochemie und Ernährungslehre.)

In der mittelalterlichen Seefahrt war eine der häufigsten Erkrankungen nach langen Seereisen das **Skorbut** (Vitamin-C-Mangel). Zur damaligen Zeit konnten noch keine haltbar gemachten Vitamin-C-Träger (etwa Früchte) auf den Schiffen mitgenommen werden. Ein Mangel an Vitamin C führt zur einer **Störung der Kollagensynthese**, mit **Zahnfleischbluten**, **Haarausfall** und erhöhter Kapilarfragilität mit **Blutungen**.

Spurenelemente

Elemente, die nur in äußerst niedrigen Konzentrationen (Spuren) im Bereich von $10^{-12} - 10^{-6}$ g/g Organgewicht im Körper erscheinen.
Es gibt **11 Spurenelemente**, die zum Überleben eines Säugetierorganismus überlebensnotwendig sind: Eisen, Zink, Kupfer, Kobalt, Jod, Selen, Vanadium, Chrom, Mangan, Nickel und Molybdän.

Regulation der Nahrungsaufnahme

Hungerzentrum · Appetit · Sättigungszentrum

Die Regulation der Nahrungsaufnahme wird im ZNS gesteuert. Man unterscheidet:

- **Hungerzentrum:** liegt im **Hypothalamus**
  Appetit: ist eine abgeschwächte Form des Hungers und wird durch eine Vielzahl nervaler Reize gesteuert, v.a. durch olfaktorische, optische und gustatorische Reize.
- **Sättigungszentrum:** liegt im **Hypothalamus** und wird nach der Nahrungsaufnahme (Glucoseanstieg im ZNS) durch das limbische System und den Kortex erregt.

inadäquate Ernährung

Überernährung · Adipositas · Body-mass-index · Unterernährung · parenterale Ernährung

Body-mass-index (BMI)

Maß zur Bewertung des Körpergewichts in Relation zur Größe

$$BMI = \frac{Körpergewicht\,(kg)}{Körpergröße\,(m)^2}$$

Normalwert: 19–24,9

Überernährung

Überschüssig aufgenommene Energie speichert der Körper in Form von **Fett.**

- übermäßiger Fettaufbau → Anstieg des Körpergewichts über die Norm → **Übergewicht** (BMI: 25–29,9)
- weiterer Zunahme des Übergewichts → **Adipositas** (BMI: 30–39,9)

Die **Adipositas** (Fettleibigkeit) ist in Industrieländern ein wichtiger Faktor für die Entstehung von Atherosklerose und Stoffwechselstörungen.

Unterenährung

- Energiebedarf wird **nicht ausreichend über die Nahrung** gedeckt → **Untergewicht** (BMI: 15–18,9)
- zuerst wird das gespeicherte **Fett**, später die **Proteine des Körpers** (z. B. Muskulatur) zur Energiegewinnung genutzt.
- Es kann im Falle der längeren Unterernährung zu schweren körperlichen Schäden kommen, z.B Muskelatrophien,, Entwicklungs- und Gedeihstörungen.

Parenterale Ernährung: Ist die Nahrungsaufnahme auf normalem Wege nicht möglich, z. B. nach abdominalchirurgischen Eingriffen, können die Nahrungsmittel intravenös verabreicht werden.

8.2 Motorik

Grundlagen

Muskulatur · Peristaltiktypen

Muskulatur

In der Wand des Magen-Darm-Trakts findet man eine **glatte** Muskulatur. Die Muskelschicht teilt sich auf in eine **innere Ringschicht** und eine **äußere Längsschicht** (↗ Kap. 14).

Peristaltiktypen

Man unterscheidet drei Typen der gastrointestinalen Motorik:
- **Propulsive Peristaltik:** wellenförmige Kontraktion der Ringmuskulatur von oral nach aboral, Erschlaffung der oral gelegenen Muskulatur.
- **Nichtpropulsive Peristaltik:** Kontraktion von benachbarten Bereichen der Ringmuskulatur → Durchmischung der Nahrung
- **Tonische Dauerkontraktion:** gerichteter Transport an den Schließmuskeln ohne Reflux

Kauen und Schlucken

Kauen · Schlucken · orale Phase · pharyngeale Phase · ösophageale Phase · Schluckreflex

Kauen

- Bedeutung: **Zerkleinerung** der Nahrung und Durchmischung mit **Speichel** → dadurch erleichterter Schluckakt und leichtere Weiterbearbeitung
- Durch **Vergrößerung der Oberfläche** der aufgenommenen Nahrung können die Verdauungsenzyme auf dieser größeren Oberfläche besser wirken, da sie mehr Angriffsfläche haben.
- Kauen fördert den Speichelfluss (↗ Kap. 8.3 Sekretion)
- Nach dem Kauakt formt die Zunge einen **Bolus**, der in Richtung Rachen geschoben wird und dann geschluckt werden kann.

Schlucken

Man unterscheidet 3 Phasen des Schluckens:
- **Orale Phase:** willkürlicher Beginn
  - Zunge schiebt den Bolus in Richtung Rachen.
- **Pharyngeale Phase:** unwillkürliche Steuerung
  - Bolus reizt **Schluckrezeptoren** der Pharynxwand und löst den Schluckreflex aus. Die Afferenzen laufen sowohl über den N. vagus (X) als auch den N. glossopharyngeus (IX) in die Medulla oblongata.

- **Schluckreflex:**
  Kontraktion der palatopharyngealen Muskulatur
  → Verschluss des Nasen-Rachen-Raums durch den weichen Gaumen, der Bolus bewegt sich tiefer in den Rachen
  → **Verschluss der Stimmbänder**, Anheben des Kehlkopfes nach vorne oben und **Verschluss des Kehlkopfeinganges** durch die Epiglottis
  → **Erschlaffung der unteren Pharynxmuskulatur** → schiebt Bolus in Richtung oberen Ösophagusspinkter
  → **Öffnung des Spinkters**, weitere Erschlaffung der Rachenmuskulatur schiebt den Bolus in den Ösophagus

- **Ösophageale Phase:** unwillkürliche Steuerung
  - Der Bolus wird in ca. 5–10 sec durch eine peristaltische Welle zum unteren Ösophagussphinkter (Kardia) transportiert.
  - Die Kardia öffnet sich reflektorisch durch den N.-vagus-Reiz. Der Bolus gelangt in den Magen.

! Der Schluckakt kann in der **pharyngealen Phase** nicht mehr willentlich beeinflusst werden → Reflex!

Sodbrennen: Durch eine Erschlaffung der Kardia kann es zu einem Rückfluss (Reflux) von saurem Speisebrei aus dem Magen in den Ösophagus kommen. Daraus kann sich eine Entzündung des Ösophagus (Ösophagitis) mit starken retrosternalen Schmerzen entwickeln (DD Herzinfarkt).
Achalasie: Im Rahmen dieser Erkrankung kommt es zu einer Degeneration der Nerven, welche die Muskulatur des Ösophagus steuert (Degeneration des Plexus myentericus) → fehlende Erschlaffung des unteren Ösophagusspincters → Regurgitation der Speisen und Dysphagie.

Magenmotorik

Aufgaben · Peristaltik · Förderung der Magenentleerung · Hemmung der Magenentleerung · Verweildauer · Passagezeit

Aufgaben

Der Magen hat vielfältige Aufgaben, z. B. Vorbereitung der Speisen auf die weitere Verdauung, Abtötung von Keimen durch den Magensaft bevor sie in den Darm gelangen, Homogenisierung des Speisenbrei durch die starke Muskulatur.

- **Kardia:** Mageneingang, ein Ringmuskel verschließt den Mageneingang gegen den Ösophagus.
- **Magenfundus:** Aufnahme und Speicherung des Nahrungsbreis (keine Peristaltik)
- **Magenkorpus:** starke Peristaltik, Durchmischung mit HCl und Verdauungsenzymen
- **Antrum** und **Pars pylorica:** Entleerung des Magens ins Duodenum

Peristaltik

- **Akkomodationsreflex** (N. vagus): Erschlaffung des Magens im Bereich des Fundus und oberen Korpus nach Aufnahme des Nahrungsbreis aus dem Ösophagus → geringer Druckanstieg des Magens → Es kann mehr aufgenommen werden.
- **Schrittmacherzone:** Im distalen Bereich des Magens (v.a. Antrum) lösen myogene Schrittmacher (↗ Kap. 14) 3-mal pro Min. eine **peristaltische Welle** aus.
  → **Weitertransport** der Nahrung Richtung Pylorus
  → **Vermischung** der Nahrung mit HCl, Schleim und Enzymen
  Pylorus: verstärkte Kontraktion der Antrummuskulatur (Pyloruspumpe) und Erschlaffen des Pylorus → Übertritt des Speisenbreis ins Duodenum
  Anmerkung: Der Pylorus ist in Ruhe leicht geöffnet → Durchtritt von Flüssigkeit möglich.
- Je saurer der Chymus, desto langsamer entleert sich der Magen.

Innervation

Förderung der Magenentleerung:
- Aktivierung des **Parasympathikus**
- **Gastrin**
- **Dehnung** des Magens

Hemmung der Magenentleerung:
- Aktivierung des **Sympathikus**
- Duodenale Faktoren:
  - **Dehnung** des Duodenums
  - hohe Fettkonzentration des Speisebreis im Duodenum → Ausschüttung von **GIP** (gastric inhibitory peptide) und **Cholezystokinin**
- Abfall des pH-Wertes → Ausschüttung von **Sekretin** bei pH < 4 im Duodenum

Passagezeit

Je nach Zusammensetzung (Konsistenz, Osmolarität und Energiegehalt) der Speisen unterschiedlich lang: ca. **1–4 Stunden**
- **Kohlenhydrate** < **Proteine** < **Fette**
- **Klare Flüssigkeiten** (Wasser): kurze Verweildauer

Im Rahmen einer **Narkose** sollte der Patient nüchtern sein, d.h. er darf bis zu **6 Stunden** vor einem Eingriff nichts essen oder trinken, um sicher zu gehen, dass der Magen leer ist. Durch diese Vorsichtsmaßnahme soll gewährleistet werden, dass kein Mageninhalt nach Erlöschen der Reflexe aus dem Magen durch den Ösophagus in die Lungen gelangen kann.

Erbrechen

Definition · Brechzentrum · Ursachen · Ablauf

Definition

Beim Erbrechen handelt es sich um den „umgekehrten Schluckakt“: der Magen entleert sich über die Speiseröhre **retrograd**. Dabei kehrt sich die Peristaltik des Magens um.
Das **Brechzentrum** liegt im Bereich der Area postrema in der **Medulla oblongata**.

Ursachen

Erbrechen stellt einen Schutz vor schädlichen Substanzen dar.
- **Infektion:** z.B. mit Staphylokokken oder anderen Bakterien
- **Intoxikationen:** z.B. Alkohol, Medikamente
- **psychogenes Erbrechen:** z.B. im Rahmen von Nervosität, Angst oder einem psychischen Trauma
- **Gravidität:** morgendliches Erbrechen zu Beginn einer Schwangerschaft
- **Extraabdominelle Ursachen:** Schädel-Hirn-Trauma, Meningitis, Stoffwechselstörungen (z.B. Diabetes mellitus)

Ablauf

- **antiperistaltische Phase** (einige Minuten) zu Beginn: vom Ileum aus schiebt sich Darminhalt über das Duodenum in Richtung Magen → **Überdehnung des Magens** löst den Brechakt aus
- **Brechakt:** Zwerchfell in Inspirationsstellung, Kontraktion der Bauchmuskulatur und des Duodenums, Erschlaffung der Kardia → Übertritt von Mageninhalt über den Ösophagus in den Mund

Langes Erbrechen kann durch Verlust von Magensaft (H^+-, Na^+- und Cl^--Ionen, Wasser) zu einer **metabolischen Alkalose** führen. Besondere Vorsicht ist hier bei Kindern geboten, da sich bei Kindern dieses Krankheitsbild sehr schnell entwickeln kann.

Dünndarmmotorik

Aufgaben · nicht-propulsive Peristaltik · propulsive Peristaltik · Innervation · Passagezeit

Aufgaben

Der Dünndarm besteht aus **Duodenum** (Zwölffingerdarm), **Jejunum** (Leerdarm) und **Ileum** (Krummdarm). Seine Funktionen sind:
- **Spaltung** der Nahrungsbestandteile
- **Resorption** von Nahrungsbestandteilen und deren **Abtransport**
- **Transport** des im Lumen befindlichen Breis (**Chymus**) in Richtung Kolon

Peristaltik

- **Nicht-propulsive Peristaltik:**
  - Hauptaufgabe: v.a. rhythmische Durchmischung des Chymus durch sog. **Segmentations-** und **Pendelbewegungen**, die v.a. nach Füllung des Dünndarms mit Chymus auftreten.
  - Kontraktion durch lokale Reflexe
  - **Segmentationsbewegung:** zeitgleiche Kontraktion der Rigmuskulatur von räumlich eng benachbarten Darmbereichen → Durchmischung des Chymus und aboraler Transport
  - **Pendelbewegungen:** rhythmische Kontraktionen der Längsmuskulatur → Durchmischung des Darminhalts
  - **Kontraktionshäufigkeit:** nimmt vom Duodenum (15/min) bis zum Ileum (10/min) ab
- **Propulsive Peristaltik:** erfolgt durch 3 Reflexe
  - Dehnung des Darms durch Chymus → *Erschlaffung der Ringmuskulatur* im *aboralen* Segment
  - *Kontraktion der Längsmuskulatur* im *aboralen* Segment → Weitertransport des Chymus
  - *Kontraktion der Ringmuskulatur* im *oralen* Segment → verhindert eine Rückwärtsbewegung des Chymus in Richtung Magen.
  - Dieser Ablauf setzt sich wellenförmig über den gesamten Darm fort.

Innervation

Die Bewegungen des Darms werden durch von **Schrittmacherzellen** ausgehende langsame Potentialwellen gesteuert. In diesen Schrittmacherzellen entstehen **spontane rhythmische Depolarisationen**, die zu langsamen Potentialwellen in einem bestimmten zeitlichen Rhythmus führen können.
Bei der **propulsiven Peristaltik** gibt es zwei Besonderheiten:
- **Acetylcholin** (Transmitter des Plexus myentericus) hemmt die Ringmuskulatur des Darmes, eine Kontraktion der Längsmuskulatur aber wird durch ACh ausgelöst.
- **vasoaktives intestinales Peptid (VIP)** führt zur Kontraktion der Ringmuskulatur, in dem die hemmende Wirkung des Plexus myentericus unterbrochen wird.

Passagezeit

ca. 2–10 Stunden

Dickdarmmotorik

Aufgaben · Peristaltik · Innervation · Passagezeit

Aufgaben

Der Dickdarm besteht aus **Caecum** (mit Appendix vermiformis), **Kolon** (typische Haustrierung mit Segmenten) und **Rektum**. Seine Funktionen sind:
- **Schleimsekretion:** Stuhl wird dadurch gleitfähiger für die Defäkation
- **Wasser- und Salzresorption:** Eindickung des noch flüssigen Speisebreis, damit bei der Ausscheidung nicht zu viel Flüssigkeit verloren geht
- Im Dickdarm können bei schweren Störungen des Dünndarms auch Nahrungsbestandteile resorbiert werden.

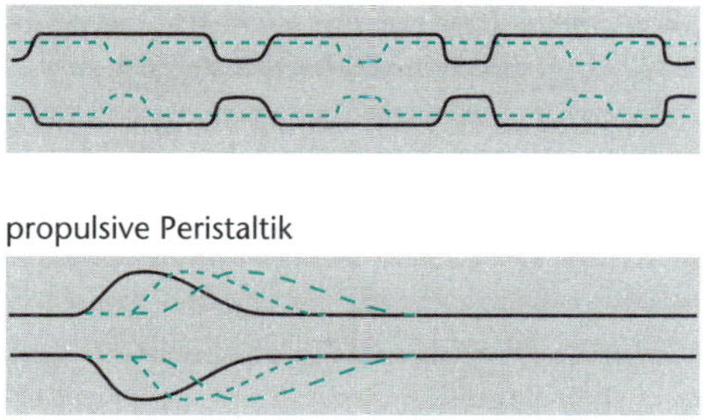

Abb. 8.1: Propulsive und nicht-propulsive Peristaltik [1]

Peristaltik

- **Nicht-propulsive Peristaltik:** Kontraktion von nur 1–2 Haustren, überwiegende Peristalikform
- **Propulsive Peristaltik:**
  - **Massenbewegung** 1–3-mal pro Tag, die den Chymus in einer großen Peristaltikwelle vom Colon transversum zum Colon sigmoideum bewegt.
  - Reiz dieser Massenbewegung ist die **Dehnung von Magen** und **Duodenum** durch die Nahrungsaufnahme.

Innervation

Starke vegetative Kontrolle:
- **Parasympathikus** aktiviert, **Sympathikus** hemmt die Peristaltik
- **Plexus myentericus** (Auerbach): Hemmung der Ringmuskulatur

Passagezeit

ca. 2–3 Tage

Defäkation

anatomische Grundlagen · Motorik · Defäkationsfrequenz · Defäkationsmenge

anatomische Grundlagen

Verschluss des Anus durch:
- **Mm. puborectales:** vorderer Aneil des M. levator ani, mit den unten genannten Strukturen verantwortlich für die Kontinenz des Rectums
- **Plicae transversae recti** (Kohlrausch-Falte): Eine echte Schleimhautfalte, deren Höhe von keiner Muskelkontraktion abhängig ist und somit konstant bleibt.
- **M. sphincter ani internus:** innerer Sphinkter, verdicktes Ende der Ringmuskulatur des Darmes, Innervation durch Sympathikus
- **M. sphincter ani externus:** äußerer Sphinkter, der willkürlich beeinflusst wird → Unterdrückung bzw. Auslösung des Stuhlabganges

Motorik

- durch Dehnung des **proximalen Anteils des Rektums** werden **Druckrezeptoren** erregt → Auslösung des Stuhldranges
- **Defäkationsvorgang:** Kontraktion der rektalen **Längsmuskulatur**
  → Erschlaffung der **Mm. puborectales** und der beiden **Sphinkteren**
  → Kontraktion der **Ringmuskulatur**
  → Stuhlabgang

Defäkationsfrequenz und -menge

- Frequenz: individuell verschieden, normal zwischen **3/Tag** und **3/Woche** (> 3/Tag → Diarrhoe)
- Menge: normal zwischen **60–180 g Kot** pro Defäkation (> 200 g → Diarrhoe)

Ileus (Darmverschluss)

- **Mechanischer Ileus:** mechanische Verlegung des Darmlumens von innen (z. B. durch Kotsteine oder Tumoren) oder außen (z. B. Tumoren).
- **Paralytischer Ileus:** Darmlähmung z. B. infolge von Stoffwechselstörungen, Durchblutungsstörungen, Infektionen oder Intoxikationen.
  Ein Ileus bedarf einer sofortigen ärztlichen Behandlung, da der Darm ansonsten reißen kann (**Perforation**) und es zu einer Entzündung des Peritonealraumes (**Peritonitis**) kommen kann. Eine ausgeprägte Peritonitis kann zum Tode führen.

8.3 Sekretion

Um die Nahrungsmittel verdauen zu können ist neben einer funktionierenden Motorik des Darms auch die **Sekretion von Verdauungsenzymen** von großer Bedeutung.

Grundlagen

exokrine Drüsen · Ausführungsgang · Steuerung · Sekretmenge

Verdauungssekrete werden in **speziellen Drüsen** gebildet.
Es handelt sich dabei um **exokrine Drüsen**, die durch einen **Ausführungsgang** mit dem Magen-Darm-Trakt (MDT) verbunden sind.
Sie wird entweder **neuronal** oder **humoral gesteuert** oder kann auch **spontan** ablaufen.
Täglich produziert der Körper ca. **7 Liter Sekrete.**

Sekret	L/Tag	pH-Wert
Speichel	1,0	6,0–7,0
Magensaft	1,5	1,0–3,5
Pankreassekret	1,0	8,0–8,5
Galle	1,0	7,6–7,8
Dünndarmsekret	2,0	7,5–8,0
Sekrete der Brunner'schen Drüsen im Duodenum	0,3	8,0–9,0
Dickdarmsekrete	0,2	7,5–8,0
Summe	**7,0**	

Tab. 8.1: Täglich produzierte Menge von Verdauungssekreten und ihr pH-Wert

Speichelsekretion

Speicheldrüsen · Speichelbildung · Speichelzusammensetzung · Regulation · Speichelenzym

In Mund, Rachen und Ösophagus findet durch Zugabe des Speichels während des Kauens eine Vorbereitung zur Verdauung statt.

Speicheldrüsen

3 **große** Speicheldrüsen sowie mehrere **kleinere** Speicheldrüsen (Glandulae salivariae minores).
Zu den großen Speicheldrüsen gehören:
- **Glandula parotidea** (Ohrspeicheldrüse): bildet ca. **25–30 %** des Speichels → *wäßriger, seröser* Speichel
- **Glandula submandibularis** (Unterkieferspeicheldrüse): bildet ca. **65–70 %** des Speichels → *muzinreicher* Speichel
- **Glandula sublingualis** (Unterzungenspeicheldrüse): bildet zusammen mit den Glandulae salivariae minores ca. **5 %** des Speichels → *gemischter* Speichel

Speichelbildung

- ca. **500–1500 ml** Speichel/Tag
- **Drüsenazini:** Bildung des **Primärspeichel** → **blutisoton**, allerdings nicht identisch mit der Elektrolytverteilung im Blutplasma
  - **Na^+-K^+-$2Cl^-$-Cotransporter:** Aufnahme von Na^+, K^+ und Cl^- in die Zelle durch einen Na^+-Gradienten (Na^+-K^+-ATPase gesteuert)
  - **Cl^-** wird sekundär aktiv ins Azinuslumen sezerniert, **Na^+** und **H_2O** folgen parazellulär
- **Drüsenausführungsgänge:**
  - Resorption von **Na^+** und **Cl^-** aus dem Speichel, **H_2O** kann die Ausführungsgänge nicht verlassen → Speichel wird **hypoton**
  - Sekretion von **K^+** und **HCO_3^-**

Zusammensetzung

- **hypoton**, **Na^+** und **Cl^-** niedrig, **K^+** und **HCO_3^-** hoch
- **pH-Wert:** ca. **6–7** (bei starker Sekretion auch leicht alkalisch)

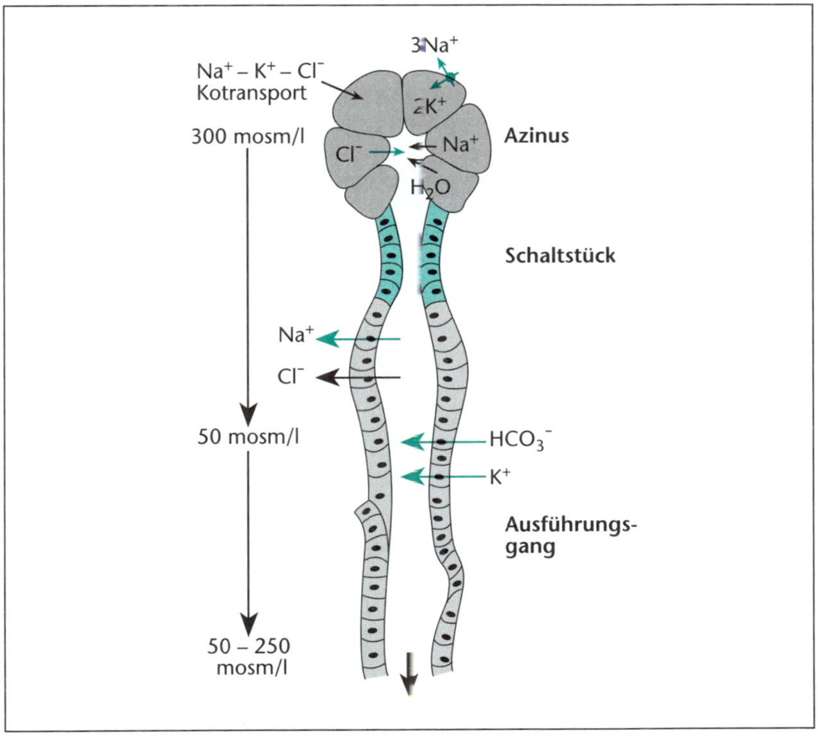

Abb. 8.2: Elektrolytransporte bei der Speichelbildung [1]

Regulation

Steuerung durch **vegetative Zentren** im ZNS (**Medulla oblongata**):
- **Sympathikus** → Sekretion von **mukösem** Speichel
- **Parasympathikus** → Sekretion von **serösem** Speichel

α-Amylase (Ptyalin)

Die α-Amylase (Ptyalin) ist das wichtigstes **Enzym** im Speichel und wird in der **Glandula parotidea** gebildet wird.
Funktionen:
- Spaltung von **Stärke** bereits im Mund
- **orale Hygiene** (baut im Gebiss verbliebene Nahrungsreste ab)

Magensekretion

anatomische Grundlagen · Zusammensetzung · Salzsäure-Sekretion · Regulation

anatomische Grundlagen

- **Nebenzellen** (Kardia) → bilden **Magenschleim** und **Bicarbonat**
- **Belegzellen** (Fundus, Korpus) → bilden **HCl** und den **Intrinsic-Faktor**
- **Hauptzellen** (Fundus, Korpus) → bilden **Pepsinogen**
- **G-Zellen** (Antrum, Pars pylorica) → bilden **Gastrin**

Zusammensetzung

Täglich werden zwischen **1,5–3,0 Liter** Magensaft gebildet. Im Magensaft sind folgende Sekrete enthalten:
- **Muzin:** Schutz vor Selbstandauung
- **Bicarbonat:** Schutz vor Selbstandauung
- **HCl:** Denaturation von Proteinen (→ bessere Aufschlüsselung weiterer Verdauungsenzyme), Schutz vor Bakterien
- **Intrinsic-Faktor:** ermöglicht die Vitamin-B_{12}-Resorption im Ileum
- **Pepsinogen:** Vorstufe von Pepsin → Aufspaltung von Proteinen
- **Gastrin:** regt die Belegzellen zur **HCl-Produktion** an

Salzsäure-Sekretion

Belegzellen sezernieren HCl mit einem **pH** von **0,8 (!)**
- **Belegzellen:** intrazelluläre **Canaliculi** mit **Microvilli**, in denen sich die H^+-K^+-ATPase befindet
- **H^+-K^+-ATPase:** sezerniert 1 H^+ ins Magenlumen und nimmt 1 K^+ unter Energieverbrauch (ATP) auf
- **Carboanhydrase:** bildet aus H_2O und CO_2 **Kohlensäure**, durch Dissoziation entsteht **H^+** (Sekretion ins Lumen) und HCO_3^-

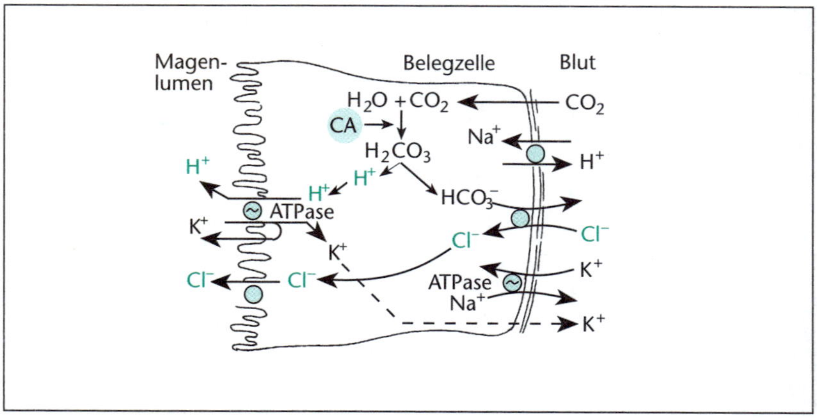

Abb. 8.3: Mechanismus des HCl-Transportes [1]

- **HCO_3^-** wird im Austausch gegen Cl^- über einen Antiport aus der Belegzelle ins Blut abgegeben.
- **Cl^-** wird über Chloridkanäle ins Magenlumen geschleust.

Regulation

Durch die Nahrungsaufnahme wird die Sekretion des Magensaftes stimuliert. Dabei fallen 3 Phasen auf:
- **Zephalische Phase** (nervale Steuerung):
  - **Geruch** und **Anblick** von Essen steigert die Magensaftsekretion über den N. vagus
  - 50 % des Magensaftes wird in dieser Phase sezerniert.
- **Gastrale Phase** (lokale Steuerung):
  - **Dehnung** des Magens und Anstieg des **pH-Wertes** im Antrumbereich führen über den N. vagus zu einer **Gastrinfreisetzung** → Steigerung der Magensaftsekretion
  - **Chemische Reize** bestimmter Nahrungsmittel steigern zusätzlich über Ausschüttung von Gastrin die Sekretion.
- **Intestinale Phase** (intestinale Steuerung):
  - Hemmung der Magensaftsekretion über die intestinalen Hormone **Sekretin** und **Bulbogastron**

stimulierende Hormone	
Gastrin	• Bildung in der Antrumschleimhaut • Gesteigerte Gastrinsekretion durch: - Reiz durch den N. vagus (s. o.) - Alkohol - Dehnung des Magens - Koffein
Histamin	• Bildung und Speicherung u. a. in Mastzellen der Mucosa
hemmende Hormone	
Sekretin	• Bildung in Duodenum und Jejunum • Freisetzung durch pH↓ im Duodenum • Wirkung durch **Hemmung der Gastrinfreisetzung**
Cholezystokinin	• Bildung in Jejunum und Duodenum • Freisetzung durch Fette↑ und Aminosäuren↑ im Duodenum • Wirkung durch Hemmung der **Gastrinsekretion**
Gastrisches inhibitorisches Peptid (GIP)	• Bildung im Jejunum • Freisetzung durch Glucose↑ und Fette↑ • Hemmung der **Magensaftsekretion** und **Magenmotilität** • Stimulierung der **Insulinfreisetzung** aus dem Pankreas

Tab. 8.2: Stimulierende und hemmende Hormone der Magensaftsekretion

- **pH-Wert:** Durch Nahrungsaufnahme steigt der **pH** von 1,0–1,8 auf Werte um **3–4**. Fällt dieser Wert nach Entleerung des Magens wieder und wird keine neue Nahrung aufgenommen, kommt es zu einer verringerten Gastrinsekretion → verringerte Magensaftproduktion.

Pankreassekretion

anatomische Grundlagen · Zusammensetzung · Bildung · Steuerung · Enzyme

anatomische Grundlagen

Gliederung des Pankreas:
- **Exokriner Teil:** Bildung von Bauchspeichel (Verdauungsdrüse)
- **Endokriner Teil:** Langerhans-Zellen der Pankreasinseln, Bildung von Hormonen (Hormondrüse ↗ Kap. 11)

Zusammensetzung

- **Bikarbonationen** (HCO_3^-)
- **Verdauungsenzyme**, v.a. Hydrolasen (Spaltung hochmolekularer Nahrungsbestandteile)
- **pH** ca. **8,0** (alkalisches Sekret aufgrund der vielen HCO_3^--Ionen)

Bildung

- ca. 1–2 Liter Bauchspeichel/Tag
- **Pankreasenzyme:** Bildung in den exokrinen Drüsen des Pankreas als **inaktive Vorstufen**. Eine Verringerung des pH-Wertes (Speisebrei) im Duodenum führt zu deren Freisetzung.
- **Hohe Konzentration von Bicarbonat:** entsteht in den Epithelzellen der Pankreasgänge und wird zusammen mit Na^+ aktiv sezerniert.

> Kommt es zu einer Aktivierung der Enzyme **im Pankreas**, führt dies zu einer Entzündung des Pankreas (**Pankreatitis**), bei der sich das Pankreas selbst zu verdauen beginnt. Im schlimmsten Falle kann es zu einer **Pankreasnekrose** (Untergang des Pankreasgewebes) führen. Damit erlischt die endokrine wie auch die exokrine Funktion des Pankreas.

Steuerung

- Hormonelle Steuerung:
  - **Cholezystokinin:** aktiviert die Drüsenazini des Pankreas → vermehrte Sekretion (↗ Tab. 8.2)
  - **Sekretin:** stimuliert die Pankreasepithelien → Aktivierung der Adenylatzyklase → Sekretion von dünnflüssigem, HCO_3^--haltigem Schleim
- Nervale Steuerung: Das vegetative Nervensystem aktiviert die Sekretion des Pankreas über den **N. Vagus (X)**.

Enzyme

– Einteilung

- **Proteolytische Enzyme**
  - **Exopeptidasen:** spalten Aminosäuren nur am *terminalen Ende* einer Proteinkette (z. B. Carboxypeptidasen A und B)
  - **Endopeptidasen:** spalten Proteine nur *zwischen zwei Aminosäuren* (z. B. Chymotrypsin, Trypsin, Elastase)
- **Amylasen:** spalten Kohlenhydrate hydrolytisch
- **Lipolytische Enzyme:** spalten Esterbindungen in verschiedenen Lipiden (z. B. Pankreaslipase, Phospholipase A, Cholinesterase)
- **Nukleolytische Enzyme:** spaltet Phosphodiesterase von RNA und DNA

– Wirkung

> **Zystische Fibrose (Mukoviszidose):** Hierbei kommt es durch einen erblichen Schaden zur Verdickung des Pankreassekretes und einer zu geringen Enzymsekretion. Das zähflüssige Sekret verstopft die Ausführungsgänge des Pankreas und führt zu einem Sekretrückstau mit Aktivierung der Enzyme → Pankreatitis und Gewebsumbau (Fibrose).

Proteolytische Enzyme	
Trypsin	- Vorstufe: **Trypsinogen** (durch **Enterokinase** zu Trypsin aktiviert) - Wirkung: hydrolysiert Peptidbindungen der *basischen* Reste von Proteinen und Polypeptiden - pH-Optimum: 7,5–8 o
Chymotrypsin	• Vorstufe: **Chymotrypsinogen** (durch **Enterokinase** zu Chymotrypsin aktiviert) • Wirkung: hydrolisiert Peptidbindungen der *aromatischen* Reste von Proteinen
Elastase	• Vorstufe: **Proelastase** (daraus entsteht direkt die Elastase) • Wirkung: spaltet Elastine
Carboxypeptidase A	• Vorstufe: **Procaroxypeptidasen** (Spaltung durch Trypsin) • Wirkung: spaltet *aromatische* Aminosäuren
Carboxypaptidase B	• Vorstufe: **Procaroxypeptidasen** (Spaltung durch Trypsin) • Wirkung: spaltet *basische* Aminosäuren
Amylasen	
α-Amylase	• keine Vorstufe • Wirkung: spaltet α-1,4-glykosidische Bindungen von Stärke
Lipolytische Enzyme	
Lipase	• Hauptenzym der Fettverdauung • Wirkung: löst Esterbindungen von *Triglyceriden*, zur Aktivierung benötigt sie Gallensäuren und eine Co-Lipase
Cholesterinase	• Wirkung: löst Esterbindungen von *Cholesterinestern*
Phospholipase A	• Wirkung: löst Esterbindungen von *Phosphoglyceriden*
Nukleolytische Enzyme	
Ribonuklease	keine Vorstufe Wirkung: spaltet Nukleotide durch Hydrolyse
Desoxyribonuklease	keine Vorstufe Wirkung: spaltet Nukleotide durch Hydrolyse

Tab. 8.3: Pankreasenzyme und deren Wirkung

Leber- und Gallesekrete

Zusammensetzung · Gallebildung · Gallensäurebildung · Sekretion · Funktionen · enterohepatischer Kreislauf

Aufgaben der Leber

Die Leber hat eine Vielzahl von Aufgaben:
- Entgiftung von Fremdstoffen
- Inaktivierung von Hormonen
- Aufbau von Enzymen und Plasmaproteinen (v.a. Albumin)
- Proteinabbau
- Fettstoffwechsel mit Auf-, Ab- und Umbau von Cholesterin und anderen Fetten
- Bildung der Galle
- Aufbau und Speicherung von Glycogen, Synthese von Glucose aus Lactat und Proteinabbauprodukten.

Zusammensetzung

Die isotone Gallenflüssigkeit besteht aus
- **Bilirubin** (Gallenfarbstoff): Abbauprodukt des Hämoglobins
- **Gallensäuren** (Cholsäure und Chenodesoxycholsäure)
- Steroidhormone

- Elektrolyte, v.a. Na^+-, K^+-, HCO_3^-- und Ca^{2+}-Ionen
- Cholesterin, Lecithin
- H_2O

Bildung

Gallebildung
- ca. **1 Liter** Gallenflüssigkeit pro Tag
- Bildung in **Hepatozyten (Lebergalle)** der Leber → Abgabe an die **Gallenkanälchen** zwischen den Hepatozyten → **Gallengangsystem** → **Gallenblase:** Speicherung der Galle und Eindickung durch Wasserresorption und Salzentzug

! Galle = Gallenflüssigkeit, mit **der Galle** meint der Laie oft die Gallenblase. Das sollte nicht verwechselt werden.

Gallensäurebildung
- Bildung von **primären Gallensäuren** (Cholsäure, Chenodesoxycholsäure) aus Cholesterin **in der Leber**
- **Bakterien** synthetisieren im Darm **sekundäre Gallensäuren** (Desoxycholsäure und Litocholsäure)
- Die Gallensäuren werden aus dem Blut der V. portae in der **Leber** wieder aufgenommen und sowohl die primären als auch die sekundären Gallensäuren mit **Aminosäuren konjugiert** und an die Gallenblase abgegeben.

Sekretion der Galle

Durch **Kontraktion der Gallenblase** werden täglich ca. **0,5–0,7 Liter** Galle über die extraheptischen Gallengänge ins Duodenum abgegeben.
Die Kontraktion wird ausgelöst durch:
- Eintritt **fetthaltiger** und **pH-niedriger Nahrung** ins Duodenum
- **Cholezystokinin** (Freisetzung durch Anwesenheit von Nahrungsfetten im Duodenum)
- Stimulation durch den **N. vagus (X)**

Funktionen der Galle

- **Ausscheidung von Abbauprodukten** (z. B. Bilirubin oder Medikamente) und **Giftstoffen**

> **Ikterus** (Gelbsucht): Beim Überschreiten des Normwertes von Bilirubin im Blut (Normwert: bis 1,0 mg oder 17 μmol/l) kommt es zu **Gelbfärbung der Skleren** und der **Haut**, **Braunfärbung des Urins** und **hellem bis gelblich-weißem Stuhl**. Ein Ikterus kann Zeichen einer Leberschädigung z. B. durch Hepatitis, Alkoholabusus oder Vergiftung sein oder durch eine Erkrankung der Gallenwege, z. B. Entzündung (Cholangitis) entstehen.

- **Fettverdauung:** erst durch **Gallensäuren (Gs)** möglich
  - **Emulsionsbildung:** Gs bilden im Dünndarm mit dem **Lecithin** der Galle aus dem Nahrungsfett eine **Emulsion** → Fette sind dadurch zugänglicher für die Pankreasenzyme.
  - **Abtransport der Fette:** Die Abbauprodukte der Fettverdauung werden in **Mizellen** aus Gs abtransportiert.
  - **Regulation der Cholesterinsynthese:** Hohe Gs-Konzentrationen hemmen die Synthese von Cholesterin.

enterohepatischer Kreislauf

Die Gesamtmenge der Gallensäuren ist sehr gering. Deshalb werden die Gallensäuren nach Gebrauch „recycelt“.
- Nach der Aufnahme der Fettsäuren im Darmlumen bleiben die Gs zunächst dort zurück.

- Rückresorption im **terminalen Ileum** → Rücktransport über das **Pfortadersystem** zur **Leber** → erneute Abgabe der Gs **in die Galle**
- **10 % der Gs** werden mit dem Stuhl ausgeschieden. Die Leber produziert exakt die verlorene Menge jeden Tag nach.
- Der Kreislauf wird im Verlauf eines Tages ca. 5–10-mal durchlaufen.

Dünn-/Dickdarm-sekrete, Darmflora, Stuhl

Dünndarmsekretion · Brunnerdrüsen · Lieberkühn-Krypten · Dickdarmsekretion · Darmflora · Gasbildung · Stuhlzusammensetzung

Dünndarm

- anatomische Grundlagen

- Hauptaufgabe des Dünndarms ist die **Verdauung** und schließlich die **Resorption** der Nahrung.
- Der Dünndarm verfügt über eine große Anzahl an **Falten** (Zotten) und **Vertiefungen** (Krypten).
- Der gesamte Darm ist mit **Microvilli** (kleine Ausstülpungen der Darmwand oder Zotten, die einen Saum bilden) ausgekleidet, um die **Oberfläche des Darmes zu vergrößern** → erleichterte Resorption der Nahrung.

- Sekretion

- **Brunner-Drüsen:**
  - *Lage:* im Duodenum
  - *Sekretion:* muköse Drüsen mit zähem, alkalischem Sekret.
  - *Funktion:* Das Sekret soll im Bulbus duodeni den sauren Magensaft abpuffern.
  - *Steuerung:* durch Reizung des **N. vagus (X), mechanischer Dehnung** des Bulbus duodeni, **Sekretin**ausschüttung → Sekretion
- **Lieberkühn-Krypten:**
  - *Lage:* im gesamten Dünndarm
  - *Sekretion:* ca. **2 Liter Flüssigkeit/Tag** (Zusammensetzung ähnlich der Flüssigkeit des Extrazellulärraums)
  - *Funktion:* Im Sekret der Lieberkühn-Krypten sind die Nahrungsbestandteile besser gelöst und können leichter aufgenommen werden.
  - *Steuerung:* durch Reizung des N. vagus. → Sekretion

Dickdarm

- **Schleimsekretion** aus den **Becherzellen** → Stuhl dadurch gleitfähiger
- Reabsorption von **Wasser** → Eindickung des Stuhls

Darmflora

- ca. **10^{10}–10^{12} Bakterien pro ml Stuhl** im Dickdarm
- Die Bakterien sind für den menschlichen Organismus in der Regel **harmlos**. Sie produzieren sogar Stoffe, die der Körper nicht selbst synthetisieren kann, z. B. Vitamin K (Blutgerinnung), Vitamin B_{12}, Thiamin etc.

Gasbildung

- Pflanzliches Material (v.a. **Zellulose**) kann im menschlichen Darm nicht verdaut werden und wird von Bakterien abgebaut → Gasbildung, v.a. **CH_4, H_2, H_2S** und **CO_2**
- Täglich werden **500–800 ml** Gas produziert (Steigerung der Gasbildung bei bestimmten pflanzlichen Nahrungsmitteln, z. B. Bohnen)

Stuhl

- Ausscheidung von ca. **80–200 g Stuhl** pro Tag
- Zusammensetzung: **25 % feste Bestandteile, 75 % Wasser**
- Feste Bestandteile:
  - ca. 35 % tote Darmbakterien
  - ca. 15 % Fett
  - ca. 30 % unverdaute Nahrung (z. B. Ballaststoffe)

– ca. 20 % anorganische Bestandteile
- Die Braunfärbung des Stuhls entsteht durch **Bilirubinabbauprodukte.**

8.4 Aufschluss der Nahrung

Die Bestandteile der Nahrung müssen erst zerlegt werden, da sie als Makromoleküle nicht aufgenommen werden können. Jede Nahrungsmittelgruppe hat dabei einen anderen Zerlegungsweg.

Kohlenhydrate

- **Mundhöhle:** α-Amylase
- **Magen:** Denaturierung der Enzyme
- **Dünndarm:** Pankreas-Amylase · Oligosaccharidasen · Disaccharidasen

Die Kohlenhydrate der Nahrung, z. B. Stärke, Rohrzucker (Saccharose) und Milchzucker (Lactose) müssen erst gespalten werden. Nur Glucose und Fructose (Monosaccharide) können aufgenommen werden.

Mundhöhle

Wirkung der α-**Amylase** des Speichels: Abbau der Polysaccharide in kleinere Einheiten

Magen

Denaturierung der kohlenhydratzersetzende Enzyme durch den **niedrigen pH** → keine weitere Zerlegung

Dünndarm

- **Pankreas-Amylase** (Duodenum): spaltet Polysaccharide zu Disacchariden und kleineren Glucosepolymeren mit einer Länge von 9–10 Molekülen (Oligosaccharide).
- **Oligosaccharidasen** (z. B. α-1,6-Glucosidase), **Disaccharidasen** (Maltase und Isomaltase): weiterer Abbau zu Monosacchariden

Proteine

- **Magen:** HCl · Denaturierung der Proteine · Pepsin
- **Dünndarm:** Pankreasproteasen · Peptidasen

Proteine, die z. B. in Fleisch oder anderen proteinhaltigen Lebensmitteln enthalten sind, müssen erst zu Aminosäuren aufgespalten werden, um sie resorbierbar zu machen.

Magen

Die **Magensäure (HCl)** hat bei der Proteinverdauung 2 Aufgaben:
- **Denaturierung der Protiene** und Beginn der Hydrolyse
- **Aktivierung** von **Pepsin** aus der Vorstufe Pepsinigogen. Pepsin verdaut etwa 1/5 der Proteine.

Dünndarm

- **Pankreasproteasen** (Duodenum): zerlegen den Hauptteil der Proteine in Oligopeptide und bereits einzelne Aminosäuren
- **Peptidasen** (Bürstensaum des Darms): endgültiger Abbau der Oligopeptide zu Aminosäuren

Lipide

Emulsionsbildung · Hydrolyse der Triglyceride · Abtransport in Mizellen

Die Fettverdauung findet im Dünndarm statt:
- **Emulsionsbildung:** Gallensäuren und Lecithin bilden aus dem Nahrungsfett eine **Emulsion** (↗ Kap. 8.3)

- **Hydrolyse der Triglyceride:** Die Pankreaslipase spaltet vom Trigycerid 2 Fettsäuren ab, so dass nur ein Monoglycerid übrigbleibt.
- **Abtransport:** Zusammen mit den freien Fettsäuren wird das Monoglycerid in Mizellen zur Darmmucosa transportiert.

8.5 Resorption

Je nach Nährstoff erfolgt die Resorption in einem bestimmten Bereich des Darms (Stofftransport über Membranen ↗ Kap. 1).

Resorptionsbereiche

Magen · Duodenum · Jejunum · Ileum · Dickdarm

- *Magen:* Hier findet i.d.R. keine Resorption statt, nur Verdauung von Nahrungsbestandteilen.
- *Duodenum* (orale 25 cm des Dünndarms):
  - geringe Resorption von **Fetten** und **Kohlenhydraten**
  - **Eisen**- und **Kalzium**resorption
- *Jejunum* (bis ca. 120 cm Dünndarm): Hauptbereich der Resorption
  - Resorption von **Kohlenhydraten**, **Fetten** und **Proteinen**
  - Resorption von **Vitamin A, D, E, K** und **Folsäure**

! Bei den **Vitaminen A, D, E** und **K** handelt es sich um die **fettlöslichen** Vitamine: Sie können nur aufgenommen werden, wenn sich Fett in der Nahrung befindet.

! **ADEK** (= österreichische Supermarktkette)

- *Ileum* (ca. bis 130 cm Dünndarm): Resorption von **Vitamin B_{12}**, **Gallensäuren** und **Kalzium**
- *Dickdarm:* Resorption von **Wasser** und **Elektrolyten**

Aufnahmemechanismen

aktiv transzellulär · passiv parazellulär

- **Aktiv transzellulär:** Aufnahme der Stoffe an der dem Darmlumen zugewandten Seite der Zellen mittels **Energieverbrauch**. Transport durch die Zelle und Abgabe an der darmabgewandten Seite. Wichtig z. B. bei der Monosaccharid-Resorption.
- **Passiv parazellulär:** Diffusion von Wasser und gelösten Substanzen durch parazelluläre Spalten. Wichtiger Weg z. B. bei der Aufnahme von Elektrolyten.

Monosaccharide

aktiver Transport · Glucose-/Galaktose-Transport · Fructose-Transport

Die häufigsten Monosaccharide, die im Körper anfallen sind Glucose, Mannose, Fructose und Galaktose. Sie werden meist über **aktive** Transportmechanismen aufgenommen:

- **Glucose- und Galaktose-Transport:** Co-Transport mit **Na^+-Ionen** unter Energieverbrauch in die Darmzelle → passive Diffusion ins Blut
- **Fructose-Transport:** erleichterte Diffusion entlang des Konzentrationsgefälles
- **Resorption der Monosaccharide** im oberen GIT.

Aminosäuren, Oligopeptide

L-System · A-System · Na^+-Symport

Die Resorption von Aminosäuren findet zu über 90 % im Dünndarm statt. Je nach Seitenketten der Aminosäuren werden verschiedene Transportsysteme genutzt:

- **L-System:** für neutrale Aminosäuren
- **A-System:** für anionische Aminosäuren, z. B. Aspartat, Glutamat

- **System für basische Aminosäuren:** Lysin, Arginin etc.
- Geladene Aminosäuren werden über einen aktiven **Na^+-Symport** aufgenommen.

Lipide

Fettresorption · intrazelluläre Lipidbildung · Chylomikronen

- **Fettresorption:** Die Mizellen werden über den Bürstensaum in die Zellen der Darmschleimhaut (Enterozyten) transportiert.
- **Intrazelluläre Lipidbildung:** Die einzelnen Bestandteile der resorbierten Fette werden im endoplasmatischen Retikulum (ER) der Enterozyten wieder zu Triglyceriden verestert.
- **Chylomikronen** = **Transportform** der meisten Nahrungsfette
  - Triglyceride und andere Fette werden in der Darmzelle für den Transport im Blut in Chylomikronen eingebaut → Abgabe an das Darmlymphsystem
  - **Zusammensetzung:** 90 % Triglyceride, 7 % Phospoholipide, 2 % Cholesterin und 1 % Proteine

Wasser und Elektrolyte

Wasserresorption · Na-Resporption · K-Resorption · Ca-Resorption

Wasserresorption

- **Aufnahme:** ca. 1,5–2,5 Liter pro Tag
- **Sekretion:** ca. 7–10 Litern pro Tag
- **Resorption:** 75–80 % im Dünndarm, 20–24 % im Dickdarm, ca. 1 % werden mit dem Stuhl ausgeschieden.
- **Resorptionsvorgang:** Wasser diffundiert **passiv** entlang des osmotischen Konzentrationsgefälle der resorbierten Elektrolyte.

Na-Resoprtion

Treibende Kraft ist die **aktive Na^+-K^+-Pumpe**. Sie schafft ein Konzentrationsgefälle, anhand dessen **Wasser** und die **Na^+-Ionen** mittels verschiedener Mechanismen **passiv** (Wasser und Natrium) oder **sekundär aktiv** (Natrium) **resorbiert** werden.

K-Resorption

Die K-Resorption erfolgt im Darm fast ausschließlich **passiv**, indem die Ionen einem **Konzentrationsgefälle** folgen. Es werden nur geringe Mengen aufgenommen.

Ca-Resorption

benötigt die Anwesenheit von **Vitamin D** (1,25-Dihydroxy-Cholecalciferol) (↗ Kap. 12.5)

8.6 Integrative Steuerung der Magen-Darm-Funktion

Darmnervensysteme

intrinsisches Darmnervensystem · Plexus myentericus · Plexus submucosus · extrinsisches Darmnervensystem

Das Darmnervensystem gliedert sich in zwei Abschnitte, die beide von den Ganglienzellschichten in der Darmwand ausgehen.

intrinsisches Darmnervensystem

- **Plexus myentericus** (Auerbach): liegt zwischen der *Längs-* und der *Ringmuskelschicht* und innerviert die glatte Darmmuskulatur.
- **Plexus submucosus** (Meissner-Plexus): liegt in der *Submucosa* und innerviert die Schleimhautmuskulatur und die Drüsen, steuert Sekretion und Resorption.

extrinsisches Darmnervensystem

Das extrinsische System steuert das intrinsische über den **Parasympathikus (Aktivierung)** und den **Sympathikus (Hemmung).**

9 Energie- und Wärmehaushalt

9.1 Energiehaushalt

Definition

- **Energie** = Speicherform der Arbeit
- **Energiehaushalt** = Vorgänge, mit denen der Körper in der Lage ist, den Verbrauch und die Aufnahme von Energie zu regulieren
- In der Regel wird Energie vom Körper in **chemischer Form** (chemische Energie) als Nahrung aufgenommen und in andere Energieformen, z. B. **mechanische** oder **thermische Energie,** umgewandelt.

Energiebereitstellung

Engergieträgergruppen · physikalischer Brennwert · physiologischer Brennwert · energetisches Äquivalent

Nahrung muss im Körper zerlegt werden, um die Energie nutzbar zu machen und in Arbeit umzuwandeln. Man unterscheidet drei verschiedene Energieträgergruppen: **Fette, Kohlenhydrate** und **Proteine**.

physikalischer Brennwert

= Energiemenge **(kJ/g)**, die frei wird, wenn ein Stoff unter Verbrauch von O_2 **vollständig** zu Kohlendioxid und Wasser umgesetzt wird: Dies ist nur mit Fetten und Kohlenhydraten möglich, nicht mit Proteinen!

physiologischer (biologischer) Brennwert

= Energiemenge **(kJ/g)**, die zur Vefügung steht, wenn ein Nahrungsstoff nur **unvollständig** verbrannt wird (↗ Tab. 9.1)

! **vollständige** Verbrennung: physikalischer = physiologischer Brennwert

! **unvollständige** Verbrennung: physikalischer > physiologischer Brennwert

energietisches Äquivalent (= kalorisches Äquivalent)

= Energiemenge **(kJ/l O_2)**, die bei der Reaktion mit O_2 in Bezug auf die dabei verbrauchte Menge O_2 frei wird

	Fett	Kohlenhydrate	Proteine
physikalischer Brennwert (kJ/g)	38,9	17,2	23,0
physiologischer Brennwert (kJ/g)	38,9	17,2	17,2
energietisches Äquivalent (kJ/l O2)	19,6	21,15	19,65

Tab. 9.1: Nahrungsstoffgruppen und ihre Brennwerte

Energieumsatz

Definitionen · Kalorimetrie · Grundumsatz · Ruheumsatz · Arbeitsumsatz

Definition

Unter Energieumsatz versteht man die **Aufnahme** energiereicher Stoffe, den **Umsatz** und **Verbrauch** der gewonnenen Energie zur Arbeit und Aufrechterhaltung der körperlichen Funktionen sowie die **Ausscheidung** energieärmerer Stoffe. Der Energieumsatz kann mit der Kalorimetrie ermittelt werden.

direkte Kalorimetrie

Messung des Energieumsatzs über die **Wärmeabgabe**
- Dazu setzt man den Probanden in eine isolierte Kammer, deren Wände mit Wasser gefüllt sind.
- Die abgegebene Körperwärme des Probanden erwärmt das Wasser. Die Erwärmung des Wassers gibt einen Rückschluss auf den Energieumsatz des Probanden.

Anmerkung: Diese Methode ist veraltet und wird wegen des großen Aufwands kaum benutzt.

indirekte Kalorimetrie

Messung des Energieumsatzes über den **O_2-Verbrauch** und das **abgeatmete CO_2**

Anmerkung: Neuere Methode, wird häufiger angewandt.

Grundumsatz

= Energieumsatz unter standardisierten Bedingungen:
- 12 Stunden Nüchternheit
- am Morgen
- Zimmertemperatur
- Beeinflusst wird der Grundumsatz von mehreren Bedingungen:
  - Alter
  - Geschlecht
  - Körpergewicht
  - Körpergröße
  - Hormonspiegel (v.a. Schilddrüse, Nebenniere etc.)

Ruheumsatz

= Energieumsatz in Ruhe, unterliegt aber Schwankungen. Er ist im Gegensatz zum Grundumsatz nicht standardisiert.

Arbeitsumsatz

= Energieumsatz bei körperlicher Arbeit

9.2 Wärmehaushalt

Man unterscheidet zwischen **wechselwarmen** und **gleichwarmen** Lebewesen. Der Mensch gehört zu den gleichwarmen Lebewesen und hält die **Körpertemperatur** daher in einem bestimmten Bereich **konstant** (36,5–37,4 °C).

Körpertemperatur

Körperstamm · Körperperipherie · Homoiothermie · Poikilothermie · Normwerte · Einflüsse auf die Körpertemperatur

Obwohl der menschliche Körper bestrebt ist, eine gleichmäßige Temperatur zu erreichen, unterscheidet sie sich je nach Körperregion:
- **Körperstamm** (Rumpf, Kopf): möglichst konstante Temperatur (**Homoiothermie**), da hier wichtige Organe liegen.
- **Körperperipherie:** Die Extremitäten sind wechselwarm (**Poikilothermie**). Die Temperatur ist von der Durchblutung, der Außentemperatur und der Kerntemperpatur abhängig.

Körperkerntemperatur

- Beim gesunden Menschen: **36,4** bis **37,4 °C**
- Mit dieser Temperatur können die biochemischen und physiologischen Vorgänge am besten funktionieren.

Einflüsse auf die Körperkerntemperatur

- Es gibt mehrere Größen, welche die Kerntemperatur beeinflussen:
  - starke **körperliche Arbeit** → Anstieg der Temperatur
  - **psychische Erregung** → Anstieg der Temperatur
  - **Tageszeit:** morgens niedrigste Temperatur, am frühen Abend höchste Temperatur
  - **Alter:** eher niedrigere Temperatur
- Bei **Frauen** zusätzlich Beeinflussung durch:
  - **Menstruationszyklus** → Anstieg der Temperatur durch die Ovulation um ca. 0,5 °C
  - **Schwangerschaft** → Anstieg der Temperatur um etwa 0,5–0,7 °C

Wärmebildung

innere Wärmebildung · äußere Wärmebildung · zitterfreie Wärmebildung · Muskelzittern · braunes Fettgewebe

Die Temperatur des Körpers wird durch Arbeit konstant erhalten. Damit der Körper nicht auskühlt, kann er auf zwei verschiedenen Wegen Wärme erzeugen:

- **Innerer Weg:** Zitterfreie Wärmebildung durch Stoffwechselvorgänge in den großen Organen des Thorax und Abdomens. Allerdings kann dieser Weg nur begrenzt Wärme zur Verfügung stellen.
- **Äußerer Weg:** Durch Tätigkeit der Muskulatur wird Wärme erzeugt. Bewegt sich der Körper nicht gezielt, tritt **Muskelzittern** auf. Dabei kontrahieren sie viele Muskeln, es kommt zur Erwärmung.
- **Sonderweg bei Säuglingen:** Bei jungen Säuglingen ist eine zitterfreie Wärmebildung durch **braunes Fettgewebe** möglich.

Wärmeabgabe

innerer Wärmestrom · äußerer Wärmestrom

Die Wärmeabgabe erfolgt über dem inneren und äußeren Wärmestrom.

innerer Wärmestrom

- Eine **Erhöhung der Hautdurchblutung** führt zu einer gesteigerten Wärmeabgabe, da mehr Wärme in die Peripherie abgeleitet wird.
- Der **venöse Rückstrom** aus der Peripherie wird in den **oberflächlichen Venen** und nicht in den tiefen Venen transportiert.
- Der **Gegenstromaustausch** zwischen den „wärmeren" Arterien aus dem Körperkern und den „kälteren" Venen wird reduziert, so dass sich das venöse Blut nicht so stark erwärmen kann.

äußerer Wärmestrom

- **Wärmeleitung:** Abgabe der Wärme an die Luft über die Haut, wenn die Luft kälter ist als die Haut.
- **Konvektion:** Abgabe der Wärme an die Luft über die Haut, wenn sich die Luft an der Haut vorbei bewegt (→ deshalb bringt z. B. ein Ventilator Kühlung).
- **Verdunstung von Wasser auf der Haut:** Über **Schwitzen** (Flüssigkeit wird durch Schweißdrüsen abgegeben) und über **Abgabe durch Diffusion** (unmerkliche Wasserabgabe).
- **Strahlung:** Abgabe der Wärme an einen kälteren Gegenstand.

9.3 Temperaturregulation

Temperaturregelkreis — Sensoren · neuronale Steuerung · Fieber

Sensoren

- **Zentrale Thermosensoren:** im Bereich des unteren Hirnstamms und des vorderen Hypothalamus
- **Periphere Thermosensoren:**
  - in der **Muskulatur**
  - im hinteren Teil des **Abdomens**
  - in der **Haut** (v.a. Wärme- und Kälterezeptoren)

neuronale Steuerung

Thermorezeptoren erfassen die aktuelle Temperatur und geben den Messwert an das hypothalamische Thermoregulationszentrum weiter.

- Messwert < Sollwert → die Wärmebildung wird vom Hypthalamus über efferente Bahnen angeregt

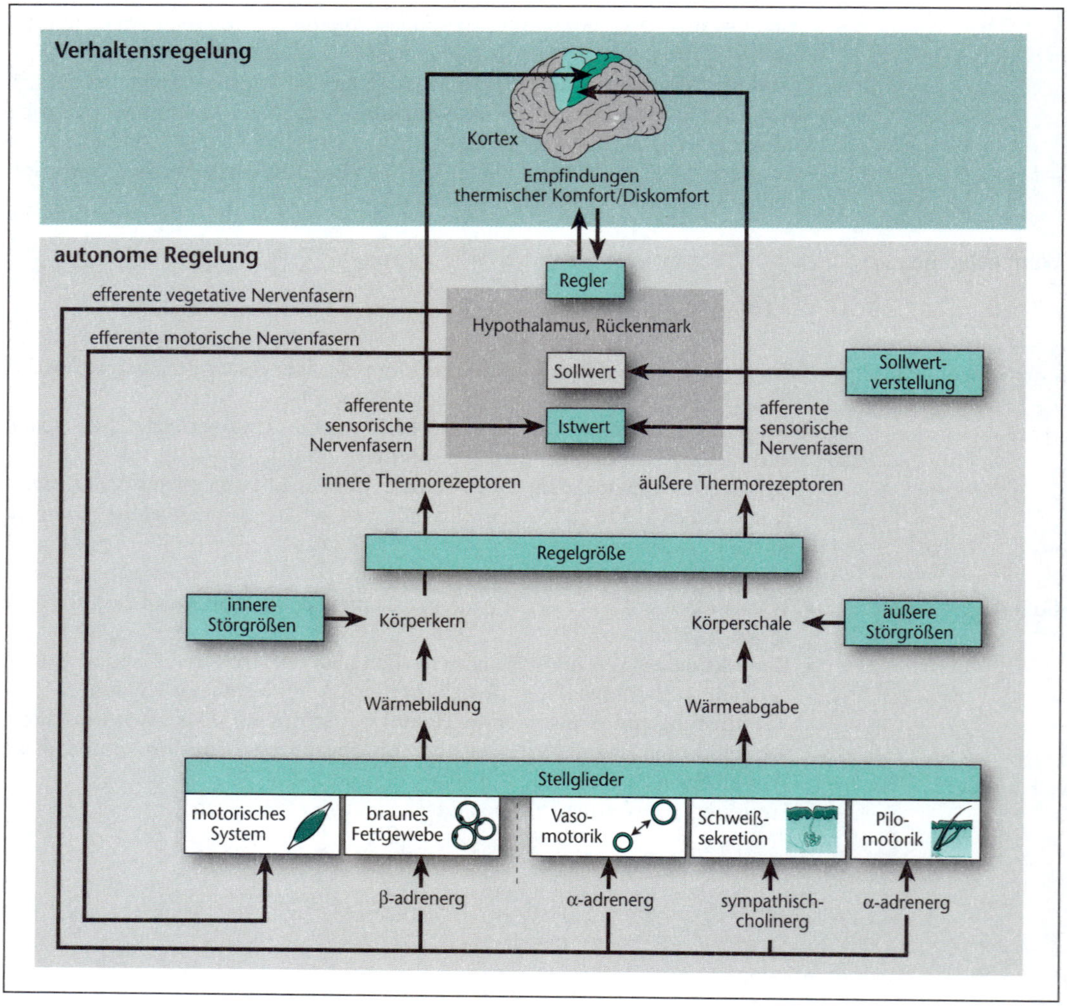

Abb. 9.1: Übersicht über die Steuerung der Temperaturregulation [10]

- Messwert > Sollwert → die Wärmeabgabe wird ebenfalls über efferente Bahnen angeregt

Temperaturregulation

Die o.g. Temperaturregulationsmechanismen können nur in einem bestimmten **sehr engen Rahmen die Temperatur regulieren.** Sitzt man z. B. in einem Pelzmantel in der Wüste, kann der Körper die Hitze nur sehr schwer wegregulieren, genauso ist es umgekehrt: am Nordpol nackt zu baden, wird über kurz oder lang zu Erfrierungen führen.

Fieber ist eine Reaktion des Körpers auf **Pyrogene.**
- Man unterscheidet **exogene Pyrogene** (meist Bakterientoxine) und **endogene Pyrogene** (vom Körper gebildet).
- Pyrogene verschieben im Hypothalamus den Sollwert nach oben. Der Körper muss also Wärme erzeugen, um den neuen Sollwert zu erreichen → Wärmebildung durch Muskelzittern (**Schüttelfrost**).
- Sind die Pyrogene entfernt, wird der Sollwert wieder „zurückgestellt“. Durch **Schwitzen** und **Gefäßerweiterung** wird Wärme abgegeben.
- Durch Fieber hemmt der Körper z. B. **Bakterienwachstum,** da viele Enzyme bei höherer Temperatur schlechter arbeiten.

9.4 Akklimatisation

Definition · Kälteakklimatisation · Hitzeakklimatisation

Definition

Bei der Akklimatisation handelt es sich um den Vorgang der **langfristigen Anpassung** an eine veränderte Umgebungstemperatur.

Kälteakklimatisation

Beim Menschen existiert **keine wirksame Kälteakklimatisation,** da er sich kein Fell wachsen lassen kann oder über einen Winterspeck in Form von braunem Fett verfügt. Der Kälteakklimatisierte scheint aber eine **niedrigere Zitterschwelle** zu haben.

Hitzeakklimatisation

Die **Schweißsekretion** ist beim Hitzeakklimatisierten **niedriger** und der Schweiß durch höheren Aldosteronspiegel **elektrolytärmer.**

10 Wasser- und Elektrolythaushalt, Niere

Die Niere reguliert und kontrolliert den Wasser- und Elektrolythaushalt.

10.1 Wasser- und Elektrolythaushalt

Flüssigkeitsräume

Intrazellulärraum · Extrazellulärraum · Volumenbestimmung

Einteilung

Der menschliche Körper besteht zu etwa **60 % aus Wasser**. Dieses Wasser ist in klar voneinander getrennten Kompartimenten (Flüssigkeitsräumen) gespeichert:

Intrazellularraum (60 %)	Wasser in den Körperzellen
Extrazellulärraum • transzellulär (2 %) • Plasma (8 %) • Interstitium (30 %)	 Liquor, Augenwasser, Gallesekret in der Gallenblase etc. Flüssigkeit in den Blutgefäßen Wasser zwischen den Zellen

Tab. 10.1: Flüssigkeitsräume des Körpers

Volumenbestimmung

Zur Volumenbestimmung wird ein **Indikatorverfahren** benutzt.

- Man verabreicht je nach Kompartiment einen bestimmten **Indikator**, der in die **Blutbahn** injiziert wird. Nach einer vorgegebenen Zeit misst man dessen **Konzentration im Blut**.
- Messung des **Verteilungsvolumens (V)** des Indikators:

$$V = \frac{M_{appl}}{K_{Plasma}}$$

M_{appl} = Menge des applizierten Indikators
K_{Plasma} = Konzentration des Indikators im Plasma

Indikatoren:
– **Tritium, schweres Wasser (D_2O), Antipyrin** → gesamter Wasserbestand
– **Inulin** → Extrazellulärraum
– **Evans Blau** → Intrazellulärraum

- Berechnung des Intrazellulärraums (V_{IZ}):
  V_{IZ} = Gesamtwasser – extrazelluläres Volumen

Wasser

Wasseraufnahme · Wasserabgabe · Regulation/Messung des Wasserbestandes

Wasseraufnahme

Die tägliche **Wasseraufnahme** bei geringer körperlicher Belastung und Zimmertemperatur beträgt ca. **2,5 Liter**. Zusammensetzung:
- **Trinkenvolumen:** ca. 1500 ml
- Wasser in **fester Nahrung:** ca. 700 ml
- **Oxidationswasser** im Rahmen des Nahrungsabbaus: ca. 300 ml

Wasserabgabe

Die tägliche **Wasserabgabe** bei geringer körperlicher Belastung und Zimmertemperatur beträgt ca. **2,5 Liter**. Zusammensetzung:
- **Urin:** ca. 1300ml
- **Stuhl:** ca. 200 ml
- **Atemluft** und **Haut** (ohne Aktivität der Schweißdrüsen) ca. 900 ml

Regulation des Wasserbestandes

Aufnahme des **Ist-Zustandes** durch Rezeptoren und Sensoren → Steuerung des **Soll-Zustand** durch die **Hormone** ANP, Renin, Aldosteron und ADH sowie über das **ZNS** (Regulation von Durst und Ausscheidung)

Messung des Wasserbestandes

Die Messung des Wasserbestandes erfolgt über verschiedene Sensoren:

- Osmosensoren
  - Sitz: **Pfortadergefäßsystem** von **Leber** und **Hypothalamus**
  - Messung der **Osmolarität** des Blutes
  - Hypothalamus → Steuerung der **Ausschüttung von ADH** und des **Durstgefühls**

- Dehnungsrezeptoren
  - Sitz: **Herzvorhöfe**, Gefäßwände der **Vena cava thoracalis**
  - Messung des **Füllungszustandes**
  - **Steuerung der ADH-Ausschüttung** über nervale Verbindung zum **Hypothalamus** (Grauer-Henry-Reflex ↗ Kap 4.5)

- Drucksensoren
  - Sitz: **Nieren**
  - Messung des **renalen Perfusionsdruckes**
  - Absinken der GFR → Freisetzung von **Renin** → Aktivierung des Renin-Angiotensin II-Aldosteron-Systems (**RAAS**) (↗ Kap. 12 Mineralkortikoide)

- Atrionatriuretisches Peptid (ANP)
  - Bildung und Sekretion in der Wand der **Herzvorhöfe**
  - **Sekretion** durch **Vorhofdehnung** (Vorhofdehnungsreflex, ↗ Kap 4.5)
  - Wirkung: Steigerung der **Wasser-** und **Na^+-Ausscheidung** in der Niere

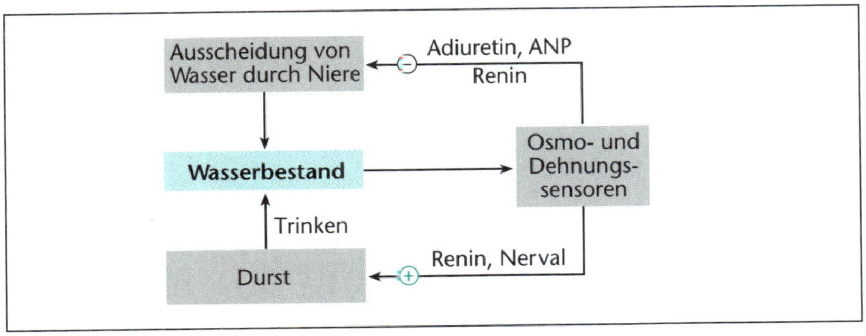

Abb. 10.1: Regelkreis des Wasserbestandes [1]

Natrium

Bedeutung · Verteilung im Körper · Aufnahme · Ausscheidung · Aldosteron

Bedeutung

Wichtigstes extrazelluläres Ion:
- **nervale Prozesse** (Ruhemembranpotential, Aktionspotential ↗ Kap.1)
- **vegetative Prozesse** (Verdauungstrakt: Cotransport mit Glucose ↗ Kap. 8)

Verteilung im Körper

- Na-Bestand: **60 mmol Na^+/kg Körpergewicht** (40 % sind im Knochen gebunden)
- **Extrazelluläre** Konzentration: 135–145 mmol/l
- **Intrazelluläre** Konzentration: 10–14 mmol/l

Aufnahme

- mit der **Nahrung**, Resorption im **unteren Ileum**
- Aufnahmemenge: **50–500 mmol/Tag** abhängig von der Zusammensetzung der Nahrung

Ausscheidung

- Über die **Nieren** (95 %): Regulation durch **Aldosteron**
  - Na ↓ → **Aldosteronausschüttung** → gesteigerte Na^+-Resorption im distalen Tubulus und im Sammelrohr der Niere → Na^+-Spiegel ↑
  - Na ↑ → Aldosteronausschüttung gehemmt → Na^+-Ausscheidung ↑ in der Niere
- über **Schwitzen** und **Stuhl** (5 %)

Kalium

Bedeutung · Verteilung im Körper · Aufnahme · Ausscheidung

Bedeutung

Wichtiges Ion zur Aufrechterhaltung der Körperfunktionen. Im Gegensatz zu Natrium ist es das wichtigste **intrazelluläre Ion.**

Verteilung im Körper

- K^+-Bestand: **50 mmol K^+/kg Körpergewicht** (m > w, da Frauen über mehr Fettgewebe verfügen, das sehr kaliumarm ist)
- **Extrazelluläre** Konzentration: 3,5–5,0 mmol/l
- **Intrazelluläre** Konzentration: 150–155 mmol/l

Aufnahme

- mit der **Nahrung**, Resorption im **unteren Ileum**
- Aufnahmemenge: sollte **25 mmol/Tag** nicht überschreiten, abhängig von der Zusammensetzung der Nahrung

Ausscheidung

Vorwiegend über die **Nieren**. Regulation durch **Aldosteron:** Eine **erhöhte Na^+-Resorption** führt auch zu einer erhöhten **K^+-Resorption** und umgekehrt.

> Bereits kleine Veränderungen des Serum-Kalium-Spiegels können zu erheblichen Störungen der **Erregungsleitung des Herzens** führen. Folgen sind z. T. schwere Herzrhythmusstörungen, die bis zu Kammerflimmern und Asystolie führen können.

Calcium

Bedeutung · Verteilung im Körper · Aufnahme · Ausscheidung

Bedeutung

- **Aufbau der Knochen**
- **Erregbarkeit von Zellen** (v.a. Muskelzellen, ↗ Kap. 14)

Verteilung im Körper
- Ca-Bestand: ca. **2 %** des gesamten **Körpergewichts**
- **99 %** im **Knochen** gebunden

- **1 % in Körperflüssigkeiten,** wie z. B. Serum: S-Konzentration: 2,3–2,7 mmol/l
  - 40 % → proteingebunden
  - 60 % → 4/5 ungebunden und 1/5 komplex gebunden

Aufnahme

- mit der **Nahrung**, Resorption im **Magen-Darm-Trakt** (↗ Kap. 8) je nach Bedarf
- Aufnahmemenge: abhängig von der Zusammensetzung der Nahrung, schwankt erheblich

Ausscheidung

- **90 % enteral** über den Stuhl
- **10 % renal** über die Niere
- Regulation der Ca^{2+}-Spiegel über **Parathormon, Calcitonin** und **Vitamin D_3** (↗ Kap. 12 Calciumhaushalt)

> In der **Schwangerschaft** und **Stillzeit** sollte genau auf den Calciumhaushalt der Mutter geachtet werden, da der Fetus/Säugling zur Entwicklung des Skeletts große Mengen (2 % des Körpergewichtes!) an Ca^{2+} braucht.

Phosphat

Bedeutung · Verteilung im Körper · Aufnahme · Ausscheidung

Bedeutung

- **Knochenaufbau**
- wichtiger Bestandteil von **Enzymen** und Substraten des Stoffwechsels
- Baustoff der **DNA**

Verteilung im Körper

- 98 % im **Knochen** eingebaut
- 2 % im **Serum** (als HPO_4^{2-} gelöst, S-Konzentration: 1,0–1,5 mmol/l) und **intrazellulär**

Aufnahme

- mit der **Nahrung**, Resorption im Dünndarm
- Aufnahmemenge: ca. **1,5 g/Tag**, nur ca. die Hälfte wird resorbiert

Ausscheidung

über die **Niere**

Magnesium

Bedeutung · Verteilung im Körper · Aufnahme · Ausscheidung

Bedeutung

Cofaktor vieler **Enzyme**

Verteilung im Körper

- Mg-Bestand: **16 mmol Mg^{2+}/kg Körpergewicht**
- ca. **50 %** im **Knochen** gebunden
- ca. **45 % intrazellulär**
- ca. **5 %** im **Plasma** gelöst (S-Konzentration: 0,8–1,3 mmol/l)

Aufnahme

- mit der **Nahrung**, Resorption im Dünndarm
- Aufnahmemenge: abhängig von der Zusammensetzung der Nahrung

Ausscheidung

über die **Nieren**

10.2 Niere

Die Nieren sind in der Lage, den Körper von nahezu allen schädlichen Stoffwechselprodukten zu befreien und den Elektrolythaushalt zu regulieren.

anatomische Grundlagen

- Lage und Maße:
  - **retroperitoneale**
  - **4 cm** dick, **7 cm** breit und **11 cm** lang, Gewicht: ca. **120–200 g**
- Aufbau:
  - **Nierenmark** und **Nierenrinde**
  - **Nephron:** funktionelle Einheit der Niere aus **Glomerulus** (Bowman-Kapsel) und **Tubulussystem**
    Kortikales Nephrone: kurze Henle-Schleifen und peritubuläres Kapillarnetz
    Juxtamedulläres Nephrone: lange Henle-Schleifen und langes begleitendes Kapillarnetz

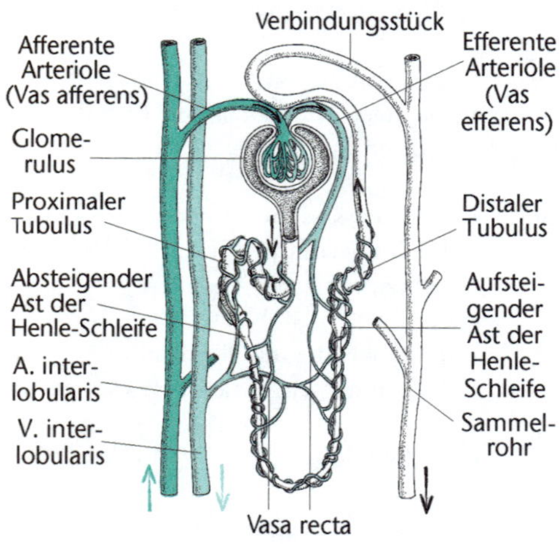

Abb. 10.2: Nephron [1]

- **Glomerulus:** Kapillarnetz, das in einen proximalen Tubulus eingestülpt ist.
  - **Vas afferens:** Blutgefäß zum Glomerulus hin
  - **Vas efferens:** Blutgefäß vom Glomerulus weg. Daraus entspringen die peritubulären Kapillaren des Tubulussystems.
- **Tubulussystem:** wird in 3 Abschnitte untergliedert:
  - proximaler Tubulus
  - Henle-Schleife
  - distaler Tubulus

Nierenstoffwechsel

Energieversorgung der Nierenrinde · Energieversorgung des Nierenmarks

Der Energiestoffwechsel der Niere wird in den einzelnen Abschnitten verschieden geregelt.

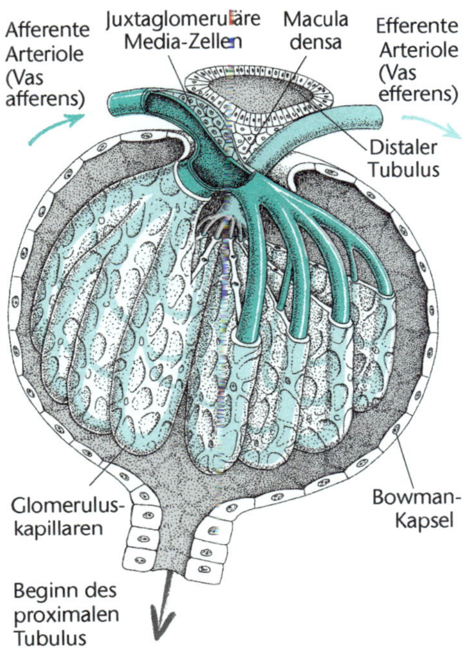

Abb. 10.3: Glomerulus [1]

Nierenrinde

- **Proximale Tubuli** werden versorgt durch:
  - ß-Oxidation von Fettsäuren
  - Gluconeogenese aus Aminosäuren und Lactat
  - Oxidation von Ketokörpern
- **Distale Tubuli** werden versorgt durch **anaerobe Glykolyse**.

Nierenmark

wird versorgt v.a. durch **aerobe Glykolyse**

Durchblutung der Niere

anatomische Grundlagen · renaler Blutfluss · Regulation

anatomische Grundlagen

- **Arterielle Durchblutung:** Aorta → A. renalis → Aa. interlobares (zw. Nierenrinde und -mark) → Aa. arcuatae → Aa. interlobulares → Vasa afferentia
- **Kapillarbett:** Vasa afferentia → Kapillarbett der Glomerula (Filtration) → Vasa efferentia → peritubuläre Kapillaren
- **Venöse Durchblutung:** Vv. interlobulares → Vv. arcuatae → Vv. interlobares → V. renalis → V. cava inferior

renaler Blutfluss

- beschreibt die Durchblutung der Niere
- ca. **1,2 l/min** durch beide Nieren (ca. 1/5 – 1/4 des gesamten HZV)
  - **90 %** → **Nierenrinde** (über die Aa. interlobulares)
  - **10 %** → **Nierenmark**

Regulation der Durchblutung der Nierenrinde

Die Durchblutung der Nieren wird über 3 Mechanismen reguliert:

- **Renin-Angiotensin-Aldosteron-System** (RAAS) (↗ Kap. 12 Mineralkortikoide)
- **Myogene Autoregulation:** Regulation über das Vas afferens im Bereich zwischen **90–120 mmHg** ohne wesentliche Änderung der Filtrationsrate

  - **Vas afferens** = 1. Widerstandsgefäß, das den Blutdruck auf etwa 50 mmHg senkt (= Perfusionsdruck in den Glomeruluskapillaren)
  - Anpassung des **Strömungswiderstands** an den aktuellen Blutdruck unabhängig von der allgemeinen Blutdruckregulation im Körper (**Bayliss-Effekt**):
    Anstieg des Druckes im Vas afferens → **Vasokonstriktion**
    Abfall des Druckes im Vas afferens → **Vasodilatation**
    Anmerkung: Fällt der Druck auf unter 60 mmHg ab, sinkt die Filtrationsrate erheblich → akutes Niereversagen.
- **Tubuloglomeruläres Feedback** (TGF): Rückkopplungsmechanismus des Tubulus zum Vas afferens und zum Glomerulus
  - Die renale Filtration im Glomerulus passt sich durch die TGF an die renale Transportkapazität für bestimmte Stoffe (v.a. NaCl) an.
  - Beispiel: Anstieg der NaCl-Konzentration in der Tubulusflüssigkeit durch verminderte Resorption → Freisetzung von **Renin** → Senkung der Filtrationsrate. Dadurch wird dem Verlust von Elektrolyten durch Ausschwemmen vorgebeugt.

Filtration

Allgemeines · Glomerulusfilter · Clearance · renaler Plasmafluss · renaler Blutfluss · glomeruläre Filtrationsrate · Filtrationsfraktion

Allgemeines

Die Filtration findet in den Glomeruli der Nieren statt (**glomeruläre Filtration**). Es handelt sich um einen **druckpassiven Vorgang**.

- Die Filtration ist abhängig von folgenden Faktoren:
  - Größe der Kapillaroberfläche (also des Filters)
  - Filtrationspermeabilität der Gefäßwand
  - Effektiver Filtrationsdruck (P_{Eff}) = $\mathbf{P_{Kap} - P_T - \pi_{Kap}}$
    P_{Kap} = hydrostatischer Druck in der Glomeruluskapillare
    P_T = Druck in der Bowman-Kapsel
    π_{Kap} = kolloidosmotischer Druck in der Glomeruluskapillare
- Filtrat
  - **Primärharn** (Ultrafiltrat): ca. 180 l/Tag → ca. 120 ml/min (glomeruläre Filtrationsrate (GFR)
  - **Endharn:** ca. 1–2 l/Tag

Glomerulusfilter

Der Filter im Glomerulus besteht aus drei Schichten:

- **Endothelschicht der Kapillaren:** hält die zellulären Bestandteile des Blutes (z. B. Erythrozyten, Leukozyten usw.) zurück.
- **Basalmembran:** fibrilläre, negative geladene Proteinkomplexe, die Makromoleküle zurückhalten.
- **Epithel der Bowman-Membran:** Filtrationsschlitze mit einem dünnen kleinporösen Häutchen, die nur sehr kleine Moleküle bis zu einer Größe von ca. 4,8 nm passieren lassen.

Clearance

= Plasmavolumen, das in einer bestimmten Zeit von einer Substanz X befreit wird:

$$Clearance = \frac{V_U \cdot C_U}{C_F}$$

V_U = Urinzeitvolumen (ml/min)
C_U = Konzentration der Substanz im Urin
C_F = Konzentration der Substanz im Plasma

! Die **Kreatinin-Clearance** wird in der Klinik benutzt, um die Nierenfunktion zu beurteilen.

renaler Plasmafluss (RPF)

= Plasmavolumen, das die Niere durchströmt. Es entspricht der Clearance für den Stoff Paraamminohippurat (PAH):

$$Clearance\,(PAH) = \frac{V_U \cdot C_{U(PAH)}}{C_{P(PAH)}}$$

V_U = Urinzeitvolumen (ml/min)
$C_{U(PAH)}$ = Konzentration von PAH im Urin
$C_{P(PAH)}$ = Konzentration von PAH im Plasma.

Auch die Berechnung über die Formel: $RPF = C_{PAH}/E_{PAH}$ ist möglich.
$C_{PAH} = V_U \cdot C_{U(PAH)}$
$E_{PAH} = [PAH]_{aP} - [PAH]_{vP}$

- **Normwert:** ca. 600 ml/min
- **PAH** wird glomerulär filtriert, tubulär sezerniert, im Tubulus nicht reabsorbiert und zu über 90 % ausgeschieden.
- Mithilfe des RPF kann man den renalen Blutfluss berechnen.

renaler Blutfluss (RBF)

= Blutmenge, die die Nieren in einer bestimmten Zeit durchströmt:

$$RBF = \frac{RPF}{1 - Hk}$$

Hk = Hämatokrit

- **Normwert:** ca. 1200 ml/min

glomeruläre Filtrationsrate (GFR)

= Volumen an Primärharn, das pro Minute von beiden Nieren filtriert werden kann:

- **Normwert:** ca. 120 ml/min
- Berechnung mittels der Clearance von Inulin:

$$Clearance\,(In) = \frac{V_U \cdot C_{U(In)}}{C_{F(In)}}$$

V_U = Urinzeitvolumen (ml/min)
$C_{U(In)}$ = Konzentration von Inulin im Urin
$C_{F(In)}$ = Konzentration von Inulin im Plasma

- **Inulin** ist ein Zucker mit folgenden Eigenschaften:
  - glomerulär frei filtriert
  - tubulär weder resorbiert noch sezerniert
  - in der Niere nicht synthetisiert
  - keine Teilnahme am Nierenstoffwechsel

Filtrationsfraktion (FF)

= Verhältnis zwischen der GFR und dem RPF. Sie gibt den Anteil des Plasmavolumens an, der glomerulär filtriert wird.

$$FF = \frac{GFR}{RPF} = \frac{Clearance_{Inulin}}{Clearance_{PAH}}$$

Normwert: 0,2 (20 % des Blutplasmas, das die Niere durchströmt, wird filtriert)

Resorption, Sekretion

Allgemeines · proximaler Tubulus · Henle-Schleife · distaler Tubulus · Sammelrohr

Resorption und **Sekretion** finden im **Tubulussystem** statt.

Allgemeines

- Resorption:
  - **Wasser**
  - **Organische Stoffe:** Harnstoff, Aminosäuren, Harnsäure, Lactat, diverse kleinere Proteine, Glucose etc.
  - **Anorganische Stoffe:** Elektrolyte wie Na^+, K^+, Ca^{2+}, Cl^- und HCO_3^-, gelöstes CO_2
- Sekretion:
  - **Zellulär sezernierte Stoffe:** Stoffe, die in der Tubuluszelle entstehen, z. B. NH_3 und H^+
  - **Transzellulär sezernierte Stoffe:** körpereigen produzierte Stoffe (z. B. Harnsäure) und körperfremde Stoffe (z. B. Medikamente)
- Transportvorgänge:
  - **Aktiv:** benötigen Energie in Form von ATP
  - **Sekundär aktiv:** Ein aktiver Prozess schafft den nötigen Gradienten für einen passiven Prozess.
  - **Passiv:** entstehen durch ein Konzentrationsgefälle

Proximaler Tubulus

anatomische Grundlagen · Na^+-Resorption · Bicarbonat-/Protonentransport · Ca^{2+}-Resorption · Phosphat-Resorption · Aminosäuren-/Peptid-Resorption · Glucose-Resorption · Harnsäure

Hier findet die **Hauptrückresorption** von Substanzen statt. Ca. 65 % des Primärharns werden hier rückresorbiert. Der Transport ist wenig reguliert und benötigt ein **Konzentrationsgefälle**, das durch den aktiven Transport von Na^+ aus der Zelle ins Interstitium geschaffen wird.

anatomische Grundlagen

Bau der Tubulus-Zellen:
- **Luminal:** Bürstensaum → Vergrößerung der Oberfläche
- **Basolateral:** z. T. starke Einfältungen in die Zellmembran → Vergrößerung der Oberfläche
- **Basal** (zum Blutgefäß hin): viele Na^+-K^+-Pumpen (ATPasen)
- **Intrazellulär:** viele Mitochondrien zur Versorgung der Na^+-K^+-Pumpen mit ATP

Na^+-Resorption

Die Resorption von Na^+ kann über **drei Mechanismen** (jeweils 1/3) erfolgen, die die Arbeit der Na^+-K^+-ATPase benötigen (↗ Kap. 1)
- **Sekundär aktiver Transport:**
  - Potentialdifferenz der **ATPase** und niedrige intrazelluläre Na^+- Konzentration → Na^+-Einstrom im Austausch gegen H^+ (**Na^+/H^+-Antiport**)
  - **Na^+-Symport:** Andere Substanzen können in Verbindung mit Na^+ in die Zelle gelangen, z. B. Glucose, Phosphat oder Aminosäuren.
- **Parazelluläre shunts:**
  - Resorption ins Interstitium über **parazelluläre Spalten** zwischen den Tubuluszellen
  - Cl^-, Mg^{2+} und Ca^{2+} folgen aus dem Tubulus ins Interstitium.

- **Solvent drag:**
  - Aufbau eines osmotischen Gradient durch Verschiebung der Elektrolyte ins Interstitium → **Wasser-Einstrom** ins Interstitium zusammen mit Na^+
  - Auch andere Elektrolyte und gelöste Stoffe (z. B. Harnstoff und Cl^-) werden so passiv transportiert.

Bicarbonat-/Protonentransport

- **HCO_3^--Rückresorption:** 90 % im proximalen, 10 % in distalem Tubulus und Sammelrohr
- **H^+-Sekretion:** im Austausch von Na^+ von der Zelle ins Lumen (**H^+-Na^+-Antiport**)
- **H^+** verbindet sich im *Lumen* mit HCO_3^- zu H_2CO_3.
- **H_2CO_3** wird durch die Carboanhydrase (*Bürstensaum*) zu H_2O und CO_2 gespalten.
- **CO_2** diffundiert passiv ins *Zellinnere* und reagiert intrazellulär mit H_2O (durch Carboanhydrase) zu H_2CO_3 → Zerfall in H^+ und HCO_3^-
- **HCO_3^--Sekretion** mit einem Na^+-Co-Transport ins *Interstitium*

Ca^{2+}-Resorption

- 90 % → parazelluläre Resorption
- **Lumenpositives transepitheliales Potential:** treibende Kraft der Resorption
  - Entsteht durch die Na^+- und anschließende Cl^--Resorption → Ca^{2+}-Resorption ist abhängig von der **NaCl-Resorption**.
  - Lokalisation: mittlerer und unterer Abschnitt des proximalen Tubulus
- 10 % → Parathormon (**PTH**) gesteuerte, aktive Resorption in der Henle-Schleife

Phosphat-Resorption

- **Na^+-Phosphat-Symport:** sekundär-aktiver Transport in die Tubuluszelle
- Steuerung durch **PTH** und **Phosphat**-Serumkonzentration:
  - Phosphatspiegel ↑ → Hemmung des Na^+-Phosphat-Symports
  - Phosphatspiegel ↓ → Aktivierung des Na^+-Phosphat-Symports

Aminosäuren-/Peptidresorption

- 98 % → Resorption über **sekundär aktiven Na^+-Symport**. Je nach Aminosäure gibt es verschiedene Symporter.
- **kleine** Peptide → Spaltung durch membranständige Enzyme in Aminosäuren
- **große** Peptide → Aufnahme über Endozytose und intrazelluläre Spaltung in Aminosäuren → Abgabe ins Interstitium

Glucose-Resorption

- vollständige Resorption über **sekundär aktiven Na^+-Glucose-Symport**
- Schwellenkonzentration: BZ von **180–200 mg/dl**, da bei diesen Konzentrationen alle Symporter besetzt → Glucosurie

Harnsäure

Resorption und Sekretion im proximalen Tubulus. Nur 10 % werden im Endharn ausgeschieden.

Sekretion im proximalen Tubulus

Sekretion von:

- **Säuren** und **Basen** (z. B. H^+, HCO_3^-, Oxalat, Urat)
- **Stoffe**, die bereits in der Leber oder den Zellen der Niere metabolisiert wurden (z. B. Acetylierung, Konjugation mit Glucoronsäure)
- **Medikamente** und **sonstige Fremdstoffe**

Henle-Schleife

Grundlagen · absteigende/aufsteigende Schleife · Resorption

Grundlagen

- Aufbau: dünne **absteigende** Schleife und eine dicke **aufsteigende Schleife.**
- Filtrat im Lumen der Henle-Schleife → hypoton
- interstitielles Gewebe → hyperton
- positives transepitheliales Potential → Förderung der parazellulären Resorption von Na^+, K^+, Ca^{2+} und Mg^{2+}

Resorption

- **Absteigende Schleife:** Resorption von Wasser (bis zu 1/4 des Ultrafiltrats)
- **Aufsteigende Schleife:** für Wasser undurchlässig. Resorption von NaCl mittels einer Na^+-K^+-$2Cl^-$-Pumpe
- **Henle-Schleife:** Harnkonzentrierung mit Hilfe eines **Gegenstromaustauschprinzips** (s. u.)

! Absteigende Schleife: **wasserdurchlässig** (wie der Abfluss in der Badewanne nach unten wasserdurchlässig ist).

! Aufsteigende Schleife **wasserundurchlässig**, aber Na^+-Resorption.

Distaler Tubulus und Sammelrohr

NaCl-Resorption · Na^+-Rückresorption · K^+-Sekretion · Isotonisierung · Hypertonisierung

Distaler Tubulus und Sammelrohr regulieren die Zusammensetzung des Endharns unter der Berücksichtigung der Wasser- und Stoffwechselsituation.

distaler Tubulus

- **NaCl-Resorption:** durch einen Na^+/Cl^--Cotransport unter Kontrolle von Aldosteron (↗ Kap. 11)

Sammelrohr

- **Na^+-Rückresorption:** unter Kontrolle von Aldosteron (→ Einbau von Na^+-Kanälen)
- negatives transepitheliales Potential → Förderung des parazellulären Transports anderer Ionen (v.a. Cl^-)
- **K^+-Sekretion**

Endharnzusammensetzung

Das Filtrat aus der Henle-Schleife ist **hypoton:**

- **Isotonisierung** im distalen Tubulus durch Einstrom von **Ionen**
- **Hypertonisierung** im Sammelrohr durch Einstrom von **Harnstoff** → vermehrte Rückresorption von Wasser unter der Kontrolle von ADH (→ Einbau von Wasserkanälen) → Harnkonzentrierung

Harnkonzentrierung

Primärharn · Endharn · Diurese · Antidiurese · Gegenstrommechanismus · Harnstoff

Allgemeines

- Voraussetzungen für die Harnkonzentrierung:
  - **Intakte ADH-Produktion** → Einbau von Wasserkanälen ins Sammelrohr

Diabetes insipidus: Durch eine Schädigung der Hypophyse kommt es zum Absinken des AHD-Spiegels im Blut → Der Patient verliert übermäßig viel Wasser (bis zu 15–30 l/Tag) über die Nieren und muss deshalb sehr viel trinken. Durch das Fehlen von ADH kann kein Wasser rückresorbiert werden.

- **Osmotischer Gradient** zwischen der **Nierenrinde** und dem **Nierenmark** (↗ Gegenstromsystem)
- Anwesenheit von **Harnstoff**
- Blutversorgung durch die **Vasa recta**

- **Primärharn:** Täglich filtrieren die Nieren bis zu **180 l** Primärharn in den Glomeruli.
- **Endharn:** Die Ausscheidung beträgt ca. **1–3 l Urin pro Tag.**
- **Diurese:**
  - *Urinzeitvolumen:* Anstieg bis auf **25 ml/min** (= 1500 ml/h)
  - *Harnosmolarität:* Abfall bis auf **50 mosm/kg H_2O**
  - vermehrte Wasser-Aufnahme → ADH ↓ im Serum → reduzierter Einbau von Wasserkanälen im Sammelrohr → Wasser-Resorption ↓ → Wasser-Ausscheidung ↑
- **Antidiurese:**
  - *Urinzeitvolumen:* Abfall bis auf **0,35 ml/min** (= 21 ml/h = 500 ml/d)
  - *Harnosmolarität:* Anstieg bis auf **1300 mosm/kg H_2O**
  - verminderte Wasser-Aufnahme → ADH ↑ im Serum → vermehrter Einbau von Wasserkanälen im Sammelrohr → Wasser-Resorption ↑ → Wasser-Ausscheidung ↓

Gegenstrommechanismus

- Prinzip

- Das Gegenstromaustauschprinzip kommt durch die **parallele** Anordnung des **Tubulussystems** und der **Vasa recta** zustande.
- Tubulus und Blutgefäße liegen so nahe beieinander, dass sie Ionen und andere Moleküle austauschen können. Dadurch gleichen sich ihre Osmolalitäten einander an.

- Osmolalität

- **Osmolalität:** steigt von der Nierenrinde bis zum Nierenmark kontinuierlich an.
  - äußerer Rindenbereich → **290 mosm/kg H_2O** (= Osmolalität des Blutes = Primärharn)
  - Papillenspitze (Begrenzung des Marks) → **1300 mosm/kg H_2O**
- **Corticomedulärer Gradient** (Unterschied der Osmolalität zwischen Mark und Rinde)
  - Sorgt für **Entzug von Wasser** aus dem zur Papillenspitze fließenden arteriellen Blut, da der Inhalt der Nierenrindentubuli **hypoosmolar** ist.
  - Der Inhalt der **Marktubuli** ist **hyperosmolar**, die aufsteigenden Schleifen werden von Venen begleitet und nehmen das den Arterien (in der Nierenrinde) entzogene Wasser wieder auf → Konzentrierung.

- Gegenstrom-Multiplikation

- Der corticomedulläre Gradient wird mittels **NaCl-Resorption** im dicken **aufsteigenden Teil der Henle-Schleife** aufrechterhalten → Resorption von NaCl → aber keine Passage von Wasser, da dieser Teil wasserundurchlässig ist.
- Dadurch **erhöht sich die Osmolarität im Interstitium.**
- **absteigender Teil der Henle-Schleife:** wasserdurchlässig, hier wird dem Tubulusharn durch das **hypertone Interstitium** Wasser entzogen.
- Verstärkt wird die Resorption von Wasser durch hypertones, im späteren Verlauf (aufsteigender Schenkel) hypotones Interstitium. Im weiteren Verlauf des Tubulussystems kann an jedem Punkt Wasser resorbiert werden.
- Die Kombination von NaCl-Pumpen und Gegenstromsystem wird auch als **Gegenstrom-Multiplikation** bezeichnet.

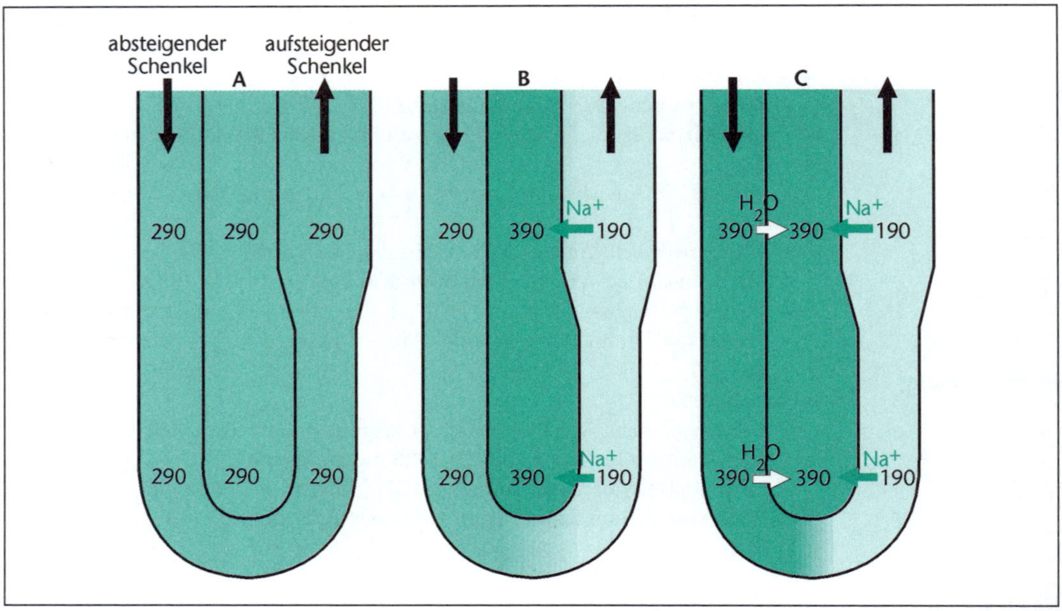

Abb. 10.4: Aufsteigender und absteigender Schenkel der Henle'schen Schleife.
(A) Gleiche Osmolarität im Lumen der Schleife und im Interstitium (theoretischer Ausgangszustand, der den physiologischen Verhältnissen nicht entspricht).
(B) Na^+-Transport vom aufsteigenden Schenkel ins Interstitium (grüne Pfeile) → Osmolarität im aufsteigenden Schenkel sinkt → Osmolarität im Interstitium steigt.
(C) Einstrom von Wasser aus dem absteigenden Schenkel durch den osmotischen Gradienten → Osmolarität im absteigenden Schenkel steigt an. [1]

Harnstoff

Der Harnstoff kreist zwischen Henle'schen Schleife, distalem Tubulus, Sammelrohr und Interstitium. Es ist wegen seiner geringen molekularen Größe frei filtrierbar.

Bedeutung von Harnstoff

- **Einsparen von NaCl** als Osmolaritätskomponente im Harn, d.h. Harnstoff wird anstelle von Na^+ auf den osmotischen Gradienten resorbiert.

Proximaler Tubulus

- **Resorption von Wasser → Harnstoffkonzentration steigt** im Tubulus an.
- **Resorption von Harnstoff** im weiteren Verlauf des Tubulus (Harnstoff **diffundiert** durch die Membran des Tubulus oder wird per **„solvent drag"** ins Interstitium transportiert), da der Harnstoff dem Konzentrationsgefälle folgt.
- Am Ende des proximalen Tubulus sind ca. 50 % des Harnstoffs resorbiert.

Henle-Scheife

- Diffusion von Harnstoff aus dem harnstoffreichen Interstitium wieder zurück ins Schleifenlumen.

Distaler Tubulus und Anfang Sammelrohr

- **Undurchlässig für Harnstoff**
- Weitere Wasserresorption → Anstieg der intraluminalen Harnstoffkonzentration.
- Hier entfaltet sich die Aufgabe des Harnstoffes als wichtige Osmolalitätskomponente.

Sammelrohr

- Im weiteren Verlauf des Sammelrohrs werden die Wände für **Harnstoff wieder durchlässig** (besonders bei Antidiurese).
- Der konzentrierte Harnstoff im Lumen folgt dem osmotischen Gradienten in Richtung **Interstitium des Nierenmarks.**
- Vom Interstitium des Nierenmarks aus diffundiert der Harnstoff wieder in das Lumen einer benachbarten Henle-Schleife. Der Harnstoffkreislauf schließt sich wieder.

Harnstoff ist eine harnpflichtige Substanz und wird deshalb auch über die Niere ausgeschieden. Harnstoff wird in der Klinik wie auch die Kreatinin-Clearance als **Marker der Nierenfunktion** benutzt.

Hormonbildung

Renin-Angiotensin-System · Erythropoetin · Calcitriol

Die Niere befreit nicht nur das Blut von ausscheidungspflichtigen Substanzen, sondern ist auch als Hormonbildner tätig. Die gebildeten Hormone nehmen Einfluss auf das kardiovaskuläre System, den Calcium-Haushalt und die Blutbildung.

- **Renin-Angiotensin-System** (↗ Mineralkortikoide Kap. 12)
- **Erythropoetin** (↗ Erythropoetin Kap. 12.7)
- **Calcium-Haushalt/Calcitriol** (↗ Calcium-Haushalt Kap. 12.5)

ableitende Harnwege

Nierenkelchsystem · Ureter · Miktion · Füllungsvolumen · Harndrang · kurze Entleerungsphase · Miktionsvorgang · Urethra

- Aus dem **Nierenkelchsystem** gelangt der Urin über den **Ureter** (Harnleiter) in die Blase, wo er bis zu **Miktion** gespeichert wird.
- Füllungsvolumen der Blase: **150–600 ml**. Bereits bei einer Füllung von etwa **150–300 ml** kommt es zum **Harndrang**.
- Bei der Entleerung kontrahiert sich die glatte Muskulatur der Blase in einer **kurzen Entleerungsphase**.
- **Miktionsvorgang** (↗ vegetative Reflexe Kap. 15)
- Der Urin wird über die **Urethra** (Harnröhre) ausgeschieden.

11 Säure-Basen-Gleichgewicht und Pufferung

Sowohl Niere als auch Lunge tragen zu einem konstanten pH-Wert des Körpers bei. Dieser konstante Wert ist für das Funktionieren der Organsysteme von großer Bedeutung. Um den pH-Wert konstant halten zu können, verfügt der Körper über verschiedene Strategien, u. a. über Puffersysteme.

11.1 pH-Wert, Allgemeines zu Puffer und Puffersysteme des Blutes

Allgemeines

pH–Wert · Puffer · Massenwirkungsgesetz · Henderson-Hasselbach-Gleichung · Pufferkapazität

pH-Wert

Er gibt Auskunft über die Konzentration an H^+-Ionen (↗ Kap. 1).

Puffer

- Ein Puffersystem [HA] ist ein chemischer Stoff, der aus einer schwachen Säure $[H^+]$und der korrespondierenden Base $[A^-]$ besteht:
  $[HA] \Leftrightarrow [H^+] + [A^-]$
- Dieser Stoff reagiert auf Zugabe einer Säure oder Base nur langsam mit einem pH-Anstieg oder -Abfall.

Massenwirkungsgesetz

Die Dissoziation des Puffers folgt dem Massenwirkungsgesetz.

$$K' = \frac{[H^+] \cdot [A^-]}{[HA]}$$

Das Massenwirkungsgesetz beschreibt das Gleichgewicht der Reaktionspartner und ist abhängig von den äußeren Bedingungen der Lösung.

Henderson-Hasselbach-Gleichung

Ermöglicht die Berechnung des pH-Wert eines Puffers aus der Konzentration der Säure [HA] des Puffers und der Konzentration der korrespondierenden Base $[A^-]$.

$$pH = pK + \log \frac{[A^-]}{[HA]}$$

pK = dekadische Logarithmus der Dissoziationskonstanten K

Pufferkapazität

- Gibt an, wieviel Säure oder Lauge einer Pufferlösung zugegeben werden kann, bis sich der pH-Wert der Lösung ändert.
- Sie hängt von der Gesamtkonzentration ($HA + A^-$) des Puffers ab.

- Die **höchste Pufferkapazität** herrscht im Bereich **pH = pK** (die meisten Puffersystem im Blut erreichen aber keinen pK von 7,4).

Puffersysteme des Blutes

Bicarbonat-Puffer · Phosphat-Puffer · Proteinat-Puffer

Man unterscheidet 3 Puffersysteme des Blutes.

Bicarbonat-Puffer

- **wichtigster Puffer** des Blutes
- **Kohlensäure (H_2CO_3)** ist in diesem System die Säure (schwache Säure). Sie dissoziiert in H^+ und in die korrespndierende Base HCO_3^-.
- **Dissoziationsgleichgewicht:** $CO_2 + H_2O \Leftrightarrow H_2CO_3 \Leftrightarrow H^+ + HCO_3^-$
- Die **Bicarbonat-Konzentration** ist in der Klinik der wichtigste Pufferwert und sollte im Bereich zwischen **21–26 mmol/l** liegen (bei normaler Stoffwechsellage: Körpertemperatur 37 °C, pCO_2 von 40 mmHg und oxygeniertem Blut).

Standard-Bicarbonat-Wert: wird in Intensivstationen zusammen mit den Blutgasen gemessen, um den Säure-Basen-Haushalt zu überwachen.

- Berechnung über die Henderson-Hasslebach-Gleichung:

$$pH = pK' + \log \frac{[HCO_3^-]}{[CO_2]}$$

pK' = 6,1 bei normalen Körperbedingungen, d. h. der Puffer ist nicht ideal, da er weit vom pH entfernt liegt.

- **Offenes System**, d. h. CO_2 kann ständig abgeatmet und HCO_3^- kann über die Niere ausgeschieden werden. Über die Ausscheidung kann auch der pH-Wert reguliert werden.

Phosphat-Puffer

- **Primäres Phosphat ($H_2PO_4^-$)** ist die Säure in diesem System, das **sekundäre Phosphat (HPO_4^{2-})** ist die zugehörige Base.
- **pK = 6,8** → wegen der **geringen Konzentration der Pufferbestandteile** nur einen geringen Einfluss auf den gesamten Puffereffekt des Blutes.

Proteinat-Puffer

- **Ionisierbare Proteinseitenketten von Eiweißen** sind die Säuren dieses Systems. Eine besondere Rolle spielen dabei die Seitenketten von Albumin und Hämoglobin; die korrespondierenden Basen sind die nicht dissoziierten Proteine.
- **pK = 7,4** (idealer Wert)

Gesamtpufferbasen

Gesamtkonzentration · Base excess · Basendefizit

- Alle o.g. Puffersysteme des Blutes sind in der Lage, sich auch gegenseitig zu puffern, d. h. ist ein Puffersystem „verbraucht“, kann ein anderes die H^+-Ionen aufnehmen.
- **Gesamtkonzentration** der Puffer im Blut: ca. **48 mmol/l** (durch Addition der Pufferbasen). Im Blutplasma überwiegen die HCO_3^--Ionen, in den Erythrozyten die Proteinat-Puffer.

Kohlendioxid-konzentration

Im Allgemeinen ist die Konzentration der Pufferbasen im Blut nahezu unabhängig von Veränderungen der CO_2-Konzentration:

- **Anstieg der CO_2-Konz.** im Blut → vermehrte Bildung von HCO_3^- und H^+ (s. Dissoziationsgleichung) → H^+-Ionen binden an den Proteinatpuffer → **pH** bleibt **konstant**

- **Abfall der CO_2-Konz.** im Blut → vermehrte Dissoziation von HCO_3^- und H^+ zu CO_2 und Wasser → Die gebundenen H^+-Ionen werden wieder verbraucht → **pH** bleibt **konstant.**
- ⇒ Bei beiden Vorgängen bleibt die Anzahl der Gesamtpufferbasen im Blut konstant.

Base excess

BE = Basenüberschuss = Zunahme der Gesamtpufferbasen auf einen Wert über 48 mmol/l

Basendefizit

Abnahme der Gesamtpufferbasen auf einen Wert unter 48 mmol/l

11.2 Säure-Basen-Haushalt

Regulation

über die Lunge · über die Niere

über die Lunge

- **CO_2** ist ein Abfallprodukt, das bei der Energiegewinnung im Körper anfällt.
- Die **CO_2-Ausscheidung** erfolgt über die Lungen, um einer Azidose vorzubeugen (entsteht bei zu starkem Anstieg von pCO_2)
- **Rezeptoren** messen ein Ansteigen oder Abfallen der CO_2-Konzentration → Weiterleitung an die **Medulla oblongata** (Atemzentrum) → **Erhöhung** oder **Verminderung** der **Atmung**
- **pH-Abfall** durch Anstieg der H^+-Ionen → verstärkte Atmung

über die Niere

Regulation über:

- **HCO_3^--Resorption** (bei alkalischem pH hingegen werden Bicarbonationen ausgeschieden)
- **H^+-Ausscheidung:** ist an die Rückresorption von HCO_3^- gekoppelt → **Basensparmechanismus** der Niere

→ saurer pH-Wert (Blut) → H^+-Ausscheidung ↑ und HCO_3^--Resorption ↑
→ alkalischer pH-Wert → H^+-Ausscheidung ↓ und HCO_3^--Resorption ↓

- **Ammoniak-Bildung** (NH_3): Ammoniak ist eine schwache Säure (NH_4^+ eine starke konjugierte Base) und wird in der Niere gebildet → vermehrte Ausscheidung bei pH-Verschiebungen

11.3 Azidosen und Alkalosen

Definition · respitatorische Azidose · respiratorische Alkalose · metabolische Azidose · metabolische Alkalose

Definition für Azidose und Alkalose

- **Azidose:** Absinken des pH $< 7{,}37$
- **Alkalose:** Anstieg des pH $> 7{,}44$

Man unterscheidet zusätzlich noch Abweichungen mit **respiratorischer** (respiratorische Azidose und Alkalose) und **metabolischer** (metabolische und respiratorische) Ursache.

respiratorische Azidose

- pH < 7,37
- ungenügende CO_2-Ausscheidung in der Lunge → pCO_2 ↑, konstante Zahl der Gesamtpufferbasen
- **Kompensation:** gesteigerte HCO_3^--Rückresorption in der Niere

respiratorische Alkalose

- pH > 7,44
- vermehrte CO_2-Abgabe über die Lunge → pCO_2 ↓, konstante Zahl der Gesamtpufferbasen
- **Kompensation:** gesteigerte HCO_3^--Ausscheidung in der Niere

> Eine einfache Therapie bei **emotionaler Hyperventilation** besteht in der Rückatmung, d. h. der Patient soll in eine Papier- oder Plastiktüte atmen und die ausgeatmete Luft wieder einatmen. Dadurch wird bei der Inspiration mehr CO_2 eingeatmet → der pCO_2 im Blut steigt schneller an.

	pH	HCO_3^-	pCO_2	Standard-Bicarbonat und Pufferbasen	BE	Ursachen
respitatorische Azidose	↓	↑	↑	norm	o	**alveoläre Hypoventilation,** z. B. Atelektasen, Asthma bronchiale etc.
respiratorische Alkalose	↑	↓	↓	norm	o	**alveoläre Hyperventilation,** z. B. Aufregung, Höhenaufenthalt, etc.
metabolische Azidose	↓	↓	norm	↓	negativ	Diabetes mellitus, Niereninsuffizienz, etc.
metabolische Alkalose	↑	↑	norm	↑	positiv	Verlust von Magensaft durch Erbrechen oder iatrogen.

Tab. 11.1: Übersicht über die Störungen des Säure-Basen-Haushaltes.

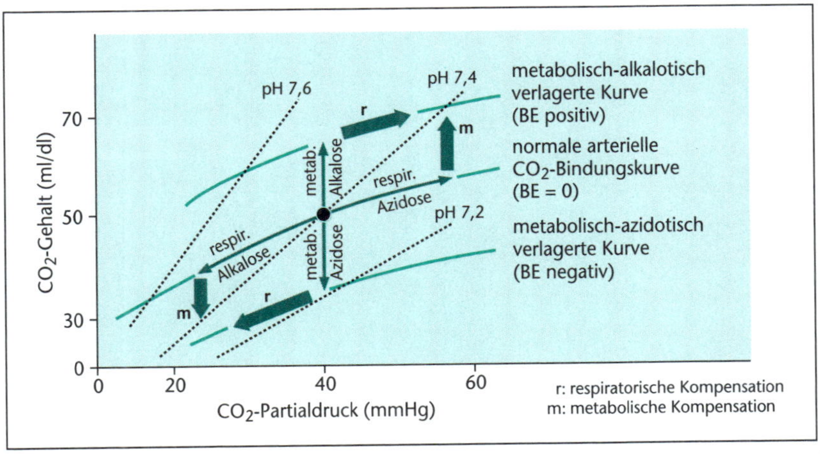

Abb. 11.1: Regulation des Säure-Basen-Haushalts [8]

metabolische Azidose
- pH < 7,37
- Im Stoffwechsel entstehen zuviel Protonen, pCO_2 normal, verminderte Zahl der Gesamtpufferbasen
- **Kompensation:** pH ↓ → Zunahme der Atmung → verstärkte Abatmung von CO_2 → pCO_2 ↓ → pH ↑

metabolische Alkalose
- pH > 7,44
- Verlust von Protonen, pCO_2 normal, erhöhte Zahl der Gesamtpufferbasen
- **Kompensation:** Abnahme der Atmung → pCO_2 ↑ → pH ↓

12 Hormonelle Regulation

12.1 Grundlagen

Definition

Hormone sind vom Körper in Hormondrüsen oder anderen Geweben gebildete **Botenstoffe.** Mit ihrer Hilfe können eine Vielzahl von biologischen Abläufen gesteuert oder iniziiert werden.

Aufgaben

Hormone haben folgende Aufgaben:
- Regulation und Förderung von **Entwicklung** (z. B. Pubertät) und **Wachstum** des Körpers
- Regulation des **inneren Milieus**
- Steuerung der **Reproduktionsvorgänge**
- Förderung des **fetalen Wachstums bei Schwangeren**
- Regulation des **Stoffwechsels**
- Hilfe bei der **Reaktion auf veränderte äußere Umstände**, z. B. Stress, Trauma, Blutungen, veränderte Umweltbedingungen, etc.

Anmerkung: Endokrinologie ist ein Teilgebiet der Inneren Medizin und befasst sich mit Krankheiten, die durch Störungen des Hormonhaushaltes hervorgerufen werden.

Einteilung der Hormone

glanduläre Hormone · Gewebshormone · Hormone nicht endokriner Organe · Steroidhormone · Fettsäurederivate · Peptidhormone · biogene Amine

nach Entstehungsorganen

- **Glanduläre Hormone:** stammen aus den endokrinen Organen (z. B. Pankreas, Nebennieren, Schilddrüse, Hypophyse)
- **Gewebshormone:** werden in primär nicht endokrinen Geweben des Körpers gebildet und nahe ihrem Wirkungsort sezerniert (z. B. Serotonin, Histamin, Prostaglandine und Thromboxane)
- **Hormone nicht endokriner Organe:** werden von Organen ohne endokriner Aufgabe gebildet (z. B. Niere → Bildung von Erythropoetin, Herz → Bildung von ANP)

nach chemischer Struktur

- **Steroidhormone:** Grundstoff dieser fettlöslichen Hormone ist das Cholesterin (Östrogene, Androgene und Kortikoide)
- **Fettsäurederivate:** entstehen durch Spaltung langkettiger Fettsäuren (z. B. Thromboxane, Prostaglandine)
- **Peptidhormone:** bestehen aus Aminosäuren und sind wasserlöslich (z. B. Oxytocin, ADH, Insulin, TSH)
- **Biogene Amine:** leiten sich im weiteren Sinne von Aminosäuren ab und sind wasserlöslich (z. B. Dopamin, Adrenalin, Serotonin)

> Die chemische Beschaffenheit der Hormone ist für die Klinik von großer Bedeutung. So können etwa Peptidhormone bei Mangel nicht per os verabreicht werden, da sie im Magen verdaut würden (z. B. Insulin). Andere Hormone wie die Steroidhormone kann man auch per os verabreichen (z. B. Antibaby-Pille).

Hormonrezeptoren und Zellantwort

Schlüssel-Schloss-Prinzip · membranständige Rezeptoren · cAMP · intrazelluläre Rezeptoren

Damit Hormone auf Zellen ihre Wirkung ausüben können, müssen sie an spezielle Rezeptoren binden. Diese sind für jedes Hormon spezifisch (= **Schlüssel-Schloss-Prinzip**). Man unterscheidet 2 Arten von Hormonrezeptoren:

membranständige Rezeptoren

- **Hormone:** v.a. wasserlösliche Hormone, da sie aufgrund ihrer **Lipophobie** die Zellmembranen nicht passieren können (z. B. Peptidhormone, biogene Amine)
- **Rezeptoren:** liegen in der Zellmembran, nach außen ragt die Hormonbindungszone
- **Zellantwort:**
  - Hormon bindet an Rezeptor (**first messenger**) → Aktivierung des Rezeptors → Aktivierung der Adenylatzyklase
  - **Adenylatzyklase:** katalysiert die Umwandlung von **ATP** zu cAMP (**second messenger**)
  - **cAMP** aktiviert Proteinkinasen
  - **Proteinkinasen:** bilden Enzyme mit entsprechender Hormonwirkung
  - **Phosphodiesterasen:** bauen cAMP ab und beenden damit die Wirkung der Proteinkinasen
- Weitere second messenger: z. B. **cGMP** und **Ca^{2+}**

intrazelluläre Rezeptoren

- **Hormone:** fettlösliche Hormone, da sie aufgrund ihrer **Lipophilie** die Zellmembran passieren können (z. B. Steroidhormone, Schilddrüsenhormone)
- **Zellantwort:**
  - Hormon bindet an den im Zytoplasma liegenden Rezeptor.
  - **Hormon-Rezeptor-Komplex** wandert über die Kernporen in den Zellkern → Aktivierung bestimmter DNA-Abschnitte → Proteinsynthese
  - **Proteinsynthese:** Bildung von Enzymen oder Proteinen mit entsprechender Hormonwirkung

Hormonabbau

Steroidhormone · Peptidhormone · biogene Amine

Je nach Art der chemischen Zusammensetzung werden die Hormone unterschiedlich abgebaut:

Steroidhormone

- Abbau in der **Leber** (Hepatozyten)
- **Konjugation** mit Gluconsäure oder Sulfat → Hormone werden wasserlöslich → Ausscheidung über die Niere

Peptidhormone

- Abbau durch **Proteolyse** in den Zellen.

biogene Amine

- Mehrere Möglichkeiten: **Desaminierung**, **Dejodierung** (Schilddrüsenhormone) oder **Einbau von Methylgruppen** (z. B. Adrenalin und Noradrenalin) → Hormone werden inaktiviert und z. T. in den Zellen abgebaut

Regelkreise

Regelkreishierarchie · Releasing-/Inhibiting-Hormone · glandotrope Hormone · glanduläre Hormone · Ausnahmen

Regelkreise steuern die Bildung und Sekretion der Hormone und damit die Hormonkonzentration im Blut.

Regelkreishierarchie

- **Hypothalamus:**
  - höchster Regler des Hormonhaushaltes, der die Informationen über den Hormonstatus empfängt und darauf reagiert
  - Bildung von **Releasing-** (fördernd) und **Inhibiting-Hormonen** (hemmend) → Einfluss auf die **Hypophyse**
- **Hypophyse:**
  - 2. Station im Regelkreis, die der direkten Kontrolle des Hypothalamus unterliegt
  - Bildung von **glandotropen Hormonen** → Einfluss auf untergeordnete **Hormondrüsen**
- **Hormondrüsen:**
  - Bildung von **glandulären Hormonen** → Abgabe in die Blutbahn → Wirkung auf die **Zielzellen** der jeweiligen Organe
  - **Feedback-Mechanismen:** Über die Blutbahn erreichen die glandulären Hormone den **Hypothalamus**. Dort hemmen oder fördern sie die weitere Sekretion von Releasing- oder Inhibiting-Hormonen (**positive** oder **negative Rückkopplung**).

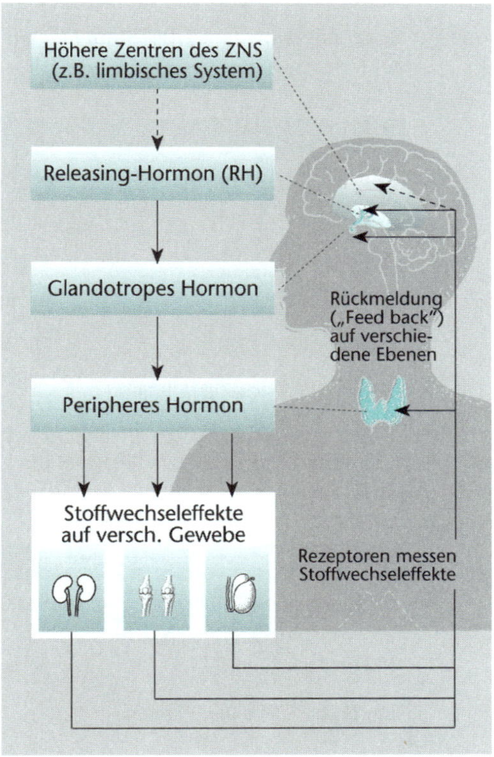

Abb. 12.1: Schematische Darstellung des Hormonregelkreises [5]

Ausnahmen

Die Hormone **Oxytocin** und **ADH** werden zwar im Hypothalamus gebildet und in der Hypophyse gespeichert, wirken aber ohne glandotrope Zwischenstufe direkt am Zielorgan.

12.2 Hypothalamus und Hypophyse

Grundlagen

- **Hypothalamisch-hypophysäres System:** Hypothalamus und Hypophyse liegen im Zwischenhirn. Sie bilden eine funktionelle Einheit und sind das Zentrum der endokrinologischen Steuerung des Organismus.
- Die Hypophyse gliedert sich in **Hypophysenvorderlappen** (HVL) und **Hypophysenhinterlappen** (HHL)

! **Merke:**
- HVL = **Adeno**hypophyse
- HHL = **Neuro**hypopyse

Hormone des Hypothalamus

hypophysiotrope Region · hypophysärer Portalkreislauf · Releasing-Hormone · Inhibiting-Hormone

In der **hypophysiotropen Region** des Hypothalamus werden 2 Arten von Hormonen hergestellt. Die Releasing- und Inhibiting-Hormone werden in den hypophysären Portalkreislauf abgegeben und erreichen auf diesem Weg die Hypophyse.

Releasing-Hormone

Realeasing-Hormone (RH) stimulieren die Freisetzung von Hormonen aus der Hypophyse.

Hormon	Wirkung
CRH (Corticotropin-RH)	stimuliert die **ACTH**-Sekretion
TRH (Thyreotropin-RH)	stimuliert die **TSH**-Sekretion
GnRH (Gonadotropin-RH)	stimuliert die **LH**- und **FSH**-Sekretion
GHRH (Growth-Hormone-RH)	stimuliert die Sekretion von **STH**
PRLRH (Prolaktin-RH)	stimuliert die **Prolaktin**-Sekretion aus dem HHL

Tab. 12.1: Releasing-Hormone

Inhibiting-Hormone

Inhibiting-Hormone (IH) hemmen die Freisetzung von Hormonen aus der Hypophyse.

Hormon	Wirkung
GH-IH (Growth-Hormone-IH, früher Somatostatin)	hemmt die Freisetzung von Wachstumshormon und TSH
PRLIH (Prolaktin-IH)	hemmt die Freisetzung von Prolaktin

Tab. 12.2: Inhibiting-Hormone

Hormone des HHL

(↗ **Hormone des HHL** unten)

Hormone des HVL

TSH · FSH · LH · ACTH · Prolaktin · Wachstumshormone

TSH, FSH und LH zählen zu den hypophysären Glykoproteinen (↗ Kap. 12). TSH, FSH, LH und ACTH werden in den **basophilen**, Prolaktin in den **azidophilen** und das Wachstumshormon in den **eosinophilen** Zellen des HVL gebildet.

TSH

= Thyreoidea stimulierendes Hormon
- **Sekretion:** Förderung durch TRH und Hemmung durch GH-IH und hohe Schilddrüsenhormon-Konzentration
- **Wirkung:** Stimulation der Schilddrüsenhormon-Produktion und Förderung der Iodaufnahme (↗ Schilddrüsenhormone)

FSH

= Follikel stimulierendes Hormon
- **Sekretion:** ♂ konstant, ♀ zyklusabhängig, (siehe auch Kap.13 weibl. Zyklus)
- **Wirkung:** ♀ Follikelreifung und Östrogenproduktion
  ♂ Spermienentwicklung

LH

= Luteinisierendes Hormon
- **Sekretion:** ♂ konstant, ♀ zyklusabhängig (siehe auch Kap. 13 weibl. Zyklus)
- **Wirkung:** ♀ Follikelreifung, Ovulation, Bildung des Corpus luteum
  ♂ Reifung der Spermien

ACTH

= adrenocorticotropes Hormon
- **Synthese:** ACTH entsteht aus dem Vorläufermolekül **Pro-Opiomelanocortin** (POMC), aus dem weitere Hormone wie Melanozyten stimulierendes Hormon (MSH) hergestellt werden können.
- **Sekretion:**
  - Förderung durch CRH und Katecholamine
  - **zirkadianen Rhythmik** der Sekretion → morgens am höchsten und abends am niedrigsten

> Man sollte diese Rhythmik bei längerer Gabe von Kortikoiden einhalten, d. h. die Tagesdosen sollten in den frühen Morgenstunden verabreicht werden.

- **Wirkung:**
  - Stimulation der Produktion der **Gluco**- und **Mineralkortikoide** sowie der **Androgene** in der Nebenniere
  - Stimulation der **Lipolyse** durch Aktivierung der Adenylatzyklase
  - Stimulation der **Melanozyten** der Haut → vermehrte Pigmentierung

Prolaktin (PRL)

- **Sekretion:**
  - Hemmung durch PRLIH (= Dopamin)
  - Förderung durch den **Saugreiz** an der Mamille (→ Hemmung der PRLIH-Sekretion)
- **Wirkung:**
  - Durch einen erhöhten PRL-Spiegel am Ende der Schwangerschaft erfolgt der Milcheinschuss.
  - Während des Stillens hemmt eine hohe Konzentration von PRL das GnRH und vermindert die Produktion von FSH und LH → ausbleibende Regelblutung.

STH

= somatotropes Hormon, Wachstumshormon
- **Sekretion:**
  - Regulation durch GHRH und GH-IH
  - Anstieg z. B. bei Hunger, körperlicher Anstrengung, im Schlaf
- **Wirkung:**
  - Steuerung des **Körperwachstums**
  - Wirkung auf den Stoffwechsel über **IGF** (Insulin-like-grow-factor), der in der Leber gebildet wird. STH induziert die Sekretion von IGF.

– **Kohlenhydratstoffwechsel:** Förderung der Gluconeogenese und Erhöhung der Glucagonsekretion über IGF → Blutzucker ↑ (diabetogene Wirkung)
– Stimulation der **Proteinsynthese**
– Stimulation **Lipolyse** und Hemmung der **Lipidsynthese**

Akromegalie: Krankheit, bei der zu viel STH produziert wird. Patienten sind sehr groß, haben große klobige Hände und Füße, eine große Zunge und grobe Gesichtszüge. Die inneren Organe sind ebenfalls vergrößert.
Zwergenwuchs: Fehlen von STH führt zum Minderwuchs, die Körperproportionen bleiben dabei aber erhalten.

Hormone des HHL

Nuclei supraoptici · Nuclei paraventriculares · axonaler Transport · Adiuretin · Oxytocin

Die beiden Hormone Adiuretin (ADH) und Oxytocin werden im **Hypothalamus** (Nuclei supraoptici und Nuclei paraventriculares) gebildet. Dann werden sie über Axone dieser Kerngebiete in den HHL transportiert (**axonaler Transport**), dort gespeichert und abgegeben.

Adiuretin

- **Sekretion:** Stimulation bei Anstieg der Plasmaosmolarität oder Abnahme des extrazellulären Volumens → Depolarisationen der Axonen des Hypothalamus im HHL → ADH-Sekretion über Exozytose
- **Wirkung:** erhöhte **Wasserretention** in den Nieren

Oxytocin

- **Sekretion:**
  – Stimulation durch nervale Impulse aus dem Uterus während der Geburt
  – Stimulation durch Saugen an der Brustwarze während der Laktationszeit
- **Wirkung:**
  – Kontraktion der **Uterusmuskulatur** während der Geburt
  – Kontraktion der **Milchgänge** in der Brustdrüse

12.3 Hormone der Schilddrüse

Hormone

Man unterscheidet 2 Schilddrüsenhormone:
- **Trijodthryonin (T_3):** verfügt über 3 Jod-Atome und ist das biologisch wirksame Schilddrüsenhormon.
- **Tetrajodthyronin (T_4):** verfügt über 4 Jodatome und kommt häufiger im Körper vor.

Wirkung

Kohlenhydratstoffwechsel · Energieumsatz · Proteinstoffwechsel · Fettstoffwechsel · sonstige Effekte

Kohlenhydratstoffwechsel

- **Glukoneogenetische Wirkung:** Steigerung der Gluconeogenese (Glucosebildung)
- **Glykogenolytische Wirkung:** Steigerung der hepatischen Glykogenolyse (Glykogenabbau)

⇒ Schilddrüsenhormone sind **Insulinantagonisten.**

Energieumsatz

- **Steigerung des Energieumsatzes** (kalorigener Effekt): durch Steigerung des intrazellulären ATP-Verbrauchs abhängig von der Hormonkonzentration im Blut
- Der **ATP**-Verbrauch resultiert aus der **vermehrten Aktivität der Na^+-K^+-Pumpe der Zellmembranen:** unter Energieverbrauch wird Natrium aus der Zelle geschleust. Der intrazelluläre Natriumgehalt bleibt durch vermehrten passiven Einstrom von Na^+ konstant.
- vermehrter **ATP-Verbrauch** → vermehrter **O_2-Verbrauch** und stärkere **Wärmeproduktion**

Proteinstoffwechsel

- **Anabole Wirkung:** Förderung des Proteinaufbaus → positive Stickstoffbilanz
- **Katabole Wirkung**: stark erhöhte Konzentrationen von Schilddrüsenhormonen fördern den Proteinabbau.

Fettstoffwechsel

- **Lipolytische Wirkung:** Förderung der Lipolyse

sonstige Effekte

- Verstärkung der Wirkung von **Katecholaminen**
- Stimulation der **STH-Synthese**
- Förderung der Reifung und **Entwicklung des Nervensystems**

Hyperthyreose: Wegen eines Hormonüberschusses kommt es zu Gewichtsabnahme (hoher Grundumsatz), Tachykardie, Schlaflosigkeit, psychische Auffälligkeiten, Tremor und Exopthalmus (**Merseburger Trias:** Tachykardie, Tremor und Exopthalmus)
Hypothyreose: Ein Fehlen der Schilddrüsenhormone führt zu Gewichtszunahme (geringer Energieumsatz), Obstipation, Kälteempfindlichkeit, ödematöse Verdickungen der Haut (Myxödem), Müdigkeit und geistiger Verlangsamung.

Regulation

negativer Feedback-Mechanismus · Hypothalamus · TRH · Hypophyse · TSH

Die Ausschüttung von **TSH** wird über einen **negativen Feedback-Mechanismus** reguliert:
- zu hohe Schilddrüsenhormon-Konzentration → Hemmung der TRH-Produktion im Hypothalamus → Hemmung der TSH-Freisetzung in der Hypophyse → Schilddrüsenhormon-Produktion ↓ in der Schilddrüse
- zu niedrige Schilddrüsenhormon-Konzentrationen → TRH ↑ → TSH↑ → Schilddrüsenhormon-Produktion ↑

Synthese und Transport

Synthese · Speicherung · Transport · Konversion

Synthese

- **Jodination (Jodaufnahme):** Jodid (I^-) wird aus dem Blut mittels aktivem Transport in die Follikelzelle der Schilddrüse aufgenommen.
- **Jodid-Oxygenierung:** Jodid (I^-) wird durch eine Jodoxidase zu **Jod** (I_2) umgewandelt (oxidiert) → Abgabe von Jod ins Follikellumen
- **Jodisation:** Jod wird an die Tyrosinreste des Thyroglobulins gebunden → Monojodthyrosin (MJT) und Dijodthyrosin (DJT)
- **Bildung von T_3 und T_4:**
  - 1 Molekül MJT + 1 Molekül DJT → **T_3**
  - 2 Moleküle DJT → **T_4**

Freisetzung

- **Speicherung:** T_3 und T_4 (gebunden an **Thyreoglobulin**) werden in Vesikeln in der Follikelzelle gespeichert, bis sie benötigt werden.

- **Freisetzung:** Bei Bedarf (TSH ↑) werden die Vesikel durch **Endozytose** an die Zellmembran transportiert
  → **Thyreoglobulin** wird durch **lysosomale Enzyme** aufgespalten
  → freies $\mathbf{T_3}$ und $\mathbf{T_4}$ wird im Verhältnis 1:20 ans Blut abgegeben

Transport

- Bindung von $\mathbf{T_3}$ und $\mathbf{T_4}$ zu fast 100 % an das Transportprotein **TBG** (throxinbindendes Globulin) im Blut
- Durch die Bindung an TBG wird $\mathbf{T_3}$ bzw. $\mathbf{T_4}$ biologisch unwirksam.

Konversion

Die biologische Wirkung von T_3 ist wesentlich stärker als von T_4 → $\mathbf{T_4}$ wird in der Körperperipherie zu T_3 **dejodiert** (= Konversion)
→ T_3 passiert die Zellmembran und entfaltet seine Wirkung als intrazelluläres Hormon.

12.4 Nebenniere

In der Nebenniere unterscheidet man anatomisch und funktionell zwei Abschnitte: **Nebennierenrinde** (NNR) und **Nebennierenmark** (NNM)

Hormone der NNR

anatomische Grundlagen · Mineralkortikoide · Aldosteron · Renin-Angiotensin-Aldosteron-System · Glukokortikoide · Androgene

In der Nebennierenrinde werden **Steroidhormone** (Mineral- und Glucokortikoide, Androgene) gebildet.

anatomische Grundlagen

Die Nebennierenrinde wird in 3 Abschnitte unterteilt, die jeweils verschiedene Steroide bilden:

- **Zona glomerulosa:** Bildung der **Mineralkortikoide** unter dem Einfluss des Renin-Angiotensin-System
- **Zona fasciculata:** Bildung der **Glukokortikoide** unter dem Einfluss von ACTH aus der Hypophyse
- **Zona reticularis:** Bildung der **Andogene** unter dem Einfluss von ACTH aus der Hypophyse

Mineralkortikoide

Das wichtigste Mineralkortikoid ist das **Aldosteron,** das den Elektrolythaushalt und die Blutdruckeinstellung reguliert.

- **Sekretion:** Steigerung durch
  - Volumenmangel
  - Hyperkaliämie
  - direkte Wirkung von Renin und Angiotensin II

ATCH hat keinen oder allenfalls einen sehr geringen Einfuss auf die Sekretion.

- **Wirkung:** von Aldosteron
  - **aktive Na^+-Rückresorption** an proximalem Tubulus und Sammelrohr der Nieren durch den vermehrten **Einbau von Na^+-Kanälen** in die luminale Seite der Zellmembranen → passiver Rückstrom von Wasser → Anstieg des intravasalen Volumens
  - **passive K^+- und H^+-Sekretion** in der Niere als Ausgleich der Potentialdifferenz, die durch die Natrium-Rückresorption anfällt

Conn-Syndrom: vermehrte Aldosteronproduktion, z. B. durch ein Aldosteron produzierendes Nebennierenrinden-Adenom.
Symptome: Hypernatriämie, Hypervolämie (mit Hypertonie), Hypokaliämie und Alkalose.
Aldosteronmangel: durch z. B. Nebennierenrindeninsuffizienz.
Symptome: Hyperkaliämie, Hyponatriämie, Hypotonie und Azidose.

! Conn-Syndrom und Aldosteronmangel werden sehr häufig gefragt!

Renin-Angiotensin-Aldosteron-System (RAAS)

Bei diesem System handelt es sich um eine Kaskade hintereinander geschalteter Hormone. Es dient der **Regulation des Blutdrucks**, der anhand von Drucksensoren in der Niere gemessen wird. Die einzelnen Bestandteile sind:

- **Renin:** proteolytisches Enzym, das in der Niere gebildet wird.
  - Freisetzung bei niedrigem Blutdruck in Bereich der Nierengefäße
  - Umwandlung von **Angiotensinogen** (aus Leber) zu Angiotensin I
- **Angiotensin I:**
  - Umwandlung zu Angiotensin II durch das Angiotensin-Converting-Enzyme (**ACE**)

In der Klinik werden **ACE-Hemmer** zur Senkung des Blutdruckes eigesetzt. Dabei wird der o.g. Schritt gehemmt.

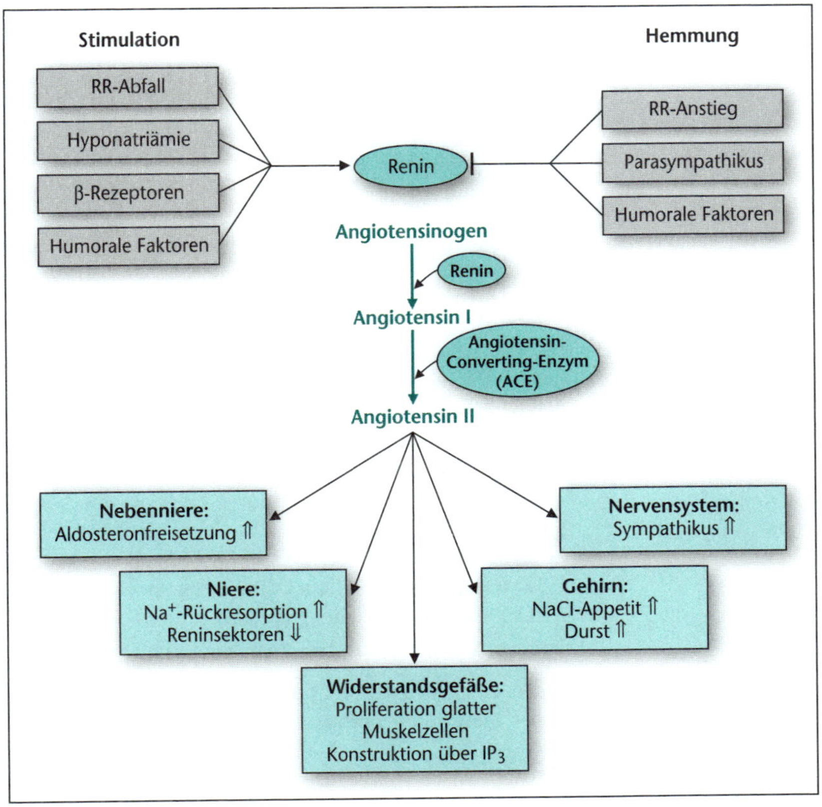

Abb. 12.2: Zusammenfassendes Schema des RAAS [3]

- **Angiotensin II:** stärkster Vasokonstriktor im Körper
  - **Vasokonstriktion** der Arteriolen → Steigerung des peripheren Gefäßwiderstandes → massive Steigerung des RR
  - Stimulation der **Aldosteron-Produktion**
  - Freisetzumg von **ADH** aus der Hypophyse
  - Abbau von Angiotensin II innerhalb 1 Min. durch Angiotensinasen

Glukokortikoide

Das wichtigste Glukokortikoid ist das **Cortisol.**

- **Sekretion:**
  - Regulation durch **ACTH** (Hypophyse) und **CRH** (Hypothalamus)
  - Steuerung über einen **negativen Feedback-Mechanismus**
  - keine Speicherung möglich → **Sekretionsrate = Syntheserate**
  - Bindung an **Proteine** im Blut, z. B. an Albumin oder Transcortin (inaktiv in gebundener Form)
- **Wirkung:** intrazellulär wirksames Hormon

Glucosestoffwechsel	Gluconeogenese ↑ → Erhöhung des BZ Glucose-Aufnahme in die Zelle ↓ → Erhöhung des BZ (Insulinantagonist)
Proteinstoffwechsel	katabol → Abbau von Proteinen um Aminosäuren für die Gluconeogenese bereit zu stellen (negative Stickstoffbilanz)
Lipidstoffwechsel	Lipolyse ↑ → Steigerung der freien Fettsäuren und Lipoproteine im Blut erhöhte Ansprechbarkeit des Fettgewebes auf Katecholamine
Gefäßsystem	Sensibilisierung der Adrenozeptoren auf Katecholamine → Blutdrucksteigerung
Entzündung	antientzündlich und antiallergisch Hemmung der Produktion von Lymphokinen und Phospholipasen
Immunsystem	Immunsuppressiv hemmender Effekt auf Lymphozyten und Granulozyten → Lymphozytopenie, Granulozytopenie
Calcium und Phosphat	kataboler Effekt auf Knochen durch Vitamin-D-antagonistische Wirkung → Osteoporose

Tab. 12.3: Übersicht der Glukokortikoidwirkung

Hypercortisolismus (Cushing-Syndrom): Länger anhaltender erhöhter Kortisolspiegel im Blut.

- **Ursachen: iatrogen** durch Gabe von Medikamenten, die Glukokortikoide enthalten, oder **pathologisch** durch Hypophysen-Adenome oder andere Tumoren.
- **Symptome:** Vollmondgesicht, Büffelnacken, Stammfettsucht, Atrophie der Extremitätenmuskulatur, dünne, leicht verletzbare Haut mit Striae rubrae, Diabetes mellitus und Hypertonie.

Androgene

Androgene, die in der NNR produziert werden, sind nur für **Frauen** von Bedeutung, da der Mann die Androgene im Hoden produziert (↗ Kap. 13).

Nebennierenmark

(↗ Kap. 16 vegetatives Nervensystem)

12.5 Calcium-Haushalt

Hormone des Calcium-Haushaltes

Parathormon · Calcitonin · Calcitriol

Parathormon (Parathyrin, PTH)

Peptidhormon, das in den **Epithelkörperchen der Nebenschilddrüsen** gebildet wird.
- **Sekretion:** Regulation über Ca^{2+}-Rezeptoren der Zellmembran der Epithelkörperchen
  - Förderung bei **niedriger Ca^{2+}**-Konzentration im Serum
  - Hemmung bei **hoher Ca^{2+}**- und **Vitamin-D_3**-Konzentration im Serum
- **Wirkung:**
  - Aktivierung der **Osteoklasten** → Knochenabbau ↑ → Freisetzung von Ca^{2+} ↑
  - Steigerung der **Ca^{2+}-Resorption** im Darm (nur wenn genügend Vitamin D_3 im Körper vorhanden ist)
  - Steigerung der **Vitamin-D-Synthese** in der Niere
  - Steigerung der **Ca^{2+}**- und Hemmung der **Phosphat-Resorption** der Niere → Ca^{2+}-Ausscheidung ↓ und Phosphatausscheidung ↑

! Hypophosphatämie fördert die Freisetzung von Ca^{2+} aus den Knochen.

Calcitonin

Peptidhormon, das in den **C-Zellen der Schilddrüse** gebildet wird.
- **Sekretion:** bei **erhöhter Ca^{2+}**-Konzentration im Serum
- **Wirkung:**
  - Aktivierung der **Osteoblasten** → vermehrter Einbau von Ca^{2+} in den Knochen und Hemmung der Osteoklastenaktivität
  - verminderte **Ca^{2+}-Resorption** im Darm
  - Steigerung der **Phosphat-Resorption** der Niere → Ca^{2+}-Einbau in den Knochen

Calcitriol (1,25-$(OH)_2$-Cholecalciferol)

Lipophiles Vitamin-D-Hormon, das in seiner Grundstruktur dem Cholesterin ähnlich ist.
- **Synthese:**

1. In der **Haut** wird aus 7-Dehydrocholesterin unter Einwirkung von UV-Licht **Cholecalciferol** (Vitamin D_3) gebildet. Vitamin D_3 kann auch über die Nahrung aufgenommen werden.
2. In der **Leber** wird Cholecalciferol zu **25-(OH-)Cholecalciferol** umgewandelt.
3. In den **Nierentubuli** wird 25-(OH-)Cholecalciferol von der 1α-Hydroxylase zu **1,25-$(OH)_2$-Cholecalciferol** (Calcitriol) umgewandelt.
- **Wirkung:**
  - Steigerung der **Ca^{2+}-Absorption** im **Darm**
  - Steigerung des **Ca^{2+}-Einbaus** in den **Knochen**
  - Verminderung der **Ca^{2+}-Ausscheidung** in der **Niere**

Rachitis: Vitamin-D-Mangel durch fehlende UV-Strahlung und/oder Mangelernährung, der zu einer mangelnden Calcium-Aufnahme und damit verbundenen Mineralisationsstörungen des Knochens führt.

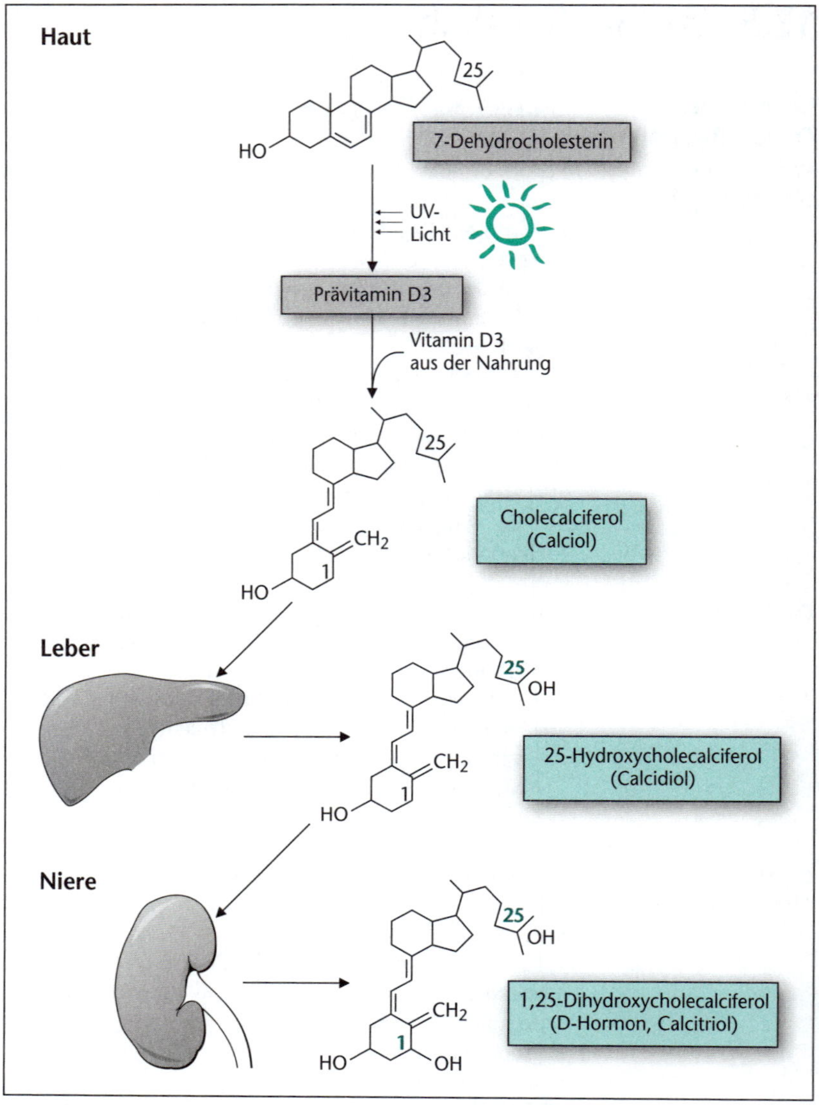

Abb. 12.3: Synthese der Hormone des Calcium-Haushaltes [3]

12.6 Endokrines Pankreas

Hormone des Pankreas

Insulin · Glucagon · Somatostatin

Insulin und Glucagon stammen aus dem endokrinen Pankreas. Dort wird in den A-Zellen **Glucagon**, in den B-Zellen **Insulin** und in den D-Zellen das **Somatostatin** synthetisiert.

Insulin

Insulin ist ein Peptidhormon (51 Aminosäuren) und der wichtigste Regulator des Blutzuckerspiegels.

- **BZ-Normwert:** 70–110 mg/dl (3,9–6,1 mmol/l)
- **Synthese:** Bildung aus **Vorstufen** mittels Proteolyse:
  - **Präproinsulin** (Signalpeptid + Insulin + C-Peptid): proteolytische Abtrennung des Signalpeptids am rauen endoplasmatischen Retikulum und Bildung von 3 Disulfidbrücken → **Proinsulin**
  - **Proinsulin** (Insulin + C-Peptid): proteolytische Abtrennung des C-Peptids am Golgi-Apparat → **Insulin**
- **Speicherung:** Komplexbildung mit **Zink-Ionen** → Speicherung zusammen mit dem **C-Peptid** in **Vesikeln**
- **Sekretion:**
  - **basale** Sekretion von Insulin zwischen den Mahlzeiten zur Konstanthaltung des BZ-Spiegels
  - **Mahlzeiten abhängige** Sekretion von Insulin

Stimulation der Insulinsekretion
Direkte Stimulation
Nahrungsaufnahme → BZ-Spiegel ↑ → Glucose wird vermehrt über Carrier-Moleküle in die B-Zellen des Pankreas transportiert → intrazellulärer ATP-Spiegel ↑ → Hemmung der ATP-abhängigen K^+-Kanäle → Depolarisation der Zelle → Öffnung ladungsabhängiger Ca^{2+}-Kanäle → Einstrom von extrazellulärem Ca^{2+} → intrazelluläres Ca^{2+} ↑ → Exozytose von Insulin
Sekretionsfördernde Effekte
• **Enterohormone:** Bildung durch Glucoseanstieg im Verdauungstrakt. Beispiele: **Gastrin** (Magen), **GIP** (Glucose-dependent-Insulin-releasing-peptide, Jejunum), **GLP1** (Glucagon-like-peptide 1 oder Enteroglucon, L-Zellen des Ileum und Kolon) • **Vegetatives Nervensystem:** postprandiale Aktivierung des Parasympathikus (N. vagus) und Stimulation der sympathischen β-Rezeptoren

Tab. 12.4: Stimulation der Insulin-Sekretion

- **Wirkung:** Insulin senkt den Blutzucker (BZ) und beugt damit den Schäden der Hyperglykämie vor.

! **Wirkung von Insulin:** Förderung des anabolen Stoffwechsels und Hemmung des katabolen Stoffwechsels!

Diabetes mellitus I (Typ I)

- *früher:* juvenile Form; insulinabhängiger Diabetes mellitus
- *Ursachen:* meist Zerstörung der B-Zellen des Pankreas infolge einer **Autoimmunerkrankung**. Dabei werden Antikörper gegen körpereigenes Gewebe gebildet.
- *Therapie:* subkutane **Insulininjektion** für den Rest des Lebens

Diabetes mellitus II (Typ II)

- *früher:* Altersdiabetes; primär nicht-insulinabhängiger Diabetes mellitus
- *Ursachen:* starke **Zunahme von Fettgewebe** → verstärkter Bedarf und Verbrauch von Insulin → zunehmende Insulin-Resistenz der Zielzellen mit Nichtansprechen auf Insulin.
- *Therapie:* **Diät** zur Reduktion von Fettgewebe, medikamentöse Therapie mit **oralen Antidiabetika** (später auch Insulin)

Glucosestoffwechsel	**Senkung des BZ durch:** • Steigerung der Glycolyse • Hemmung der Gluconeogenese • Steigerung des Glucose-Verbrauchs der Zelle • Erhöhung der Zellpermeabilität für Glucose durch Einbau von Glucose-Carrier-Proteinen
Fettstoffwechsel	**anabole** Wirkung • Steigerung der Fettsäuresynthese • Aktivierung der Lipoproteinlipasen → Einschleusung von Fettsäuren ins Fettgewebe
Proteinstoffwechsel	**anabole** Wirkung • Steigerung der Proteinsynthese • vermehrte Aufnahme von Aminosäuren in die Zelle
Elektrolyte	• Stimulation der Na^+-K^+-Pumpe der Zellmembranen (v.a. in Leber, Muskel- und Fettgewebe) → **K^+-Aufnahme**↑ in die Zelle → Serum-K^+-Spiegel ↓ • **Mg^{2+}**- und **Phosphat-Aufnahme** ↑

Tab. 12.5: Wirkungen von Insulin

Glucagon

Glucagon ist ein Peptidhormon (29 Aminosäuren) und wirkt antagonistisch zu Insulin.

- **Synthese:**
  - in den **A-Zellen des Pankreas**
  - Bildung aus **Vorstufen** mittels Proteolyse: **Präproglucagon** → **Proglucagon** → **Glucagon**
- **Speicherung:** in Vesikeln
- **Sekretion:**
  - Förderung bei Hypoglykämie, Sympathikusaktivierung und STH-Ausschüttung
  - Hemmung durch Insulin, bei Hyperglykämie, bei Hemmung der STH-Ausschüttung durch Medikamente
- **Wirkung:** Bindung an einen membranständigen Rezeptor und Aktivierung der Adenylatzyklase und cAMP
  - **Glucosestoffwechsel:** Steigerung der Glykogenolyse und der Gluconeogenese aus Aminosäuren, Bildung von Ketokörpern
  - **Proteinstoffwechsel:** Abbau von Proteinen, um Aminosäuren für die Gluconeogenese bereitzustellen (negative Stickstoffbilanz)
  - **Fettgewebe:** Steigerung der Lipolyse

12.7 Sonstige Hormone

Wichtige Hormone

Histamin · Serotonin · Erythropoetin · ANP · Prostaglandine

Histamin

Gewebshormon aus der Gruppe der biogenen Amine.

- **Synthese:** in Granulozyten und Mastzellen (gebunden an Heparin)
- **Sekretion:** über Antigenbindung an zwei benachbarte membranständige IgE-Moleküle
- **Wirkung:** über H_1- und H_2-Rezeptoren

- **H_1-Rezeptor:** Vasodilatation der Gefäße, erhöhte Kapillardurchblutung und Bronchokonstriktion
- **H_2-Rezeptor:** Vasodilatation der Gefäße, Erhöhung der Magensaftsekretion und positiv chronotrope und inotrope Wirkung

Serotonin (5-Hydroxytryptamin)

Gewebshormon aus der Gruppe der biogenen Amine, das sowohl im ZNS als auch peripher im Darmnervensystem gebildet wird. Aufnahme durch Thrombozyten.
- **Sekretion:** im ZNS als Neurotransmitter, im Magendarmtrakt im Zuge der Verdauung
- **Wirkung:** über 6 verschiedene Serotoninrezeptoren
  - **ZNS:** antidepressiv, anxiolytisch
  - **Gastrointestinaltrakt:** Steigerung der Darmmotalität und Resorption
  - **Herz-Kreislauf-System:** Beeinflussung der Gefäßmuskulatur, je nach Rezeptor Vasokonstriktion oder Vasodilatation

Erythropoetin (EPO)

Glykoprotein, das hauptsächlich von der Niere und in geringem Maße auch von der Leber gebildet wird.
- **Sekretion:** bei niedrigem O_2-Partialdruck
- **Wirkung:** Stimulation der Erythropoese im Knochenmark

ANP

Peptidhormon (28 Aminosäuren, 1 Disulfidbrücke), das in den Vorhöfen des Herzens gebildet wird (↗ Kap. 4.5) Es entsteht aus einem Vorläufermolekül und wird enzymatisch abgespalten.
- **Sekretion:** Stimulation durch **Dehnung der Vorhöfe** und **neurogen**
- **Wirkung:**
  - **Blutdrucksenkung** durch Steigerung der Natriurese und Vasodilatation
  - Steigerung der **renalen Durchblutung** und der glomulären Filtrationsrate
  - Hemmung der **Reninfreisetzung** und **Aldosteronsynthese**

Prostaglandine

Gruppe von Gewebshormonen mit der **gemeinsamen Vorstufe Arachidonsäure** (langkettigen, ungesättigten Fettsäuren). Sie werden in nahezu allen Geweben gebildet.

Wirkung:

Prostaglandin	Organ	Wirkung
PGA_1	Gefäße des ZNS	Vasokonstriktion
PGA_2	Niere	Vasodilatation
PGI_2	Gefäße Thrombozyten Niere	Vasodilatation Aggregation gesteigerte Renin-Sekretion
TXA_2	Thrombozyten Gefäße Gefäße der Niere	Aggregation Vasokonstriktion Vasokonstriktion

Tab. 12.6: Die wichtigsten Prostaglandine und ihre Wirkung

13 Sexualentwicklung, Reproduktionsphysiologie und Physiologie des Alters

13.1 Weibliche Sexualhormone

Bereits im Mutterleib spielen die Hormone für die Entwicklung des Fetus eine große Rolle in der geschlechtlichen Differenzierung. Aber auch für die Pubertierende und die erwachsene Frau sind sie von großer Bedeutung.

Hormone

Pubertät · LH · FSH · Östrogne · Androgene · Progesteron · Prolaktin · Oxytocin

(Bildung der Hormone ↗ Kap. 12)

Pubertät

Beginn der Pubertät: Aktivierung der **Hormonsynthese in Hypophyse** und **Hypothalamus** durch **GnRH** (Gonadotropin Releasing hormone) → Anstieg der Konzentration von **LH** (luteinisierendes Hormon) und **FSH** (Follikel stimulierendes Hormon) → vermehrte Bildung von **Östrogen** → Einleitung der Pubertät

Funktionen

- **LH:** Einleitung der Pubertät, später Auslösung der Ovulation und Bildung des Corpus luteum
- **FSH:** Follikelreifung und Östrogenproduktion
- **Östrogen:**
  - Pubertät: **Körperwachstum** und Ausbildung der sekundären **weiblichen Geschlechtsmerkmale** (Mammae, Uterus, Tubae uterinae, Scheide und kleine Schamlippen)
  - Wiederaufbau des **Endometriums** nach der Menstruation
  - Steigerung der **Libido**
  - schwache **anabole Effekte** auf Proteinstoffwechsel
- **Androgene:** Wachstum der großen Schamlippen und der Scham- und Achselbehaarung in der Pubertät der Frau
- **Progesteron:** wird vom Corpus luteum (Gelbkörper) produziert
  - Vorbereitung des **Endometriums** auf die befruchtete Eizelle
  - unterstützt die **Einnistung des Embryos** und sein **Wachstum** in den ersten Schwangerschaftswochen
  - fördert die **Milchbildung** in den Brüsten
  - fördert die **vermehrte Wassereinlagerung** im Gewebe
- **Prolaktin** und **Oxytocin** (↗ Kap. 12)

13.2 Menstruationszyklus

Der weibliche Zyklus ist eine sich periodisch wiederholende Veränderung der Hormonsituation und der Uterusschleimhaut.
- **Menarche:** erste Menstruationsblutung (Alter: ca. 11–14 Jahren)
- **Menopause (Klimakterium/Wechseljahre):** Ausbleiben der Menstruation durch Mangel an weiblichen Geschlechtshormonen (Alter: ca. 45–55 Jahren).

Ablauf der Menstruation

4 Phasen · Menstruationsphase · Follikelphase · Ovulation · Lutealphase

Man unterscheidet bei der Menstruation **4 Phasen.** Im Normalfall dauert ein **Zyklus etwa 28 Tage**, leichte Abweichungen sind nicht unbedingt pathologisch.

Menstruationsphase
- **1.–4. Tag** des Zyklus
- **LH** und **FSH** ↓ → Rückbildung des Gelbkörpers → **Östrogen-** und **Progesteronspiegel** ↓ → Abstoßung der obersten Zellreihen des Endometriums
- Blutverlust während der Menstruation: ca. 200 ml

Follikelphase
- **4.–14. Tag** des Zyklus (z. T. starke Variationen)
- **FSH** ↑ → Follikelwachstum: i.d.R. wird von den vielen Follikeln im Ovar immer nur einer pro Zyklus reif (**dominanter Follikel)**
- Östrogensynthese in den **Granulosa-Zellen** unter FSH-Einfluss → **Östrogen** ↑ → negative Rückkopplung auf FSH → **FSH** ↓

Ovulation
- **15. Tag** (abhängig von der Dauer der Follikelphase)
- **Östrogene** ↑ → positive Rückkopplung auf LH → **LH** ↑
- **Auslösung der Ovulation:** LH aktiviert Enzyme, die die Wand des Follikels perforieren und so die Freisetzung der Eizelle (**Eisprung**) induzieren.

Lutealphase
- **15.–28. Tag** (relativ konstant)
- **Follikel** wird zum **Corpus luteum** (Gelbkörper): Die Follikelzellen transformieren zu Lutealzellen und bilden **Progesteron** (LH-stimuliert).
- Progesteron bereitet das **Endometrium** auf die befruchtete Eizelle vor.

Schleimhautveränderungen

Proliferationsphase · Sekretionsphase · Desquamationsphase

Die Änderung der hormonellen Situation bewirkt auch eine Veränderung an der Schleimhaut des **Endometriums**, die sich je nach Hormonstatus zyklisch umbaut. Man unterscheidet dabei **3 Phasen:**

Uterus
- **Proliferationsphase:** 5.–14. Zyklustag
  - Regeneration des Endometriums nach der Menstruation
  - Östrogen → Zunahme der **Schleimhautdicke** sowie der **Größe** und **Anzahl der Zellen**
- **Sekretionsphase:** nach dem Eisprung
  - Progesteron → Wachstum der Schleimhautdrüsen → Ausbildung einer **sekretorischen Schleimhaut** (Drüsen gerade angeordnet)
- **Desquamationsphase:**
  - Nistet sich keine befruchtete Eizelle in die Schleimhaut (Nidation) ein, hört die Schleimhaut auf zu wachsen.
  - Die Schleimhaut lockert sich auf und wird stärker durchblutet, die Drüsen werden korkenzieherartig.

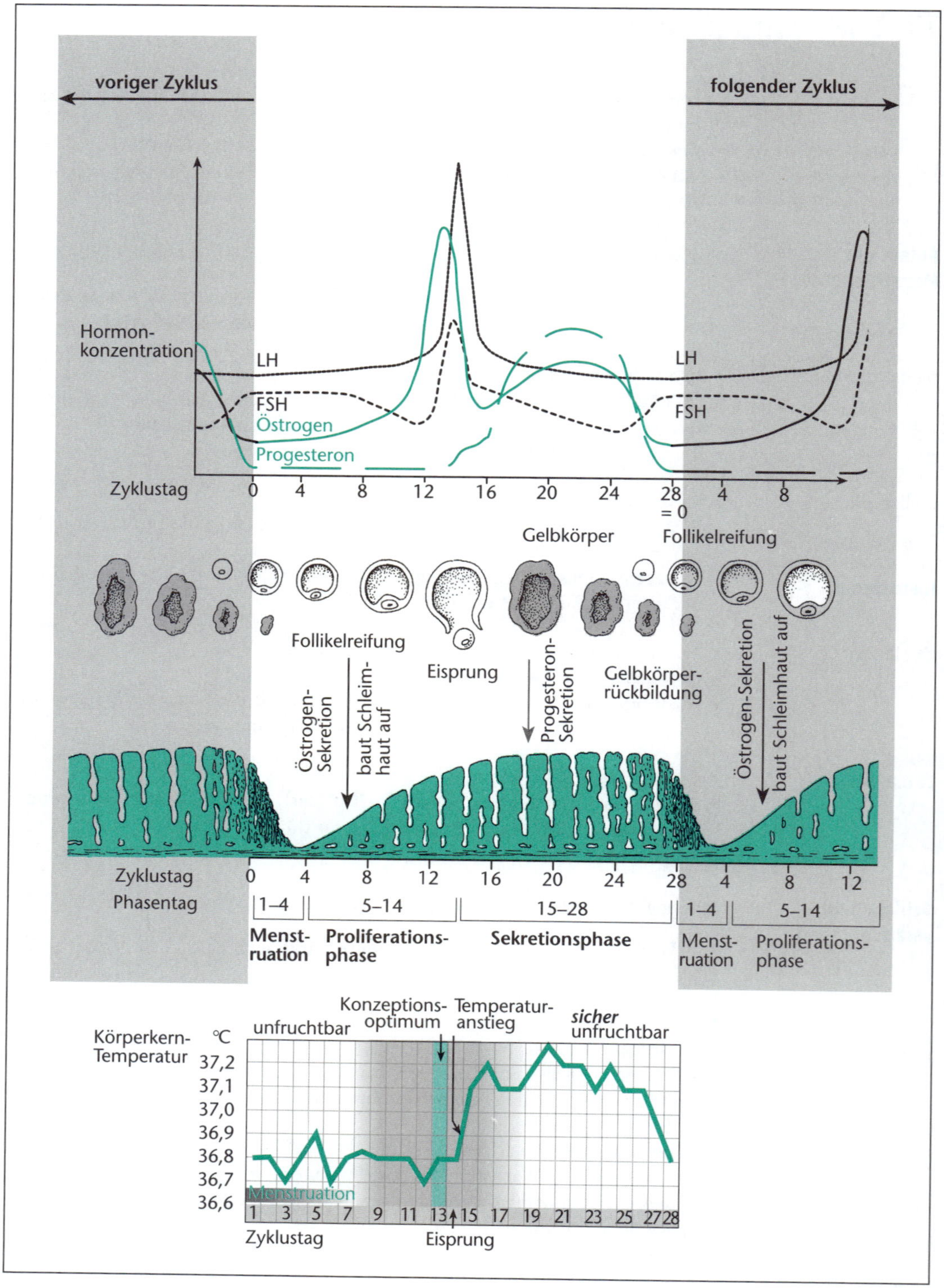

Abb. 13.1: Auswirkungen der einzelnen Hormone auf die Uterusschleimhaut und das Ovar.-Temperaturkurve in Abhängigkeit des Zykluszeitpunktes. [1]

– Progesteron- und Östrogenspiegel ↓ → Abstoßung des Endometriums (**Entzugsblutung**)

Zervix

Der Gebärmutterhals (Zervix) wird von einem **Schleimpfropfen** (Kristeller-Pfropf) verschlossen. Je nach Östrogenkonzentration ist dieser Schleimpfropf für Spermien durchgängig oder nicht:
- **Follikelphase** (Östrogen ↑): Schleimproduktion steigt, das Sekret ist dünnflüssig und weniger viskös → erhöhte **Spinnbarkeit**
- **Ovulation:** höchste Spinnbarkeit → maximale Durchlässigkeit für Spermien
- **Lutealphase** (Progesteron ↑): abnehmende Spinnbarkeit

13.3 Hodenfunktion

Aufgaben

Der Hoden des Mannes übernimmt zwei wichtige Aufgaben:
- **Endokrines Organ:** Synthese von **Testosteron** in den Leydig-Zellen
- **Exokrine Drüse:** Produktion der **Spermien** in den Hodenkanälchen (Tubuli seminiferi)

Testosteron

Pubertät · Produktion · Wirkung

Testosteron ist ein **männliches Sexualhomon** (Andogen).

Pubertät

Anstieg von **GnRH** im hypophysären-hypothalamischen Regelkreis → Anstieg von **LH** und **FSH** → Beginn der Pubertät → Beginn der **Testosteron**produktion

Produktion

- Produktion aus Cholesterin in der **NNR** und v.a. in den **Leydig-Zellen des Hodens**
- **LH** bindet an Rezeptoren der Zellmembran der Leydig-Zellen → **Aktivierung** des Enzyms **20,22-Desmolase** → Umwandlung des Cholesterins zu Pregenolon
- **hohe Testosteronspiegel** → negatives Feedback an Hypophyse und Hypothalamus → **LH** ↓

Wirkung

- **Embryonalphase:** Ausprägung der männlichen Geschlechtsorgane (Samenleiter, Prostata, Penis, Hoden etc.)
- **Präpubertät:** keine nennenswerte Testosteronproduktion
- **Pubertät:**
  - Wachstum von Skrotum und Penis, Wachstum der Sekundärbehaarung (Achsel- und Schamhaarbereich)
  - Wachstum des Kehlkopfes (Stimme wird tief)
  - Spermatogenese
  - anaboler Effekt auf Muskeln und Knochen
  - Schluss der Epiphysenfugen
  - Steigerung der Erythropoese
  - Steigerung der Talgproduktion der Haut
  - Ausfall des Kopfhaares

Akne: Durch den Anstieg der Talgproduktion der Haut kann es zur Akne kommen. Sie klingt mit dem Ende der Pubertät in der Regel wieder ab.
Anabolikamissbrauch: Einige Sportler nehmen unerlaubterweise Androgene ein, um damit ihr Muskelwachstum anzuregen. Dies kann zu schweren Schädigungen führen, z. B. Kardiomyopathien, Herzrhythmusstörungen, Nieren- und Leberschäden.
Alopezie: Die Kopfglatze ist bei vielen Männern ein durch Testosteron verursachtes Phänomen → Alopecia androgenica.

Spermienproduktion

Produktion · Phasen der Spermatogenese

Produktion

Die Produktion der Spermien findet in den **Sertoli-Zellen** der Hodenkanälchen statt. Auslöser ist analog zur Follikelreifung das **FSH.**

Phasen der Spermatogenese

Spermatogonien wandern in der Embryonalphase in den Hoden ein. Dort teilen sie sich mitotisch zu 2 Stammzellen (A und B):

- Stammzelle B entwickelt sich durch Wachstum zu **einer Spermatozyte I. Ordnung.**
- Spermatozyten I. Ordnung teilen sich in der 1. Reifeteilung in **2 Spermatozyten II. Ordnung**, die sich in der 2. Reifeteilung in **je 2 Spermatiden** teilen.
- Spermatiden wachsen zu **Spermien** heran (**haploid**, da der Chromosomensatz in der Reifeteilung halbiert wurde).

! Aus jeder Stammzelle B gehen 4 Spermatiden mit haploiden Chromosomesatz hervor.

13.4 Kohabitation

Sexueller Reaktionszyklus

Erregungsphase · Plateauphase · Orgasmusphase · Rückbildungsphase

Während des Geschlechtsverkehrs durchlaufen Männer und Frauen verschiedene Stadien eines **sexuellen Reaktionszyklus** mit mehreren Phasen, die bei Mann und Frau prinzipiell gleich verlaufen.

Erregungsphase

In dieser Phase kommt es durch **psychische** (Erinnerungen, Fantasien etc.) und **physische Reize** (Stimulation an bestimmten Körperstellen) zur **Vorbereitung** auf den Geschlechtsverkehr.

Plauteuphase

Die Plateauphase liegt zwischen Erregung und Orgasmus. In dieser Phase geschieht beim Mann **physiologisch** nichts Wesentliches. Die Dauer dieser Phase ist individuell sehr verschieden.

Orgasmusphase

Die Orgasmusphase stellt den **Höhepunkt des sexuellen Reaktionszyklus** (und wohl auch der Kohabitation) dar. Sie ist in der Regel von kurzer Dauer.

Rückbildungsphase

- **Rückkehr** der Organe **in den Ausgangszustand.**
- Bei Männern meist eine **Refraktärphase**, d. h. es kann nicht gleich eine neue Erektion mit anschließender Ejakulation erfolgen. Die Dauer dieser Phase ist wiederum abhängig vom Individuum.

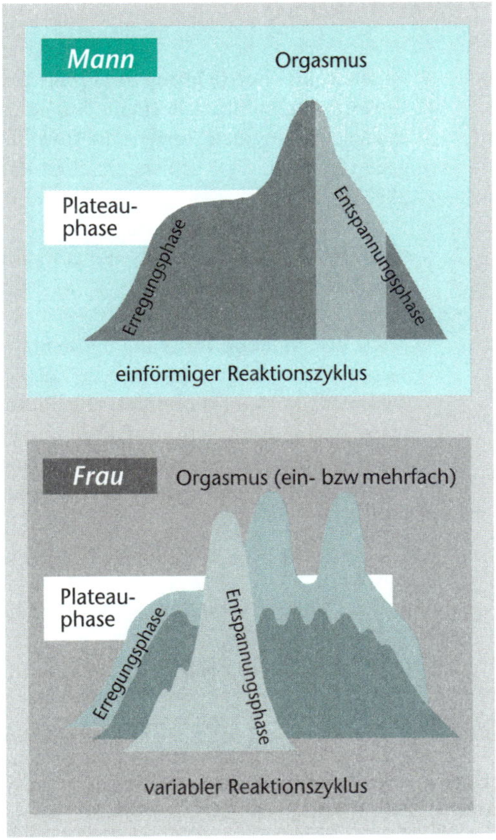

Abb. 13.2: Schematische Darstellung der sexuellen Reaktionszyklen von Mann und Frau im Vergleich [5]

Impotenz: Ist das Unvermögen des männl. Penis zu einer Erektion. Ursache sind oft Alkoholmissbrauch, Diabetes mellitus oder psychische Ursachen.
Ejakulatio praecox: Vorzeitge Ejakulation des Mannes bei Geschlechtsverkehr. Ursache oft psychisch (Krise in der Beziehung, Seitensprung etc.)
Anorgasmie: Unfähigkeit, zum Orgasmus zu gelangen, Ursache oft psychisch.
Vaginismus: Unfähigkeit der Frau, den erigierten Penis in die Vagina eindringen zu lassen, Ursache fast immer psychisch.
Sexuell übertragbare Krankheiten: Es gibt eine Vielzahl von sog. STD's (sexual transmitted diseases), wie z. B. Gonorrhoe (Tripper), Lues (Syphilis) oder HIV.

13.5 Schwangerschaft

Ist es zu einer **Befruchtung** der Eizelle und einer **Einnistung** am 6.–7. Tag nach der Ovulation gekommen, liegt eine **Schwangerschaft** vor. Im weiteren Verlauf kommt es zu Hormonumstellungen, die sowohl vom Fetus als auch von der Mutter ausgehen können. Eine Schwangerschaft dauert etwa 40 (38–42) Wochen oder 252–283 Tage.

Allgemeines

Plazenta · fetaler Kreislauf · Präembryonalperiode · Embryonalperiode · Fetalperiode

Plazenta

Nach der Nidation muss die befruchtete **Eizelle** (Zygote) damit beginnen, ideale Voraussetzungen für ihre weitere Entwicklung zu schaffen. Daher bildet sie über die Zwischenstufe **Trophoblast** eine **Plazenta,** über die sie mit dem Körper der Mutter in Verbindung steht. Aufgaben der Plazenta sind:

- Versorgung mit **Sauerstoff** und **Nährstoffen**
- **Abtransport der Stoffwechselprodukte**
- **Hormonproduktion**
- Vermeiden einer **Abstoßung** aus dem mütterlichem Körper durch Ernährung des Kindes
- Trennung der Abwehrsysteme von Mutter und Kind (bis auf IgG)

fetaler Kreislauf

(↗ Kap. 4 Blutkreislauf)

Entwicklungsperioden

Die Entwicklung eines Kindes im Mutterleib wird in 3 Phasen eingeteilt:

- **Präembryonalperiode:** 1.–3. Entwicklungswoche, von der Befruchtung bis zur dreiblättrigen Keimscheibe
- **Embryonalperiode:** 4.–8. Entwicklungswoche, Anlage der wesentlichen Organsysteme (Embryo)
- **Fetalperiode:** 9.–38. Entwicklungswoche, Wachstum der angelegten Organe (Fetus)

Trophoblastenhormone

humanes Choriogonadotropin · humanes plazentares Laktogen

humanes Choriogonadotropin (hCG)

- Glykoprotein
- **Wirkung:** Stimulation des Corpus luteum zur weiteren **Progesteron-Produktion** (vorher LH-stimuliert) → verhindert eine Abstoßung des Endometriums und fördert die Nidation der Zygote
- **Nachweis:**
  - **9 Tage** nach der Befruchtung im **Serum**. Der Serumspiegel steigt bis zur 10. Schwangerschaftswoche (SSW) und fällt danach, bis er ab der 16. SSW einen konstanten Wert erreicht.
  - **14 Tage** nach der Befruchtung im **Urin**

Da hCG bereits sehr früh in Serum und Urin nachweisbar ist, nutzt man es zum **Schwangerschaftstest**.

humanes plazentares Laktogen (hPL)

- Glykoprotein
- strukturelle Ähnlichkeit mit dem Wachstumshormon STH
- **Wirkung:**
  - Förderung des **Brustdrüsenwachstums**
  - antagonistische Wirkung zu Insulin → Erhöhung des **Blutzuckerspiegels** der Mutter
  - Steigerung der **Lipolyse**
- **Nachweis:** ab der **5. SSW** im Serum. Der Serumspiegel steigt konstant bis zum Ende der Schwangerschaft an.

Plazentahormone

Progesteron · Östrogen

Progesteron

- Ab der **6. SSW** wird Progesteron nicht mehr vom Corpus luteum, sondern ausschließlich von der **Plazenta** gebildet.
- Der **Serumspiegel** steigt bis zum Ende der Schwangerschaft konstant an.

Östrogen

- Bildung durch Umwandlung von **Vorstufen** aus der **kindlichen Nebenniere.**
- Der **Serumspiegel** steigt konstant an.

13.6 Geburt

Phasen

Oxytocinkonzentration · Eröffnungsphase · Austreibungsphase · Nachgeburtsphase

Am Ende der 40. SSW steht die Geburt. Man geht davon aus, dass ein Anstieg der **Oxytocinkonzentration** die Geburtswehen auslöst und damit die Geburt einleitet. Die Geburt wird in 3 Phasen eingeteilt:

Eröffnungsphase

- Einsetzen der Wehen → Erweiterung des unteren Teils des Uterus und Aufdehnung des Muttermundes
- **Blasensprung** am Ende der Eröffnungsphase: Die Fruchtblase zerreißt und das Fruchtwasser fließt über die Vagina ab.
- **Dauer:** bei der 1. Geburt ca. **10–12 h**, nach mehreren Geburten deutlich kürzer

Austreibungsphase

- Beginnt mit der **vollständigen Eröffnung des Muttermundes.**
- Durch **Kontraktionen des Uterus**, die sich als **Wehen** äußern, wird das Kind aus dem Uterus, über den Muttermund durch die Vagina, nach außen gepresst. Es tritt eine Wehe alle 2 Min. auf.
- Bei einer **regelrechten Geburt** erscheint der Kopf des Kindes mit dem Gesicht in Richtung Anus der Mutter zuerst.
- Nach der Geburt ist die Austreibungsphase beendet.
- **Dauer:** zwischen **30 min** und **3 h**

Nachgeburtsphase

- Die Nachgeburtsphase beginnt wenige Minuten nach der Geburt mit den **Nachwehen.**
- Die Nachwehen führen zur **Ablösung** und zum **Ausstoß der Plazenta.**
- Nachdem die Plazenta ausgestoßen wurde, **kontrahiert der Uterus** kräftig. Die Stelle, an der die Plazenta saß, wird mit **Gerinnungsvorgängen** verschlossen.

Mit dem Ende der Nachgeburtsphase endet die Geburt.

13.7 Laktation

Hormone

Prolaktin · Oxytocin

Während der Schwangerschaft sorgt die steigende Konzentration von **Sexualhormonen** für eine Vorbereitung der Brustdrüse auf die Laktation.
Im letzten Schwangerschaftsdrittel aktivieren **Prolaktin** und **hPL** die Sekretionsfähigkeit der Brustdrüse.

Prolaktin

- Nach der Geburt fallen die Serumkonzentrationen von Progesteron und Östrogen stark ab → Die Brustdrüse reagiert stärker auf Prolaktin → **Milcheinschuss.**
- **Freisetzung:** durch mechanische **Manipulationen der Mamillen** und durch das **Schreien** des Kindes (stimuliert auch die Oxytocinfreisetzung)
- So lange der Prolaktinspiegel hoch ist und damit die GnRH-Freisetzung im Hypothalamus gehemmt wird, bleibt die Milchsekretion erhöht und die Frau hat keine Periode → **Stillamenorrhoe**
  (↗ Kap. 12)

Oxytocin

- Förderung der **Milchabgabe** durch **Kontraktion der Myoepithelien** im Brustgewebe

13.8 Alter

Altern ist ein **primär physiologischer Vorgang.**
Alterungsprozesse lassen sich mit **4 Charakteristika** beschreiben:
- **irreversibler** Vorgang
- führt zu **Schäden** in der Körperstruktur
- **universal** → alle höheren Lebewesen unterliegen dem Alterungsprozess
- **biologisch-genetisch vorbestimmt** → Es gibt eine maximale Lebenserwartung, die nicht überschritten werden kann (ca. 115–120 Jahre beim Menschen)

Ursachen des Alterns

Genregulationstheorie · Theorie der freien Radikale

Die Ursachen des Alterns sind noch nicht abschließend geklärt. Allerdings hat man zwei Modelle entwickelt, die den Alterungsprozess beschreiben.

Genregulationstheorie

Altern wird als Ergebnis einer **Genveränderung** verstanden (molekulares Modell). Je nach Lebensphase, in der sich das Individuum gerade befindet, werden am Genom bestimmte Sequenzen aktiviert oder deaktiviert. Für das Alter zuständige Gene werden **Gerontogene** genannt.

Theorie der freien Radikale

Alter wird als Kumulation fortschreitender **Zellschäden** verstanden (zelluläres Modell). Die Zellschäden entstehen v.a. durch **freie Radikale** (z. B. O_2^- oder H_2O_2), die im Rahmen von intrazellulären Stoffwechselprozessen gebildet werden.

Veränderungen der Organe

Atmungsorgane · Herz-Kreislauf-Systeme · Bewegungsapparat · Verdauungssystem/Niere · endokrines System · Nervensystem/Sinnesorgane

Atmungsorgane

- Verminderung der **Diffusionskapazität** der Lunge (Altersemphysem) durch Verlust von Alveolarsepten und Alveolen
- Abnahme aller wichtigen **Parameter** der Lunge (Vitalkapazität, Compliance etc.)
- Abnahme der **Atembewegungen** durch Versteifung des Thorax
- gestörte **Selbstreinigung** des respiratorischen Epithels

Herz-Kreislauf-System

- **Gefäße:** starker Anstieg der atherosklerotischen Plaques, starre Gefäßwände → orthostatische Dysregulation
- **Herz:** schlechte Ansprechbarkeit auf β-adrenerge Reize und Zellverlust im Reizleitungssystem → Herzrhythmusstörungen

Bewegungsapparat

- **Knochen:** Verlust von Mineralien (v.a. Calciumphosphat) → Missverhältnis zwischen Knochenauf- und -abbau (Überwiegen des Abbaus) → zunehmend instabile und poröse Knochen.
- **Knorpel:** Wasserverlust und vermehrte Produktion von stärker vernetztem Kollagen → Elastizitätsverlust → Arthrose
- **Muskel:** Abnahme der Muskelzellen um ca. 1/3

Verdauungssystem/Niere

- **Ösophagus:** Störung der reflektorischen Koordination → gestörter Schluckreflex
- **Magen:** Atrophie der Magenschleimhaut → Störung der Magensaftsekretion → Verdauungsstörungen, Vitaminmangelerkrankungen etc.
- **Darm:** Schäden am enterischen Nervensystem → weniger Peristaltik → Obstipation
- **Leber:** verminderte Zahl der Leberenzyme → Entgiftungsrate sinkt
- **Niere:** Abnahme der Nephrone → Abnahme der GFR

endokrines System

- **Frauen:** Erliegen der Menstruation ab dem ca. 55. Lj → Menopause. Östrogen- und Progesteronspiegel ↓ → Östrogenmangel → Osteoporose
- **Männern:** Testosteronspiegel ↓ ab dem 25. Lj um etwa 1 % → Kraftlosigkeit, Libidoverlust, Depression

Nervensystem/Sinnesorgane

- Abnahme der **Neuronenzahl**
- Abnahme der **Nervenleitgeschwindigkeit**
- Abnahme der **Sensoren** in der Haut (z. B. Berührungssensoren, Vibrationsempfinden)
- Verlust des **Gehörs** durch Verlust der Haarzellen im Corti-Organ
- Nachlassen der **Geschmacksempfindung** durch Verlust von Geschmackssensoren und Neuronen der Riechbahn
- Abnahme des **Visus** durch Alterssichtigkeit (Presbyopie) und Rezeptorverlust der Netzhaut

14 Funktionsprinzipien des Nervensystems

14.1 Grundlagen

Grundlagen der Elektrophysiologie ↗ Kap. 1
Aktionspotential ↗ Kap. 4

14.2 Reiz und Erregung

Reiz

Definition · adäquater Reiz · Transduktion · Transformation

Definition

Bei einem **Reiz** handelt es sich um eine **Änderung des umgebenden Milieus** oder des **Körperinneren**, der im Körper von **Sinneszellen (Rezeptor)** aufgenommen wird.

adäquater Reiz

Sinneszellen reagieren auf bestimmte Reize, aber nicht jeder Reiz reicht aus, ein AP auszulösen.

- **Adäquater Reiz:** ein Reiz, der für die Sinneszelle bzw. den jeweiligen Rezeptor **spezifisch** ist und mit **minimaler Energie** die Zelle bzw. den Rezeptor depolarisieren kann. Je nach der Intensität des Reizes wird ein **Aktionspotential (AP)** ausgelöst.
- **Inadäquater Reiz:** ein Reiz, der **viel Energie** braucht, bis er ein Aktionspotential auslöst.

Beispiele: Für die Sinneszellen der Retina ist Licht ein adäquater Reiz, der Proband kann es sehen. Bei einem schweren Schlag auf den Kopf, ein inadäquater Reiz, sieht der Patient Lichtpunkte, die Sinneszellen wurden durch einen inadäquaten Reiz erregt.

Transduktion

Umwandlung des Reizes in eine **elektrische Erregung**, um ihn dem Nervensystem zu vermitteln.
Ein adäquater Reiz trifft auf eine Rezeptorzelle und erregt diese unterschwellig → **Generator-** oder **Rezeptorpotential**.

Transformation

- Umwandlung des Generatorpotentials in ein **Aktionspotential** (AP)
- Das Generatorpotential verläuft entlang der Rezeptorzelle bis zum Axonhügel.
- Am Axonhügel liegt ein Areal mit niedrigem Schwellenpotential → das Generatorpotential kann ein AP auslösen.

Adaptation

Das Phänomen Adaptation beschreibt das Nachlassen der Erregung bei gleich bleibenden Reizen über einen gewissen Zeitraum.

Erregung

Registrierung eines Reizes . Reaktion in der Sinneszelle . Änderung des Ruhemembranpotentials . Schwellenpotential . Aktionspotentials . Rezeptor- oder Generatorpotential

- Wird ein **Reiz durch die Sinneszellen bemerkt**, löst er in der **Sinneszelle eine Reaktion** aus, die zu einer Änderung des Ruhemembranpotentials führt. (→ Ruhemembranpotential s. auch Kap. 1).
- Ist die Änderung des RMP so stark, dass das **Schwellenpotential** überschritten wurde → Auslösung eines **Aktionspotentials**.
- Die Änderung des RMP bis unterhalb des Schwellenpotentials wird auch als **Rezeptor- oder Generatorpotential** bezeichnet.

Refräktärzeit

- absolute Refräktärzeit

Phase unmittelbar nach einer Depolarisation, in der auch ein sehr starker Reiz nicht in der Lage ist, eine neue Depolarisation hervorzurufen → **Unerregbarkeit der Membran**

- relative Refräktärzeit

- Phase nach der Depolaristion, in der nur ein sehr starker Reiz in der Lage ist, eine Depolarisation hervorzurufen → **verminderte Erregbarkeit der Membran**
- Wird in dieser Phase, durch einen überschwelligen Reiz, ein AP ausgelöst, ist die Amplitude des AP kleiner als zur Nichtrefraktärität.

Sensoren

primäre Sinneszellen · sekundäre Sinneszellen

Die meisten äußeren und inneren Reize werden über so genannte **Sinneszellen** aufgenommen und weitergeleitet. Man unterscheidet 2 Arten von Sinneszellen.

primäre Sinneszellen

- peripher verlagerte Neurone des Gehirns
- Sie sind in der Lage, ein **AP** zu **bilden** und weiterzuleiten.
- *Beispiele:* Zapfen und Stäbchen der Augen.

sekundäre Sinneszellen

- leiten sich von peripheren Gliazellen oder Epithelien ab
- Sie können selbst **kein AP bilden**, sie geben lediglich einen elektrischen Impuls an andere Zellen weiter. Diese benachbarten Zellen bilden dann das AP.
- Die Weiterleitung ins ZNS erfolgt mittels synaptischer Verbindung zu anderen Nervenzellen.
- *Beispiele:* Zellen im Corti-Organ.

Rezeptoren

Definition · Propriozeptoren · Exterorezeptoren · Enterorezeptoren

Definition

In der Neurophysiologie versteht man unter einem Rezeptor eine ganze **Zelle**, die in der Lage ist **Reize aufzunehmen**, und nicht nur einen biochemischen Rezeptor auf einer Zelle.

Einteilung

Man unterteilt die Rezeptoren nach ihrer Funktion:
- **Propriorezeptoren** (Mechanorezeptoren): informieren das ZNS über Bewegungen der Extremitäten und deren Stellung im Raum
- **Exterorezeptoren:** reagieren auf äußere Umwelteinflüsse
- **Enterorezeptoren:** geben Informationen aus dem Körperinneren (Organen) ans ZNS weiter

! Neurophysiologie: **Rezeptor** (= Sensor): Zelle, die in der Lage ist einen Reiz aufzunehmen (= **Sinneszelle**).

14.3 Erregungsfortleitung

Bei der Weiterleitung der Erregung in der Zelle unterscheidet man zwischen **unmyelinisierten** (marklosen) und **myelinisierten** (markhaltigen) Nervenzellen.

Grundlagen

elektrotonische Fortleitung · Nervenleitgeschwindigkeit (NLG)

elektrotonische Fortleitung

- Grundprinzip: Stromfluss zwischen **erregten** und **unerregten Membranabschnitten** in der Nervenfaser
- passive Ausbreitung des elektrotonischen Strom (AP) entlang der Membran des Axons (= elektrotonische Fortleitung)

Nervenleitgeschwindigkeit (NLG)

Faserdurchmesser · Membranwiderstand · Membrankapazität · unmyelinisierte Nerven · myelinisierte Nerven

Die NLG ist abhängig von 3 Komponenten:
- **Faserdurchmesser:** NLG nimmt mit der Quadratwurzel des Axondurchmessers zu, da der Längswiderstand mit steigendem Faserquerschnitt abnimmt → je dicker der Nerv, umso schneller wird geleitet
- **Membranwiderstand:** Bei Erhöhung des Membranwiderstands nimmt der Verluststrom ab. In Nerven mit einer dicken Myelinscheide ist er am höchsten. Die **Myelinscheiden** stellen eine gute elektrische Isolation dar. Ein hoher Membranwiderstand bewirkt eine gute elektrische Leitfähigkeit.
- **Membrankapazität:** Die Membrankapazität ist ein Maß für die Zeit, die eine Membran braucht, um sich auf einen neuen Potentialwert umzuladen. Sie ist in fast allen Nerven gleich.

Gruppen	Funktion der Fasern	Faserdurchmesser	Leitungsgeschwindigkeit
Ia	Afferenzen der Muskelspindeln	13 µm	70–120 m/s
Ib	Afferenzen der Sehnenorgane	13 µm	70–120 m/s
II	Mechanozeptoren der Haut	9 µm	25–75 m/s
III	Tiefe Drucksensibilität der Muskeln	3 µm	10–25 m/s
IV	Schmerzfasern ohne Myelinscheide	1µm	1 m/s

Tab. 14.1: Klassifikation der Nervenfasern nach Lloyd/Hunt

unmyelinisierte Nerven

- Eigenschaften: **keine Markscheide**
- Erregungsleitung: Das AP breitet sich **elektrotonisch** und **kontinuierlich** entlang der Membran der Nervenfaser aus.
- NLG: sehr **gering**
- Vorkommen: fast ausschließlich in **sympathischen postganglionären** Nervenfasern und in **Hautafferenzen**

myelinisierte Nerven

- Eigenschaften: mit **Markscheide**
  Sie wird vom Zytoplasma der peripheren Gliazellen gebildet, die sich abschnittsweise um den Nerven wickeln (**Internodien**)
  → guter Isolator → Membranwiderstand ↑ und Membrankapazität ↓

Gruppen	Funktion der Fasern	Faserdurchmesser	Leitungsgeschwindigkeit
Aα	Afferenzen der Muskelspindeln Motorische Fasern zur Skelettmuskulatur	15 µm	70–120 m/s
Aβ	Hautafferenzen für Druck und Berührung	8 µm	30–70 m/s
Aγ	Motorische Fasern zu den Muskelspindeln	5 µm	15–30 m/s
Aδ	Hautafferenzen für Schmerz, Tiefensensibilität und Temperatur	< 3 µm	12–30 m/s
B	präganglionäre vegetative Fasern	3 µm	3–15 m/s
C	Hautafferenzen für Schmerz, Temperatur, Berührung und Druck postganglionäre vegetative Fasern	1 µm m arklos	0,5–2 m/s

Tab. 14.2: Klassifikation der Nervenfasern nach Erlanger/Gasser

Zwischen den Internodien liegen die **Ranvierschen Schnürringe**, die von keiner Markscheide umgeben sind.

- Erregungsleitung:
  Das AP breitet sich elektrotonisch von Schnürring zu Schnürring aus (**saltatorische** Erregungsausbreitung), da aufgrund der Markscheide kaum Strom an der Membran fließen kann.
  Der Na-Einstrom beim AP wirkt für benachbarte Membranen als Stromquelle für eine Depolarisation.
- NLG: sehr **hoch**
- Vorkommen: z. B. Fasern der Motoneurone.

chemische Synapsen

Definition · elektrische Synapse · chemische Synapse · Bestandteile · Erregungsübertragung

Definition

Eine Synapse ist die Verbindung zwischen 2 Nervenzellen. Es gibt zwei Möglichkeiten, ein AP von Zelle zu Zelle zu übertragen.

- **Elektrische Synapse:**
  - nebeneinander liegende Zellen sind über **gap junctions** verbunden
  - Erregungsausbreitung als Veränderung des **Potentialgefälles** von einer Zelle zur anderen in beide Richtungen
- **Chemische Synapse:**
  - Bestandteile s. u.
  - Erregungsausbreitung durch einen **chemischen Botenstoff** (Transmitter)
  - Bestandteile

Bestandteile

Man unterscheidet 3 Bestandteile:

- **Präsynaptisches Nervenende:** Transmittern in Vesikeln gespeichert
- **Synaptischer Spalt:** freier Raum zwischen präsynaptischer und postsynaptischer Zelle
- **Postsynaptisches Nervenende:** Beginn der nächsten Zelle mit subsynaptischer Membran (Erregungsaufnahme)

Erregungsübertragung der chemischen Synapse

- ankommendes AP depolarisiert das präsynaptische Nervenende
  → **Ca^{2+}-Einstrom** in die präsynaptische Zelle
  → **Transmitterausschüttung**
- Transmitter diffundieren zum postsynaptischen Nervenende und binden an spezifische Rezeptoren
  → Öffnung von Membrankanälen der postsynaptischen Membran
  → **Depolarisation** der postsynaptischen Membran
  → Auslösung eines AP
- Nach der Bindung werden die Transmitter abtransportiert oder größtenteils abgebaut.
- Das Ca^{2+} wird im Austausch gegen Na^{+} aus der präsynaptischen Zelle gepumpt → Die Zelle ist bereit für das nächste AP.

> Bei einer **Hyperkalziämie** kommt es durch einen vermehrten Einstrom von Kalzium in die Zelle zu einer erhöhten Transmitterauschüttung → Krämpfe.

Transmitter

Definition · Acetylcholin · Noradrenalin · Serotonin · Glutamat · Glycin · γ-Aminobuttersäure

Definition

Transmitter sind die Signalsubstanzen einer chemischen Synapse. Man unterscheidet dabei je nach Art der Synapsen und der Aufgabe der Nerven folgende Transmitter:

Acetylcholin (ACh)

- **Synthese:** im präsynaptischen Nervenende
- **Zusammensetzung:** Acetyl-CoA (aus Mitochondrien) und Cholin (aus Interstitium). Acetyl-CoA überträgt mit dem Enzym Cholinacetyltransferase seine Acetyl-Gruppe auf das Cholin.
- **Speicherung** in Vesikeln
- **Inaktivierung:** Abbau durch Cholinesterase zu Acetat und Cholin und Wiederaufnahme in die präsynaptische Zelle

Noradrenalin (NA)

- sympathischer Transmitter
- **Synthese:** im präsynaptischen Nervenende

Anmerkung: Im Nebennierenmark wird das meiste Noradrenalin gebildet. Es steuert als Hormon über spezielle Adrenorezeptoren die Funktionen vieler Organe. Als synaptischer Transmitter wird es jedoch in der Zelle gebildet.

- **Syntheseweg:** Aufnahme von *L-Tyrosin* in die Zelle → Umwandlung durch Tyrosinhydroxylase zu L-Dihydroxyphenylalanin (*L-Dopa*) → Umwandlung durch Decarboxylase zu *Dopamin* → Hydroxylierung einer Seitenkette → Noradrenalin
- **Speicherung** in Vesikeln
- **Inaktivierung:** 3 verschiedene Wege zur Inaktivierung:
  - zu 70 % → unveränderte Wiederaufnahme in die präsynaptische Zelle
  - ein kleinerer Teil → Abtransport mit dem Blut
  - die restlichen 25 % → enzymatischer Abbau durch Monoaminoxidase (MAO) und Catechol-O-Methyltransferase (COMT)

weitere Transmitter

Im ZNS gibt es neben den beiden o.g. Transmittern eine Vielzahl anderer Transmitter, die hemmend oder aktivierend wirken können.

Transmitter	Vorkommen	Wirkung
Serotonin	ZNS v.a. in den Raphe-Kernen	Kontrolle diverser neuronaler Funktionen
Glutamat	ZNS v.a. Hippocampus und Telencephalon	erregender (exzitatorischer) Transmitter
Glycin	ZNS v.a. im Bereich des Rückenmarks	hemmender (inhibitorischer) Transmitter, z. B. Reflexhemmung in den Renshaw-Zellen
γ-Aminobuttersäure (GABA)	ZNS	häufigster hemmender Transmitter • **$GABA_A$-Rezeptor:** Öffnung von Cl-Kanälen → Cl^--Einstrom → Hyperpolarisation • **$GABA_B$-Rezeptor:** Schluss von Ca^{2+}-Kanälen → erhöhte K^+-Leitfähigkeit → Hyperpolarisation

Tab. 14.3: Transmitter des ZNS

Synapsenpotentiale

Definition · exzitatorisches postsynaptisches Potential · inhibitorisches postsynaptisches Potential

Definition

Nach der Bindung an die Rezeptoren der postsynaptischen Membran lösen die Transmitter eine Änderung des Potentials in der Zelle aus (**Synapsenpotential**). Dabei unterscheidet man:

- **e**xzitatorische (erregende) **p**ost**s**ynaptische **P**otentiale (**EPSP**)
- **i**nhibitorische (hemmende) **p**ost**s**ynaptische **P**otentiale (**IPSP**)

EPSP

- **Exzitatorische Transmitter:** z. B. ACh oder Glutamat → Öffnung von Ionenkanälen → Einstrom von Na^+- und später K^+-Ionen → lokale Depolarisation des Membranabschnittes
- Ein EPSP reicht nicht aus, um in der postsynaptischen Zelle ein AP auszulösen. Werden **mehrere EPSP** wirksam, summieren sich die Ströme → Überschreiten des Schwellenpotentials → AP

IPSP

- **Inhibitorische Transmitter:** z. B. Glycin und GABA → Öffnung von Ionenkanälen → K^+-Ausstrom und Cl^--Einstrom → **lokale Hyperpolarisation** des Membranabschnittes
- Bei **mehreren IPSP** wird die Zelle gehemmt, da durch die Hyperpolarisation der Zelle das Schwellenpotential zur Auslösung eines AP nicht mehr erreicht wird.

neuromuskuläre Erregungsübertragung

motorische Endplatte · Erregungsübertragung

Die neuromuskuläre Erregungsübertragung von einem motorischen Nerven (Motoneuron) auf die Muskelfaser bedarf einer motorischen Endplatte.

motorische Endplatte

Eine spezielle Synapse, deren postsynaptische Membran Bestandteil einer Muskelfaser ist. Sie besteht aus:

- **präsynaptischer Endkopf** eines Motoneurons
- **synaptischer Spalt**
- **postsynaptische Membran** einer Muskelfaser

Transmitter ist immer Acetylcholin.

Erregungsübertragung: Eintreffen eines AP → Öffnung von **Ca^{2+}-Kanäle** an der präsynaptischen Membran
→ **Ca^{2+}-Einstrom** in die präsynaptische Zelle
→ Freisetzung von **Acetylcholin** in den synaptischen Spalt
→ ACh bindet an **nicotinerge Rezeptoren** der postsynaptischen Membran
→ Öffnung der Ionenkanäle in der postsynaptischen Membran: **Na^+-Einstrom** und **K^+-Ausstrom**
→ **Endplattenpotential** (EPP)
→ **AP-Auslösung** mit nachfolgender **Muskelkontraktion**

14.4 Erregungsverarbeitung

Synapsen sind Grundeinheiten der Informationsverarbeitung im zentralen Nervensystem. Synapsen sind auch an der Verarbeitung der Erregung beteiligt.

neuronale Verschaltungen: Bahnung · präsynaptische Hemmung · postsynaptische Hemmung · laterale Hemmung · konvergente Schaltung · divergente Schaltung

Bahnung: Bei einer **hohen Frequenz** eintreffender **AP** in der präsynaptischen Membran kommt es zu einer Anreicherung von Ca^{2+}-Ionen im präsynaptischen Neuron → Steigerung der Transmitterfreisetzung mit jedem eintreffenden AP

präsynaptische Hemmung: Ein hemmendes Neuron (**axo-axonale Synapse**) erzeugt in der präsynaptischen Nervenendigung eine **Depolarisation.**
→ **verminderte Amplitude** ankommender AP
→ **verminderte** oder gehemmte **Transmitterfreisetzung**
→ geringere Depolarisation der postsynaptischen Membran

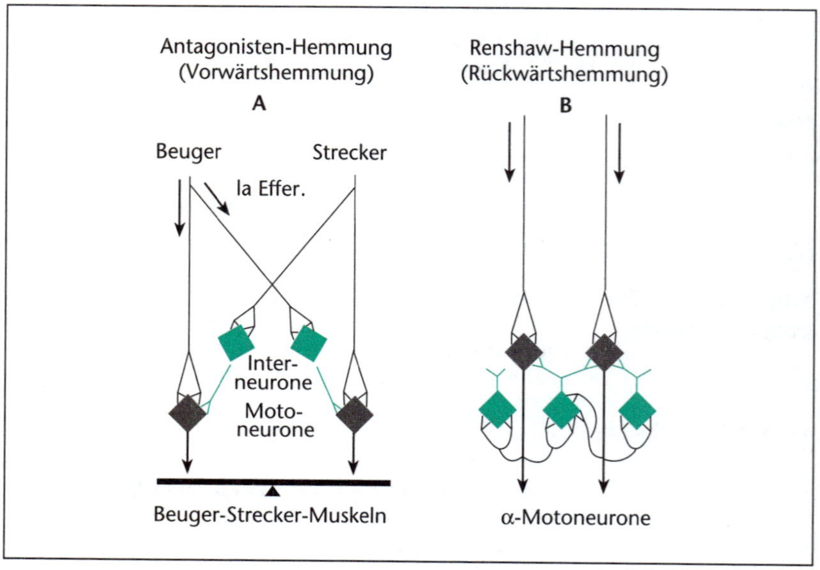

Abb. 14.1: Vorwärtshemmung und Rückwärtshemmung [1]

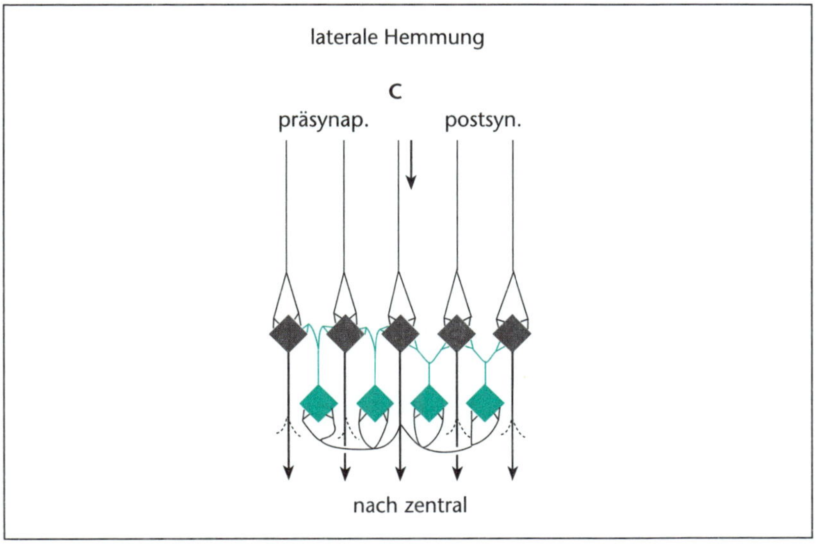

Abb. 14.2: Laterale Hemmung [1]

postsynaptische Hemmung

Ein hemmendes Neuron erzeugt in der postsynaptischen Nervenendigung eine **Hyperpolarisation**. Je nach Lage des hemmenden Neurons unterscheidet man:

- **Vorwärtshemmung:** direkte Erregung des hemmenden Neurons, das zwischen dem eigentlichen prä- und postsynaptischen Synapsenende liegt (↗ Abb. 13.1).
- **Rückwärtshemmung (Renshaw-Hemmung):** Die Rückwärtshemmung findet man auf der Ebene der Motoneurone. Bereits im Rückenmark innervieren die α-Motoneurone über Kollateralen Interneurone. Diese Interneurone wiederum sind mit hemmenden Synapsen verbunden, die mit den Motoneuronen in Verbindung stehen. Es bildet sich ein Rückkopplungskreis, die Rückwärtshemmung ist umso stärker je höher ihre eigenen Aktivität ist.

laterale Hemmung

- Die hemmenden Interneurone wirken nicht auf das Motoneurone, das sie innerviert, sondern hemmen benachbarte Zellen.
- Die Erregung eines solchen Interneurons führt über weitere Interneurone zu einer **Hemmung benachbarter Neurone** mit derselben Funktion.
- Die laterale Hemmung findet man v.a. in neuronalen Netzwerken, sie dienen dort der Kontrastverstärkung.

konvergente Schaltung

Auf ein Neuron treffen die Afferenzen mehrerer Neurone.

divergente Schaltung

Das Axon eines Neurons verzweigt sich und verteilt die Afferenzen auf mehrere Neurone.

15 Muskelphysiologie

Man unterscheidet **3 Formen von Muskelgewebe**, die sich in Aufbau, Funktion und nervaler Innervation unterscheiden:
- quer gestreifte Muskulatur
- Herzmuskulatur: stellt eine besondere Form der quer gestreiften Muskulatur dar.
- glatte Muskulatur

15.1 Quer gestreifte Muskulatur

Grundlagen

Formen · Funktion · Innervation · motorische Einheit

Formen

Skelettmuskulatur und **Herzmuskulatur**

Funktion

Die Skelettmuskulatur dient der **Bewegung** des Körpers und übt eine **Stütz-** und **Haltefunktion** aus (Herzmuskel ↗ Kap. 4).

Innervation

- erfolgt segmental über die **motorischen Fasern der Spinalnerven**
- Das jeweilige Motoneuron beginnt in den **Vorderhornzellen des Rückenmarks**, im Falle der Hirnnerven in den Kernen der Hirnnerven im Hirnstamm.

motorische Einheit

= Einheit aus einem **Motoneuron** und den von ihm innervierten **Muskelfasern**
- **Anzahl der innervierten Muskelfasern:**
  - schwankt stark, von *sehr viel* (bis zu 1000 z. B. Unterarm) bis *sehr wenig* (z. B. Augenmuskulatur).
  - Je weniger Muskelfasern von einem Motoneuron innerviert werden, desto genauer erfolgt die Abstufung der Bewegung.
- Erregungsübertragung über eine **neuromuskuläre Endplatte** (↗ Kap. 14)

Feinbau der Muskelfasern

Aufbau · Myofibrillen · Myofilamente · Aktinfilamente · Myosinfilamente · Sarkomer · sarkoplasmatisches Retikulum · transversales System

Aufbau

- Länge: bis zu 10 cm
- Durchmesser: bis zu 75–89 µm
- Die Muskelfaser besteht aus **Myofibrillen**, die parallel zur Längsachse der Faser verlaufen. Die Myofibrillen wiederum sind aus **Myofilamenten** zusammengesetzt.

Myofilamente

Man unterscheidet **Aktin-** und **Myosinfilamente** (kontraktile Proteine), die durch ihre spezielle Anordnung die typische Querstreifung hervorrufen.

– Aktinfilamente (dünne Filamente)

Ein Aktinfilament besteht aus 3 Proteinen:
- **Aktin:**
  - 2 spiralförmig verdrillte Ketten (**F-Aktin-Ketten**) aus kleinen kugelförmigen Untereinheiten (Struktur einer **Doppelhelix**)

- Bindungsstellen für Myosin, Tropomyosin, Troponin und benachbarten Aktinmolekülen

- **Tropomyosin:**
  - fadenförmiges Gebilde aus 284 Aminosäuren, das in den Windungen des Aktinmoleküls verläuft (7 Aktinmoleküle pro Tropomyosin)
  - bedeckt im Ruhezustand die Mysoinbindungsstellen des Aktins und hemmt die Verbindung zwischen Aktin und Myosin
- **Troponin:**
  - besteht aus 3 kugelförmigen Untereinheiten (Troponin T, I und C)
  - bindet in regelmäßigen Abständen (ca. 40 nm) an Tropomyosin und Aktin

! **Merke:** Nur quer gestreifte Muskulatur enthält Troponin, glatte Muskulatur hingegen **Caldesmon**.

- Myosinfilamente (dicke Filamente)

Ein Myosinfilament besteht aus 200, untereinander spiralförmig gedrehten Molekülen. Man unterscheidet:

- **Heavy chain:**
  - besteht aus: **Myosinkopf** mit der Bindungsstelle für Aktin und ATP (in Ruhe ist immer ein ATP am Myosinkopf gebunden) und ATPase-Aktivität, **Myosinhals**
  - Querverbindungen zu benachbarten Aktinmolekülen
- **Light chain:**
  - besteht aus dem **Myosinschaft**
  - bildet in Anlagerung an andere Myosinschäfte das eigentliche Filament

Sarkomer

= Bereich zwischen zwei **Z-Scheiben** = **kleinste funktionelle Einheit** einer Muskelzelle, die aus einer bestimmten Anordnung der Myofilamente besteht

- **Z-Scheiben:** Aktinfilamente sind in der Mitte an den Z-Scheiben fixiert → benachbarte Sarkomere teilen sich die Aktinfilamente.
- **A-Bande** (A = **anisotrop** = Doppelbrechung im polarisierten Licht): besteht hauptsächlich aus Myosinfilamenten und liegt in der Mitte des Sarkomers.

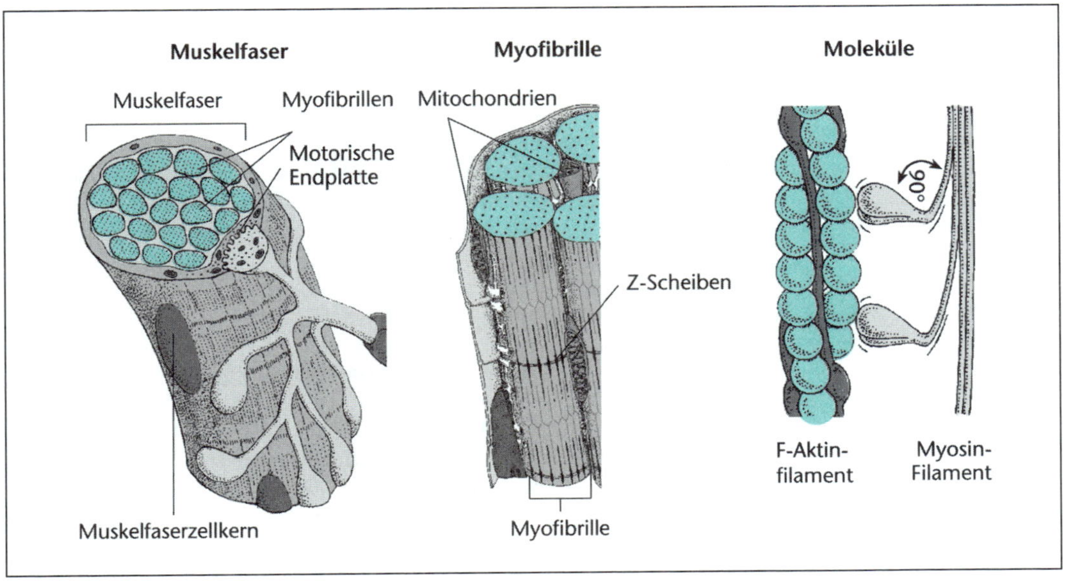

Abb. 15.1: Aufbau einer Skelettmuskelfaser [1]

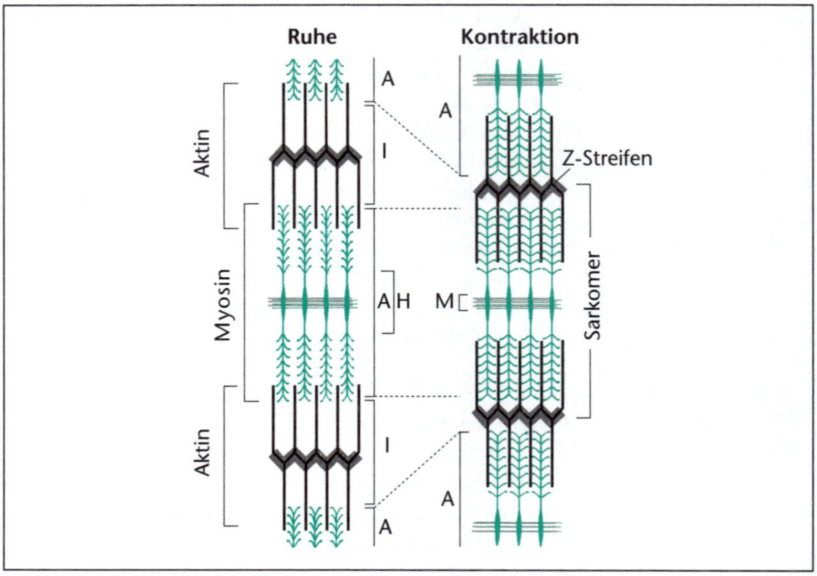

Abb. 15.2: Das Sarkomer in Ruhe und in Kontraktion [1]

- **H-Zone**: besteht nur aus Myosinfilamenten und liegt in der Mitte der A-Bande.
- **M-Linie:** liegt direkt in der Mitte der H-Zone, besteht wahrscheinlich aus Proteinen und hält die Myosinfilamente zusammen.
- **I-Bande** (**I** = **isotrop**): liegt an den Enden des Sarkomers und besteht v.a. aus dünnen Aktinfilamenten.

sarkoplasmatisches Retikulum

= **endoplasmatisches Retikulum** des quer gestreiften Muskels

- **Aufbau:**
  - verläuft **längs** zur Muskelfaserrichtung (**longitudinales System**)
  - umgibt die Myofibrillen vollständig
  - keine Verbindung zum Extrazellularraum
  - terminale Zisternen: dabei handelt es sich um die Endbläschen des longitudinalen Systems.
- **Funktion: Ca-Speicher** der Muskelzelle
  - Die Ca^{2+}-Konzentration ist ca. 10^4-mal höher als im Intrazellulärraum und wird mit einer Kalziumpumpe erreicht.
  - Freisetzung von Ca^{2+} nach dem Beginn des Aktionspotentials → Muskelkontraktion

transversales System

= Einstülpungen der Zellmembran (**T-Tubuli**)

- **Aufbau:**
  - verläuft **quer** zur Muskelfaserrichtung (**transversales System**)
  - durchzieht die gesamte Muskelfaser
  - Verbindung zum Extrazellulärraum
  - Kontakt zwischen dem longitudinalen und dem transversalen System an den Grenzen zwischen I- und A-Bande
- **Skelettmuskel** → zwei T-Tubuli pro Sarkomer, **Herzmuskulatur** → nur ein T-Tubulus pro Sarkomer
- **Funktion:** schnelle Ausbreitung der Aktionspotentiale über die gesamte Muskelfaser

Muskelkontraktion

Kontraktionsaktivierung · elektromechanische Kopplung · Kontraktionsmechanismus

Kontraktionsaktivierung

Je nach Art der Muskulatur stammt die Erregung aus verschiedenen Zentren.
- **Skelettmuskulatur:** Erregung über das Motoneuron des somatischen Nervensystems
- **Herzmuskulatur:** Erregung über Nerven des vegetativen Nervensystems

elektromechanische Kopplung

= Koppelung zwischen einer **elektrischen** Erregung (Aktionspotential) und einer **mechanischen** Muskelaktion (Kontraktion)
Ablauf:
- Ausbreitung der Erregung über das **transversale System**
- Die Erregung greift an den Schnittstellen vom transversalen und auf das **longitudinale System** über.
- **Ca^{2+}-Freisetzung** aus dem sarkoplasmatischen Retikulum
- Änderung der intrazellulären Ca^{2+}-Konzentration → **Kontraktion**
- Ca^{2+} wird über eine **Kalziumpumpe** wieder in das longitudinale System aktiv zurückgepumpt, der Muskel entspannt sich.

Kontraktionsmechanismus

Es gibt eine Vielzahl von verschiedenen Modellen. Wichtig sind folgende Punkte: Eine Erregung bewirkt eine **Ca^{2+}-Freisetzung** in den intrazellulären Raum
→ **Calcium** verbindet sich mit dem **Troponin C.**
→ **Tropomyosin** ändert seine Lage im Aktinmolekül und die Bindungsstelle für Myosin wird frei.

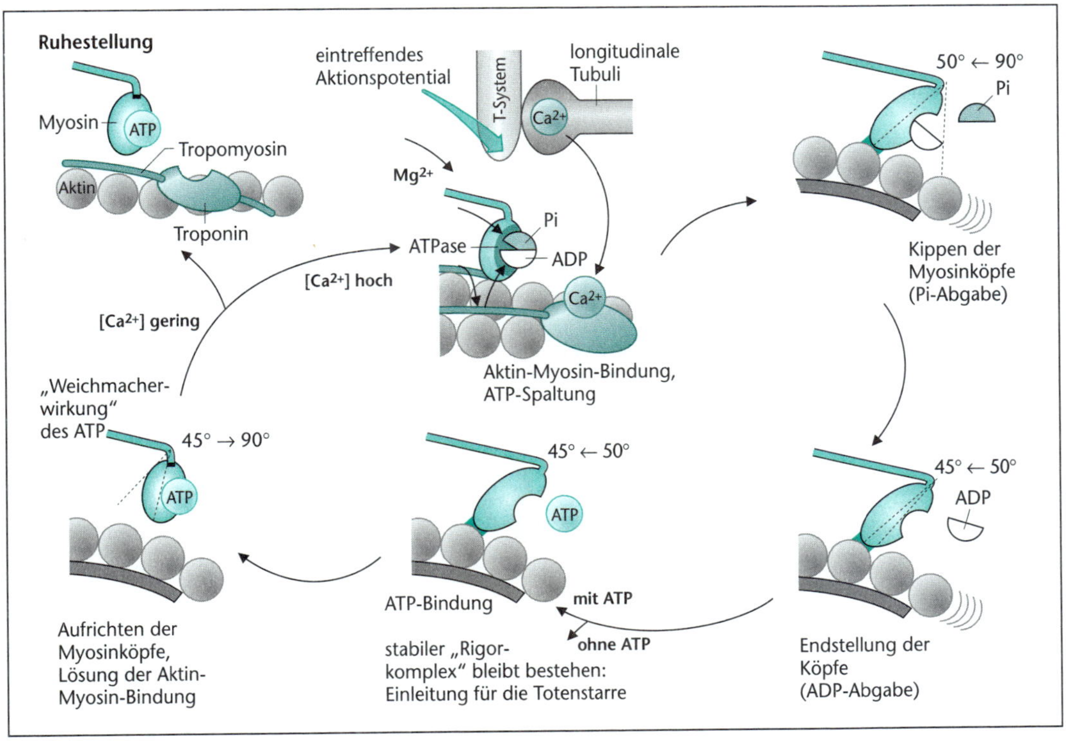

Abb. 15.3: Schema des Kontraktionszyklus [3]

→ **Aktin** verbindet sich mit dem **Myosinkopf.**
→ **Kippbewegung des Myosinkopfes:** Der Winkel zwischen Myosinkopf und -hals ändert sich von 90° auf **50°**.
→ Aktin- und Myosinfilamente **gleiten aneinander vorbei.**
→ Aktin aktiviert in Anwesenheit des Cofaktors Mg^{2+} die **ATPase** des Myosinkopfes, diese spaltet das ATP in **ADP** und **Phosphat.**
→ **Lösung des ADP** von der Myosin-Aktin-Verbindung → **Myosinkopf** kippt **auf 45°** (**Rigorstellung**). Diese letzten 5° machen die eigentliche Kontraktion des Muskels aus.
Zur Lösung des Aktin-Myosin-Komplexes muss ein neues **ATP** am Myosinkopf binden. Dadurch löst sich die Bindung und der Myosinkopf knickt wieder in seine **Ausgangslage** von 90° zurück.

! **Merke:** Die Kraftentwicklung des Muskels beruht auf der **hydrolytischen Spaltung von ATP.**

! Die Sarkomere eines Muskels durchlaufen den Kontraktionszyklus nicht gleichzeitig, da sonst die Bewegung ruckartig wäre und nicht gleitend.

Totenstarre: Der Aktin-Myosin-Komplex bleibt solange in Kontraktionsstellung, bis sich ein neues ATP an den Komplex bindet und ihn aufbricht (→ **Weichmacherfunktion des ATP**). Im Falle des Todes wird kein ATP mehr nachgebildet: Die Aktin- und Myosinfilamente verbinden sich, können aber nicht mehr durch ATP aufgebrochen werden, es kommt zur Totenstarre.

Muskelmechanik

Phasen der Muskelkontraktion · Einzelzuckung · tetanische Kontraktion · Kontraktionsformen

Phasen der Muskelkontraktion

- **Latenzzeit:** Beginn des Ca^{2+}-Einstroms und Vorbereitung auf die Kontraktion. Dauer: ca. 2–5 ms.
- **Kontraktionszeit:** Beginn der Kontraktion. Dauer: je nach Art des Muskels zwischen 10 und 120 ms.
- **Erschlaffungszeit:** Zeit, in der die Ca^{2+} wieder ins sarkoplasmatische Retikulum gepumpt werden. Dauer: ca. 5-mal so lange wie die Kontraktionszeit.

Muskelkontraktionen

Man unterscheidet verschiedene Formen der Muskelkontraktion:

- **Einzelzuckung:** Kontraktion der Muskulatur, die von nur einem AP ausgelöst wird. Nach dem AP → Freisetzung von Ca^{2+} aus dem sarkoplasmatischen Retikulum → maximale Einzelzuckung der Faser. (Alles-oder-Nichts-Regel → d.h. eine halbe Kontraktion gibt es nicht). Diese maximale Kontraktion führt jedoch nicht auch gleichzeitig zu einer maximalen Verkürzung der Muskelfaser, da nur ein AP zu kurz ist, um den komplizierten Mechanismus des Filamentgleitens zu ermöglichen.
  - **Summierung der Einzelzuckungen (Superposition):** Erst durch schnelle aufeinander folgende AP (die sich z.T. überlagern) kommt es zu weiteren Kontraktionen → Steigerung der Kontraktionskraft.
- **Tetanische Kontraktion:** Folgen viele Aktionspotentiale, über einen längeren Zeitraum, in gleichem Abstand, bleibt die intrazelluläre Ca^{2+}-Konzentration hoch, da die Calciumpumpe die Ca^{2+} nicht schnell genug ins SR zurückpumpen kann. Dadurch summieren sich die Einzelzuckungen. Man unterscheidet:
  - **Unvollständiger Tetanus:** Die einzelnen Kontraktionen folgen sehr schnell, aber verschmelzen nicht ganz zu einer „großen“ Kontraktion. Sie können noch als Einzelzuckungen wahrgenommen werden.

- **Vollständiger Tetanus:** Die Ca^{2+}-Konzentration ist durch viele Erregungen so hoch, dass eine Erschlaffung der Muskulatur nicht mehr eintritt, die Einzelkontraktionen verschmelzen zu einer einzigen Kontraktion.
- Durch den Tetanus wird die Kontraktionskraft der Muskulatur um ein Wesentliches erhöht. Mittels der Frequenz der Aktionspotentiale kann somit die Muskelkraft variiert werden.

Kontraktur ist eine **Dauerkontraktion**, die nicht durch Aktionspotentiale, sondern durch pathologische Einflüsse ausgelöst wird (z. B. zu hohe K^{+}-Konzentrationen). Zu Kontrakturen kann es nach Schlaganfällen oder anderen Schädigungen des motorischen Cortex kommen.

Kontraktionsformen

Man unterscheidet zwei Formen der Muskelkontraktion. Diese können aber nur im Experiment ermittelt werden:

- **Isometrische Kontraktion:** Messung der Spannungserhöhung bei konstanter Muskellänge
- **Isotone Kontraktion:** Messung der Muskelverkürzung bei konstanter Spannung

Physiologischerweise sind Muskelkontraktionen Mischformen aus den beiden o.g. Kontraktionsformen:

- **Auxotone Kontraktion:** gleichzeitig isometrische und isotone Kontraktion, d. h. sowohl Kraft und Länge ändern sich
- **Anschlagszuckung:** erst isotone Kontraktion bis zum Anschlag, dann isometrische Kontraktion
- **Unterstützungskontraktion:** erst isometrische Kontraktion bis zu einer bestimmten Kraftentwicklung, dann isotone Verkürzung des Muskels zur Unterstützung

elastische Eigenschaften

parallel-elastische Komponente · serien-elastische Komponente · Ruhedehnungskurve · Kraft-Längen-Beziehung · Kraft-Geschwindigkeits-Beziehung

elastische Komponenten

Der Muskel kann nicht nur kontrahieren, er hat auch elastische Eigenschaften. Sie sind zum einen wichtiger Bestandteil der strukturellen Entität des Muskels, zum anderen sollen sie die Bewegungen abrunden. Man unterscheidet dabei zwei Komponenten:

- **Parallel-elastische Komponente:**
  - **Zellmembran** und **Faszien**, die parallel zu den kontraktilen Filamenten verlaufen
  - **Funktion:** verhindert, dass die Filamente in Ruhe zerfallen und ist somit für die Stabilität der Aktin- und Myosinfilamente verantwortlich.
- **Serien-elastische Komponente:**
  - **Sehnen** und **Myosinköpfe**, die den kontraktilen Elementen vor- oder nachgeschaltet sind
  - **Funktion:** Kommt es durch eine isometrische Zuckung zu einem kurzen Filamentgleiten, dann verkürzt sich der Muskel nicht, da sich die Sehnen um den gleichen Wert dehnen → die Muskellänge variiert nur wenig.

Ruhedehnungskurve

Die Ruhedehnungskurve beschreibt die **Abhängigkeit der Kraftentwicklung von der Länge der Muskelfaser**. Sie wird experimentell ermittelt, indem man einen Muskel mit einem Gewicht passiv belastet.

- **Kraft-Längen-Beziehung:** mit zunehmender Muskellänge nimmt die Dehnbarkeit immer stärker ab → Spannungsanstieg, höherer Kraftaufwand (steile Kurve).

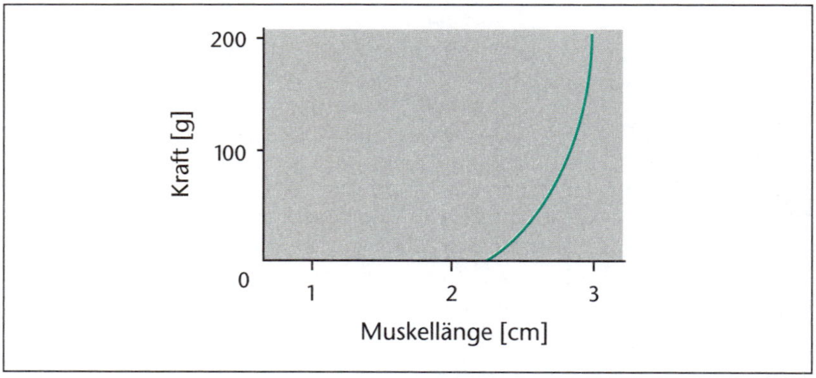

Abb. 15.4: Ruhedehnungskurve eines quer gestreiften Muskels [1]

Die Kraft, die entwickelt wird, ist zur Anzahl der aktiven Querbrücken proportional.

Kraft-Geschwindigkeits-Beziehung

Mit zunehmender Belastung nimmt die Geschwindigkeit der Muskelkontraktion ab → schnellste Kontraktion bei unbelastetem Muskel

Typen der Skelettmuskulatur

Weiße Muskelfasern · rote Muskelfasern · ATPase-Aktivität

Man unterscheidet: **weiße, schnelle** Muskelfasern und **rote, langsame** Muskelfasern. Die Schnelligkeit der Kontraktion wird durch die Aktivität der ATPase am Myosin bestimmt:

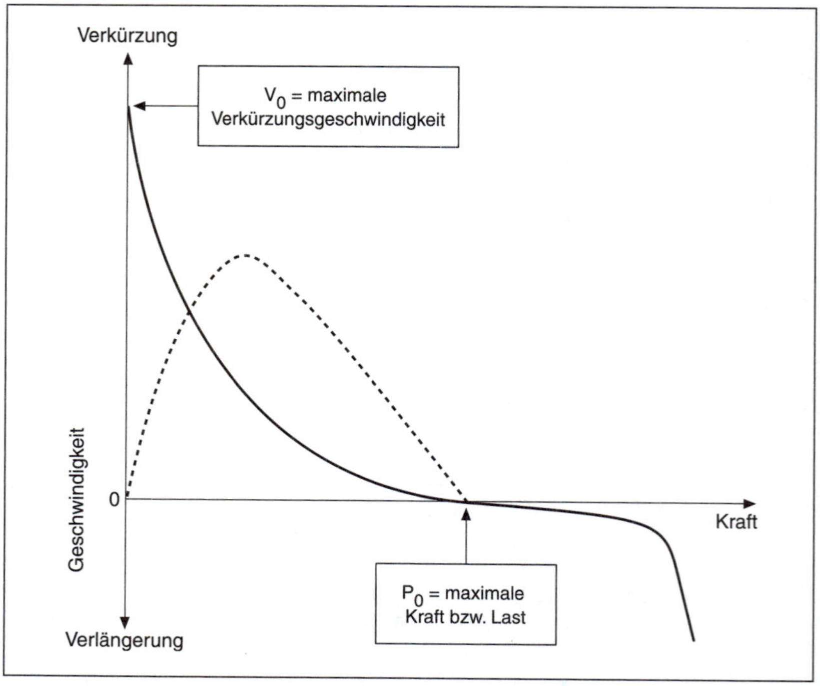

Abb. 15.5: Kraft-Geschwindikeits-Beziehung eines Muskels (Hillsche Hyperbel) [2]

- **hohe** Aktivität → **schnelle** Kontraktion
- **niedrige** Aktivität → **langsame** Kontraktion

weiße Muskelfasern

- **Vorkommen:** v.a. Extremitäten
- **Eigenschaften:**
  - schnelle Kontraktion und schnelle Ermüdung wegen hohen Energieverbrauchs → schnelle Bewegungen.
  - enthalten wenig Myoglobin, geringe Kapillarversorgung, aber hoher Glykogengehalt, da sie über wenig Mitochondrien verfügen
  - wenige Mitochondrien → Energiegewinn v.a. über die **anaerobe Glykolyse**
  - hohe Aktivität der meisten Enzyme, z.B. LDH Succinatdehydrogenase
- **Innervation:** über Motoneurone mit *großem* Zellkörper

rote Muskelfasern

- **Vorkommen:** v.a. in Muskelgruppen, die Haltearbeit leisten müssen
- **Eigenschaften:**
  - eher langsame Kontraktion und langsame Ermüdung → Haltearbeit
  - enthalten viel Myoglobin, gute Kapillarversorgung
  - viele Mitochondrien → Energiegewinn v.a. über die **aerobe Glycolyse**
- **Innervation:** über Motoneurone mit *kleinen* Zellkörpern

Trophik der Skelettmuskulatur

Definitionen · Atrophie · Hypertrophie · Hyperplasie

Definitionen

Atrophie = Anpassungsreaktionen, die aufgrund einer Leistungsminderung entstehen
Hyperplasie oder **Hypertrophie** = Anpassungsreaktionen, die aufgrund einer Leistungssteigerung entstehen

Atrophie

- konstante Faseranzahl, **Abnahme des Querschnitt** → Leistungsminderung des Muskels
- Beispiel: nicht ausreichende Belastung, z.B. durch Ruhigstellung in einem Gips (Inaktivitätsatrophie)

Hypertrophie

- konstante Faseranzahl, **Zunahme des Querschnitts** → Leistungssteigerung des Muskels
- Beispiel: Zunahme der körperlichen Arbeit, z.B. durch Training und proteinreiche Ernährung

Hyperplasie

Zunahme der Faseranzahl, geringe Zunahme des Querschnitts (sehr selten beim Menschen)

15.2 Glatte Muskulatur

Vorkommen

- Hohlorgane des Abdomens (z.B. Darm, Gallengänge, Magen etc.)
- Bronchialsystem
- Organe des kleinen Beckens (Blase, Uterus, Urethra, etc.)
- Blutgefäßwände

Feinbau der Muskelfasern

Muskelzelle · Single-Unit-Muskeltyp · Multi-Unit-Muskeltyp

Im Gegensatz zur quer gestreiften Muskulatur verfügt die glatte Muskulatur nicht über eine klare räumliche Anordnung. Zwar hat glatte Muskulatur ebenfalls **kontraktile Proteine Myosin** und **Aktin**, aber keine Sarkomere und damit keine Querstreifen und keine motorischen Endplatten.

Muskelzelle

- spindelförmig
- Länge: ca. 50–400 µm
- Dicke: ca. 2–10 µm
- **Aktinfilamente:** sind über **dense bodies** verbunden (nicht über Z-Scheiben)
- **Myosinfilamente:** im Gegensatz zum quer gestreiften Muskel sind Aktin- und Myosinfilamente nicht regelmäßig
- **Desmosomen:** verbinden die Zellen untereinander
- **Sarkoplasmatisches Retikulum:** weniger stark ausgebildet
- **Calmodulin:** bindet Ca^{2+} (es gibt kein Troponin beim glatten Muskel)

Muskeltypen

Man unterscheidet zwei Typen:

- Single-Unit-Muskeltyp

- **Vorkommen:** Darm, Gallengang, Blutgefäße, Ureter, Uterus
- Errregung durch **autonome Schrittmacherzellen** im Muskelsynzitium, die über **gap junctions** von Zelle zu Zelle fortgeleitet werden (Elektrische Kopplung der Zellen)
- Steuerung durch **Hormone**, z. B. Uterus reagiert auf den Einfluss von Östrogenen
- Tonuserhöhung durch Dehnung des Muskels

- Multi-Unit-Muskeltyp

- **Vorkommen:** Bronchien, Iris, große Blutgefäße, Ductus deferens
- Erregung durch **vegetative Nerven,** nur vom ZNS gesteuert → Lähmung im Bereich des Muskels bei Denervierung
- Steuerung durch **Nervenversorgung** (Transmitter: Acetylcholin). Die Synapsen haben einen sehr engen Kontakt zueinander.

Muskelkontraktion

Kontraktionsaktivierung · spontane autonome Erregung · nervale Erregung · humorale Erregung · Kontraktionsmechanismus

Kontraktionsaktivierung

Für die Erregung der Muskulatur gibt es 3 Wege:

- spontane autonome Erregung

- Erregung über **Schrittmacherzellen** (Single-Unit-Muskeltyp): Sie können sich selbst über eine Erhöhung des Membranpotentials zu Depolarisation bringen.
- **Myogener Rhythmus:** periodische Schwankungen des Muskeltonus durch die Aktivität der Schrittmacherzellen

- nervale Erregung

- Erregung über **vegetative Nerven** (Multi-Unit-Typ)
- Transmitter: **Noradrenalin** und **Acetylcholin**

- humorale Erregung

- Erregung über **Hormone** aus dem Blutkreislauf
- Beispiele:
  - **Uterus** reagiert auf **Östrogene**, **Progesteron** und **Oxytocin**
  - **Blutgefäße** reagieren auf Gewebshormone wie **Histamin, Serotonin** u. a. (↗ Kap. 5)

Kontraktionsmechanismus

- **Unterschiede zur quer gestreiften Muskulatur:**
  - wenig SR, wenige T-Tubuli
  - **Ca^{2+}** kommt vorwiegend über Diffusion aus dem **Extrazellulärraum** ins Zellinnere (nicht aus dem SR)
    → wesentlich langsamere **Kontraktion**
    → wesentlich geringerer **Energieverbrauch**
  - **Ca^{2+}** bindet an das Protein **Calmodulin** (nicht an Troponin C)
- **Kontraktionsablauf:** Er ist dem des quer gestreiften Muskels vergleichbar.

Eine erhöhte intrazelluläre Ca^{2+}-Konzentration löst die Kontraktion aus:
→ Calcium-Calmodulin-Komplex bindet an die **Myosin-light-chain-Kinase** des Myosinkopfs und aktiviert diese.
→ Myosin-light-chain-Kinase phosphoryliert unter **ATP-Verbrauch** die leichte Myosinkette am Myosinkopf unter Spaltung von ATP.
→ **Aktin** verbindet sich mit dem **Myosinkopf**
→ **Kontraktion** durch einen **Filamentgleitmechanismus** vergleichbar dem des Skelettmuskels
Die Lösung des Aktin-Myosin-Komplexes erfolgt durch **Abspaltung** des am Myosinkopfes angelagerten **Phosphats** durch die **Myosin-Phosphatase**.
Wenn das Calcium über **Na^{+}-Ca^{2+}-Austauscher** oder ATP-verbrauchende **Ca^{2+}-Pumpen** wieder aus der Zelle gepumpt wird, endet die Kontraktion.

16 Vegetatives Nervensystem

Das **autonome** oder **vegetative Nervensystem** (VNS) hat Einfluss auf eine Vielzahl von Körperfunktionen, z. B. auf die glatte Muskulatur des Darmes und der Blutgefäße, auf die Drüsen des Körpers sowie auf das Erregungsbildungs- und -leitungssystem des Körpers.
Man unterscheidet zwei Anteile des vegetativen Nervensystems: **Sympathikus** und **Parasympathikus**.

16.1 Morphologische Grundlagen

16.1.1 Zentraler Aufbau

Die zentralen Anteile des VNS liegen im **Rückenmark** und im **Hirnstamm**. Sowohl die sympathischen als auch die parasympathischen Gebiete im Hirnstamm und Rückenmark werden übergeordnet nochmals gesteuert.

Sympathikus

Nucleus intermediolateralis · Brustmark (Th_1–Th_{12}) · Lumbalmark (L_1/L_2)

Der zentralen Ganglien des Sympathikus liegen im **Nucleus intermediolateralis** des Brustmarks (**Th_1–Th_{12}**) und des Lumbalmarks (**L_1/L_2**).

Parasympathikus

Hirnstamm · N. oculomotorius · N. facialis · N. glossopharyngeus . N. vagus · Nucleus intermediolateralis · Nucleus intermediolateralis · Sakralmark (S_2–S_4)

Die zentralen Ganglien des Parasympathikus befinden sich an zwei Orten:
- **Hirnstamm:** in den Kerngebieten von N. oculomotorius (III), N. facialis (VII), N. glossopharyngeus (IX) und N. vagus (X)
- **Nucleus intermediolateralis** des Sakralmarks (**S_2–S_4**)

Hypothalamus

Regulation · Aufteilung · Afferenzen · Efferenzen

Regulation

Vegetative Regulation: u. a. von
- Körpertemperatur (auch Fieber)
- Energie- und Flüssigkeitshaushalt
- Homöostase und endokrine Funktionen
- Herz-Kreislauf-System
- Nahrungsaufnahme

Aufteilung

- **rostral** (mundwärts, nach vorne) → Kontrolle der **parasympathischen** Aktivität
- **kaudal** → Kontrolle der **sympathischen** Aktivität

Afferenzen

Afferenzen erhält der Hypothalamus aus folgenden Bereichen:
- **Thalamus**
- **limbisches System**

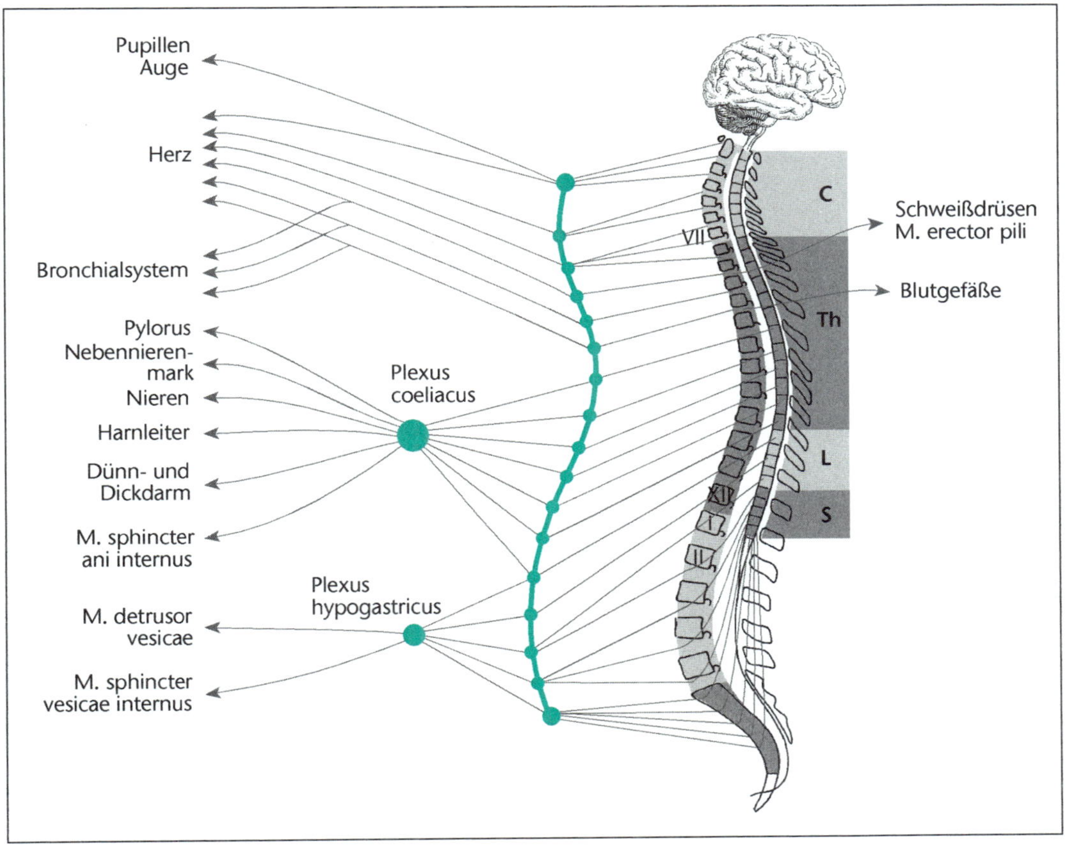

Abb. 16.1: Sympathisches Nervensystem in der schematischen Übersicht [1]

- spinobulboretikuläre Bahnen von **Körperoberfläche** und **Körperinnerem**

Informationen aus den afferenten Bahnen (z. B. Temperatur, Hormonstatus) werden im **mittleren Hypothalamus** gemessen und ausgewertet.

Efferenzen

Die efferenten Fasern führen zu:
- **Hypophyse**
- vegetativen Zentren des **Rückenmarks**

Limbisches System

Bestandteile · Aufgaben

Bestandteile

- **Gyri:** Gyrus paraterminalis, cinguli und parahippocampalis
- **Kerngebiete:** Amygdala, Hippocampus, Corpora mamillaria, Septumkerne

Aufgaben

- **Steuerung von Emotionen** und affektivem Verhaltem, z. B. Angst, Freude und Wut.
- **Einfluss auf das vegetative Nervensystem:** Je nach Emotion Auslösung von Blutdrucksteigerung, Schweißsekretion, vermehrte Muskeldurchblutung etc.

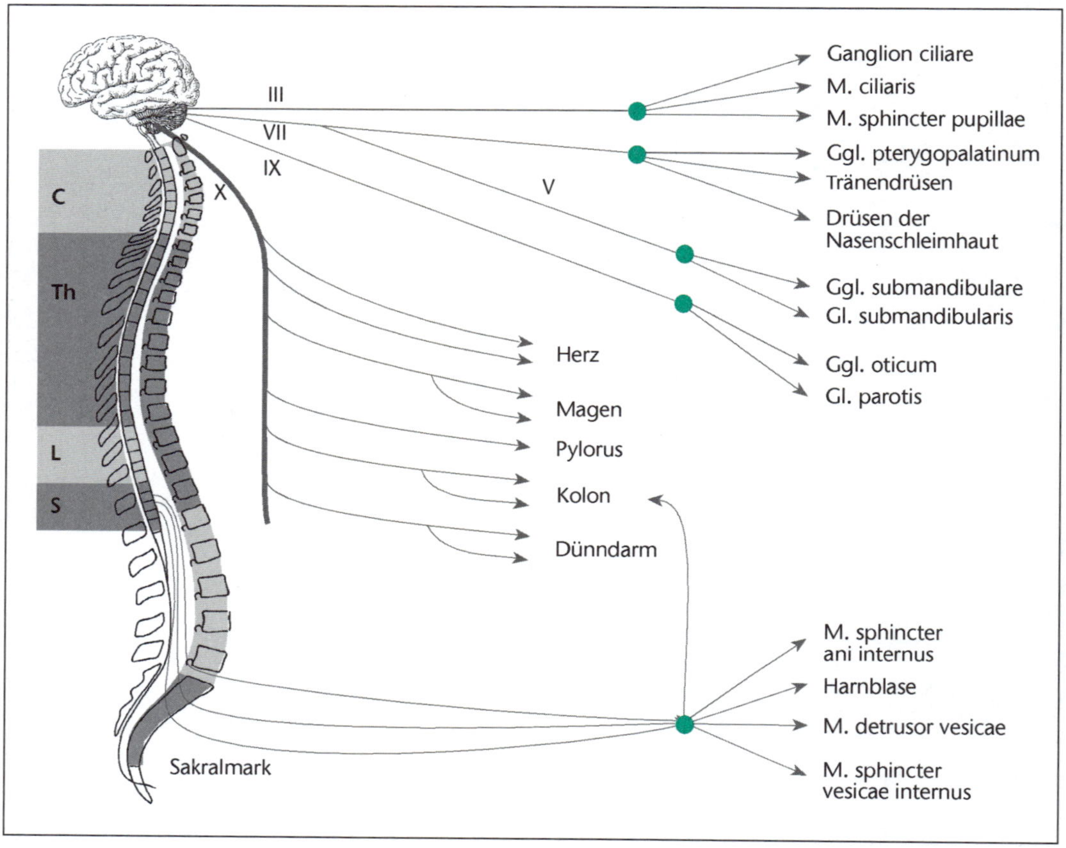

Abb. 16.2: Parasympathisches Nervensystem in der schematischen Übersicht [1]

16.1.2 Peripherer Anteil

In der Peripherie hat die **Efferenz** des vegetativen Nervensystems 2 Neurone, die hintereinander geschaltet sind. Man unterscheidet dabei zwischen dem **präganglionären** und dem **postganglionären Neuron.**

Sympathikus

präganglionäres Neuron · postganglionäres Neuron · Umschaltung · Wirkungen

präganglionäres Neuron

- **Zellkörper:** in den *Seitenhörnern* des Rückenmarks (C_8–L_1).
- **Axon:** verlässt *myelinisiert* das Seitenhorn zusammen mit dem somato-efferenten Nerven im Spinalnerven. Über den Ramus communicans albus erreichen sie den **Grenzstrang.**

Verbindung zwischen prä- und postganglionärem Neuron

Im Grenzstrang gibt es 3 Möglichkeiten:

- Das präganglionäre Neuron verlässt den Grenzstrang **ohne** Umschaltung → Umschaltung erst in den unpaaren **prävertebralen Ganglien** des **Plexus solaris** (G. mesentericum superius und inferius, G. coeliacum)
- Umschaltung in einem Grenzstrangganglion **auf gleicher Höhe**
- Umschaltung **in einem höher** oder **tiefer gelegenen** Grenzstrangganglion

! Verschaltung des präganglionären auf das postganglionäre Neuron ist **rückenmarksnah**. Deshalb sind die **präganglionären Axone kurz.**

postganglionäres Neuron

- **Zellkörper:** im *Grenzstrang*, der sich rechts und links paravertebral befindet, oder in den unpaaren Ganglien des *Plexus solaris*
- **Axone:** *unmyelinisiert*
  - 90 % verlaufen **direkt** weiter zu ihrem **Erfolgsorgan**
  - 10 % verlaufen über den Ramus communicans griseus zum **Spinalnerven zurück** → Versorgung v.a. von Blutgefäßen, Schweißdrüsen und Mm. erectores pili

Wirkungen

Innervation von:
- glatte Muskulatur sämtlicher Organe und der Gefäße
- Fettzellen
- Schweißdrüsen
- Speicheldrüsen und Drüsen des Verdauungstraktes
- Leberzellen
- Niere (Reninfreisetzung)

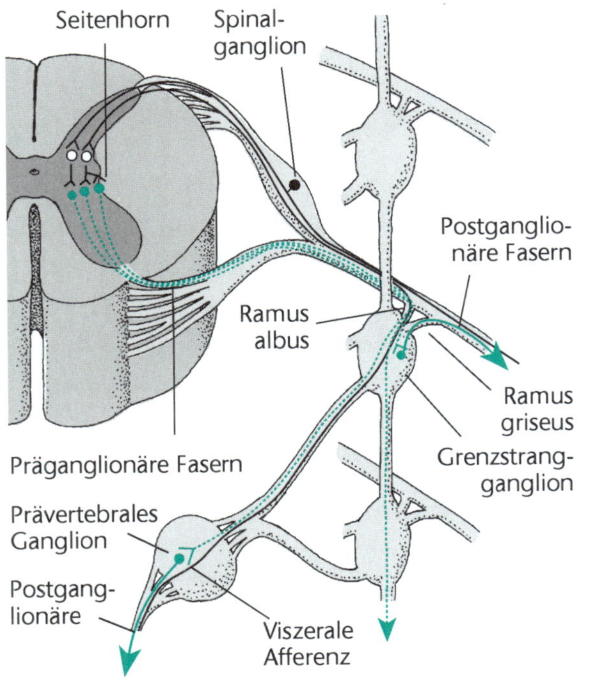

Abb. 16.3: Vegetativer spinaler Reflexbogen [1]

Parasympathikus

präganglionäres Neuron · postganglionäres Neuron · Umschaltung · Wirkung

präganglionäres Neuron

- **Zellkörper:** Hirnstamm und Sakralmark
- **Axone:** *unmyelinisiert* und lang
  - zu den Drüsen des Kopfes → Verlauf mit den **Hirnnerven III, VII** und **IX**

- zu den Brust- und Bauchorganen → Verlauf mit dem zehnten Hirnnerven, dem **N. vagus (X)**
- zu den Beckenorganen (aus Sakralmark) → Verlauf mit dem **N. splanchnicus pelvinus**

Verbindung zwischen prä- und postganglionärem Neuron

- Die Ganglien liegen sehr **nahe an den Effektororganen**, z. B. Ganglion oticum im Kopfbereich und die Ganglia pelvica im Becken.
- Teilweise sind die Ganglien in der Wand des zu versorgenden Organs z. B. im Darm.

! Verschaltung des präganglionären auf das postganglionäre Neuron ist **rückenmarksfern**. Deshalb sind die **präganglionären Axone lang**.

postganglionäres Neuron

sehr kurz, teilweise nur wenige Zentimeter lang

Wirkung

Innervation von:

- Brust- und Bauchorganen
- Augen
- Tränen- und Speicheldrüsen

16.2 Signalübertragung

Informationen im vegetativen Nervensystem werden über **Synapsen** vermittelt. Diese Synapsen verfügen über **Transmitter**, die eine Information über den **synaptischen Spalt** hinweg transportieren können.

Transmitter

- **Substanzen:** Acteylcholin · Adrenalin · Noradrenalin
- **Abbau:** Acetylcholinesterase · Monoaminooxidase · Katechol-O-Methyl-Transferase

Im vegetativen Nervensystem findet man 3 klassische Transmittersubstanzen: **Acteylcholin**, **Adrenalin** und **Noradrenalin**.

Substanzen

- **Acetylcholin (ACh):** wird in den Synpasen folgender Neurone eingesetzt:
  - in allen **präganglionären** Neuronen.
  - in allen **postganglionären parasympathischen** Neuronen.
- **Noradrenalin (NA):**
  - wird in allen **postganglionären** sympathischen Neuronen eingesetzt.
  - **Ausnahme** bei Innervation der **Schweißdrüsen** und der Mm. erectores pili: NA versorgt nur die Schweißdrüsen der Handflächen und Fußsohlen und apokrinen Drüsen der Axilla (ACh).
- **Adrenalin:** Wirkung auf adrenerge Rezeptoren (s. unten)

Abbau

- **Acetylcholin:** wird im synaptischen Spalt durch das Enzym **Acetylcholinesterase** in **Acetat** und **Cholin** gespalten → Aufnahme von Cholin in das präsynaptische Nervenende
- **Noradrenalin:** wird zu ca. 70 % unverändert vom präsynaptischen Nervenende wiederaufgenommen. Der Rest wird über das Blut abtransportiert oder durch

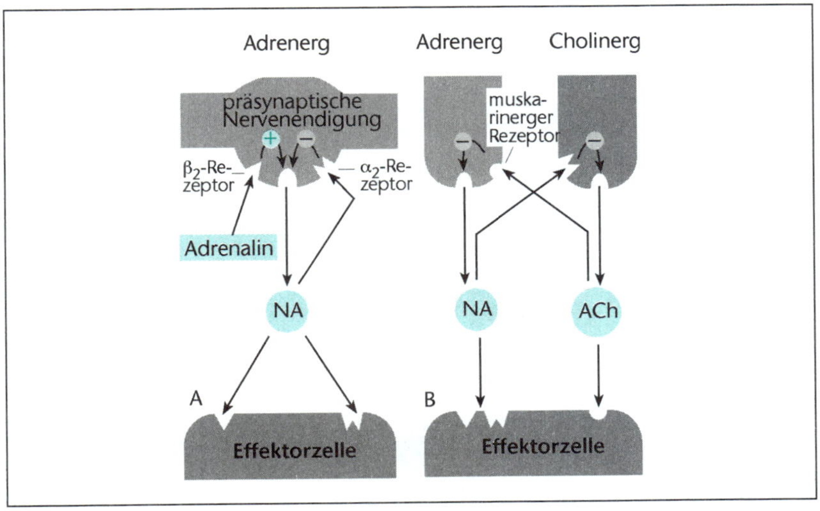

Abb. 16.4: Präsynaptische Kontrolle der Transmitterfreisetzung [1]

die Enzyme **Monoaminooxidase** (MAO) und **Katechol-O-Methyl-Transferase** (COMT) abgebaut.
- **Adrenalin:** Abbauweg wie Noradrenalin

Rezeptoren

- **Cholinerge Rezeptoren:** muskarinerg · nicotinerg
- **Adrenerge Rezeptoren:** α- Rezeptoren · β-Rezeptoren · Dopaminrezeptoren

cholinerge Rezeptoren

Man unterscheidet:
- **Muskarinerge Rezeptoren (m-Cholinorezeptoren):**
  - **Lage:** an allen Effektorzellen der postganglionären parasympathischen Fasern sowie der sympathischen Fasern, die Schweißdrüsen und Mm. erectores pili innverieren.
  - **Wirkung:** Aktivierung durch Bindung von **ACh** → Wirkung auf G-Proteine → Aktivierung der Phospholipase C → Aktivierung der IP_3-Kaskade als Second-messenger

! Muscarin = Pilzgift, das diesen Rezeptortypen erregt.

Hemmung der **m-Cholinorezeptoren** durch Atropin → Parasympathikolyse. **Atropin** ist in der Anästhesie eines der wichtigsten Medikamente, man verabreicht es bei Bradykardie. Der Parasympathikus wird gehemmt und der Sympathikus überwiegt dadurch → Anstieg der Herzfrequenz.

- **Nicotinerge Rezptoren:**
  - **Lage:** v.a. an motorischen Endplatten der Skelettmuskulatur, im Nebennierenmark und in den vegetativen Ganglien (Sympathikus und Parasympathikus)
  - **Wirkung:** Aktivierung durch Bindung von **ACh** (Nikotin) → Öffnung von Na^+-Ionenkanälen → Na^+-Einstrom → Depolarisation der Zelle.

adrenerge Rezeptoren

Sie werden von den Katecholaminen **Adrenalin, Noradrenalin** und **Dopamin** aktiviert. Man unterscheidet:
- **α-Adrenorezeptoren:**
  - Aktivierung durch Bindung von **Katecholaminen** → gleicher Mechanismus wie bei den muscarinen Rezeptoren

- **β_1 und β_2-Adrenozeptoren:**
  - Aktivierung durch Bindung von **Katecholaminen** → Aktivierung der Adenylatcyclase → Freisetzung von cAMP als Secondmessenger
- **Dopaminrezeptoren:** Man unterscheidet:
  - D_1–Rezeptoren: liegen peripher, v.a. in den Nieren und dem Darm.
  - D_2-Rezeptoren: zentrale Rezptoren, sind im ZNS verteilt.
- **Wirkung:** Katecholamine sollen den Körper in kurzer Zeit zu Höchstleistungen bringen (→ Notfallsituationen). Weitere Wirkungen:

	direkte Sympathomimetika	indirekte Sympathomimetika	Sympatholytika
α- Rezeptoren	**Adrenalin** < **Noradrenalin** (α_1 und α_2) **Clonidin** (α_2) **Methoxamin** (α_1)	**Ephedrin** **Amphetamin**	**Phenoxybenzamin** (sowohl α_1 wie auch α_2) **Prazosin** (α_1)
β-Rezeptoren	**Noradrenalin** (β_1 [sehr starke Reaktion] und β_2 [schwache Reaktion]) **Adrenalin** (β_1 und β_2) **Dobutamin** (β_1, Dobutrex®) **Fenoterol** (β_2, Berotec®) **Orciprenalin** (Alupent®, β_1 und β_2)	**Ephedrin** **Amphetamin**	**Metoprolol** (β_1) **Propanolol** (β_1 und β_2)
Dopaminrezeptoren	**Noradrenalin** (D_1 und D_2) **Dopamin** **Apomorphin** (D_1)	**Ephedrin** **Amphetamin**	**Metoclopramid** (D_2, Paspertin®)

Tab. 16.1: Wirkung von verschiedenen Medikamenten und körpereigenen Hormonen auf α-, β- und Dopaminrezeptoren

Nebennierenmark

Synthese · Sekretion · Regulation

Das Nebennierenmark (NNM) ist ein Teil des vegetativen Nervensystems.

Synthese

der Katecholaminen **Noradrenalin** und **Adrenalin**
- Bildung aus der Aminosäure **Tyrosin**
- Bildung von **Noradrenalin** über die Zwischenstufen **L-Dopa** und **Dopamin**
- Ein Teil des Noradrenalin wird im NNM zu **Adrenalin** umgebaut, das in **Vesikeln intrazellulär gespeichert** wird.

Sekretion

- Aktivierung der Sekretion über **präganglionäre sympathische Neurone**
- Durch Ausschüttung von **ACh** wird die postsynaptische Membran erregt → Ausschüttung von Katecholaminen (80 % Adrenalin, 20 % Noradrenalin) durch **Exozytose**

Regulation

Negatives Feedback:
- hohe Noradrenalin-Konzentrationen im synaptischen Spalt → Hemmung der weiteren Freisetzung über α-Rezeptoren
- hohe Adrenalin-Konzentrationen im Körper → Förderung der NA-Freisetzung über β-Rezeptoren.

Organ bzw. Organsystem	Rezeptor	Sympathikus	Parasympathikus
Herz Sinusknoten Atrien AV-Knoten Ventrikel	 β_1 β_1 β_1 β_1	 positiv chronotrop positiv iontrop positiv dromotrop positiv inotrop	 negativ chronotrop negativ inotrop negativ dromotrop –
Lunge Bronchialmuskulatur	 β_2	 Relaxation	 Kontraktion
Blutgefäße Koronargefäße Gehirngefäße Hautgefäße Muskelgefäße	 β_2 α_1 α_1 β_2 cholinerg α_1	 Dilatation Vasokontriktion Konstriktion Dilatation Dilatation Konstriktion	 – fragl. – –
Leber	β_2	Glykogenese	–
Pancreas	α_2	Insulinsekretion ↓	–
Niere	β_1	Reninfreisetzung ↑	–
Intestinaltrakt Longitudinale und zirkuläre Muskulatur Sphinkteren	 β_1 α_1	 Tonusabnahme Kontraktion	 Tonussteigerung –
Auge M. ciliaris M. dilatator pupillae M. spincter pupillae	 0 α_1 0	 – Kontraktion keine	 Kontraktion – –
Muskel	β_2	Glykogenese	–
Fettgewebe	β_1	Lipolyse	–
Exokrine Drüsen Speicheldrüsen Schweißdrüsen Tränendrüsen Verdauungsdrüsen Bronchialdrüsen	 α_1 cholinerg unbek. unbek. unbek.	 dickflüssiger Schleim Sekretion – – –	 dünnflüsiger Speichel – Sekretion Sekretion Sekretion
Uterus	α_1 β_2	Kontraktion Relaxation	–

Tab. 16.2: Wirkungen von Sympathikus und Parasympathikus auf die vegetativ innervierten Organe (– = keine Wirkung)

16.3 Vegetative Reflexe

Definition · viszero-viszeraler Reflex · kuti-viszeraler Reflex · viszerokutaner Reflex

Definition

- Von einem **vegetativen Reflex** spricht man, wenn auf der Ebene des Rückenmarks somatosensible oder viszerosensible afferente Reize eintreffen und diese auf der Rückenmarksebene efferente vegetative Reaktionen bewirken.
- **Vegetative Reflexbögen** setzen sich aus mindestens 4 Neuronen (s. o.) zusammen.

viszero-viszeraler Reflex

Die **Blutdruckregulation** wird darüber gesteuert:
- **Afferenz:** Dehnungsrezeptoren der großen Gefäße messen den Blutdruck → Weitergabe ans Steuerzentrum im Stammhirn
- **Efferenz:** Beeinflussung der Herztätigkeit und des Gefäßtonus

kuti-viszeraler Reflex

- **Afferenz:** Reizung von Rezeptoren der Haut (Temperatur-, Druck- oder Schmerzrezeptoren → Innervation der vegetativen Zellkerne im Rückenmark
- **Efferenz:** je nach Reiz Beeinflussung der Inneren Organe

viszerokutaner Reflex

- Reizungen der **inneren Organe** können über eine Reizung der vegetativen präganglionären Neurone **Hautreaktionen** verursachen.
- z. B. können Entzündungen innerer Organe eine Hautrötung verursachen

Bei einem **Herzinfarkt** oder einem **Angina-pectoris-Anfall** kommt es häufig zu einem Austrahlen der Schmerzen in den linken Arm (= übertragener Schmerz). Es handelt sich dabei höchstwahrscheinlich um einen viszerokutanen Reflex.

16.4 Vegetative Steuerung der Organfunktionen

Herz-Kreislauf-System · Verdauungstrakt · Genitaltrakt · Bronchialsystem · Miktion

Die vegetative Versorgung spielt in den verschiedenen Organen eine große Rolle für die reibungslose Funktion des Organs.

Herz-Kreislauf-System

(↗ Kap. 4 und 5)

Verdauungstrakt

- Steuerung über den **Plexus myentericus** und den **Plexus submucosus** (↗ Kap. 8)
- **Defäktationsreflex** (↗ Kap. 8)

Genitaltrakt

männliche und weibliche Genitalreflexe (↗ Kap. 13)

Bronchialsystem

Es wird kaum mit Fasern des vegetativen Nervensystems gesteuert.
- **Sympathikus:** wirkt über adrenerge Rezeptoren (Katecholamine). β_2-Rezeptoren bewirken eine **Bronchodilatation.**

Bei **Asthma bronchiale** wird die bronchodilatative Wirkung der β_2 - Rezeptoren therapeutisch genutzt. Man verabreicht ein β_2-Symphatomimetikum → Bronchodilatation → Besserung des Asthma.

- **Parasympathikus:** geringe bronchokonstriktorische Wirkung, fördert die **Sekretion** der Bronchialdrüsen

Miktion

- Füllvolumen der Harnblase: **ca. 500–700 ml** (willkürliche Entleerung)
- **Miktionsreflex:** Kontrolle durch den Parasympathikus, der wiederum von übergeordneten Zentren (Hirnstamm und den Kortex) kontrolliert wird (willkürliche Miktion!)

- Reflexbogen:
  - **Afferenz:** Dehnungsrezeptoren in der Wand der Blase werden bei zunehmender Füllung zunehmend aktiviert → Signal zum Sakralmark (S2–S3) und in supraspinale Zentren.
  - **Efferenz:** parasympathische Efferenzen ziehen im N. pelvicus zu speziellen Muskeln der Blasen (M. detrusor vesicae, M. sphincter vesicae internus)
- **Miktionsvorgang:**
  - Bei ausreichender Füllung der Blase → **Dehnungsrezeptoren** der Blase werden aktiviert → Afferenzen melden Füllung ans **Sakralmark** (s. o.) → **polysynaptische Umschaltung** im Sakralmark.
  - Rückmeldung über den **N. pelvicus** zur Blase an die Muskelfasern des Blasenkörpers und des Blasenhalses (→ **M. sphincter vesicae interdus**) → Kontraktion der Muskulatur des Blasenkörpers: je mehr die Blase gefüllt ist, desto höher ist die Frequenz der Kontraktionen des Blasenkörpers; bei einer hohen Frequenz der Kontraktionen erschlafft der innere Spinkter.
  - Bei **ausreichender Füllung der Blase** → willkürliche Erschlaffung des **M. spincter vesicae externus** (Innervation über den **N. pudendus**, somatisch).

17 Motorik

Diese Steuermechanismen der Motorik sind hierarchisch gegliedert.
- **Spinale Motorik:** Steuerung der Bewegung mittels Reflexen
- **Hirnstammmotorik:** Verwaltung der Halte- und Stützmotorik im Hirnstamm. Entwurf von komplexeren Bewegungen, wie z. B. Zielbewegungen durch die höheren motorischen Zentren, z. B. Basalganglien und motorischer Kortex.

17.1 Spinale Motorik

Die spinale Motorik funktioniert über Reflexbögen. Muskelspindeln und Sehnenorgane dienen als Rezeptoren im **afferenten Schenkel** eines Reflexbogens. Die in den Vorderhörnern des Rückenmarks sitzenden α-Motoneurone stellen den **efferenten Schenkel** des Reflexbogens dar.

Muskelspindeln

Definition · Aufbau · sensible Innervation · motorische Innervation · Erregung

Definition

Muskelspindeln sind aus **Muskelfasern** bestehende **Rezeptoren**, die in der Lage sind, die Dehnung eines Muskels zu messen.

Aufbau

- **Kapsel** aus Bindgewebe
- **Intrafusale Fasern:** dünne Muskelfasern, die an den Bindegewebszügen der extrafusalen Muskulatur befestigt und **parallel** dazu angeordnet sind.
  - **Kernsackfasern:** sackförmige Anordnung der Zellkerne, reagieren auf *dynamisches* Verhalten der Muskulatur
  - **Kernkettenfasern:** kettenartige Anordnung der Zellkerne, reagieren auf *statisches* Verhalten der Muskulatur

! **Intrafusale** Muskulatur → in der Arbeitsmuskulatur vereinzelt vorkommende spindelförmige Muskelzellen, die parallel zur Arbeitsmuskulatur angeordnet sind

! **Extrafusale** Muskulatur → Arbeitsmuskulatur

sensible Innervation

- Primäre Muskelspindelendigungen:
  - relativ dicke, schnell leitende **Ia-Fasern**
  - Sie umschlingen das Zentrum der Kernketten- und Kernsackfasern (**anulospirale Endigungen**).
- Sekundäre Muskelspindelendigungen:
  - dünne, langsam leitende **II-Fasern**
  - Sie bilden v.a. an den Kernkettenfasern blütendoldenartige Endigungen.

motorische Innervation

Steuerung über **Aγ-Motoneurone** (Fusimotoren)
- **Dynamische** γ-Motoneurone: ziehen zu den Kernsackfasern und enden in motorischen **γ-Endplatten** → Messung dynamischer Prozesse
- **Statische** γ-Motoneurone: ziehen zu den Kernkettenfasern und enden in motorischen **γ-Endnetzen** → Messung statischer Prozesse

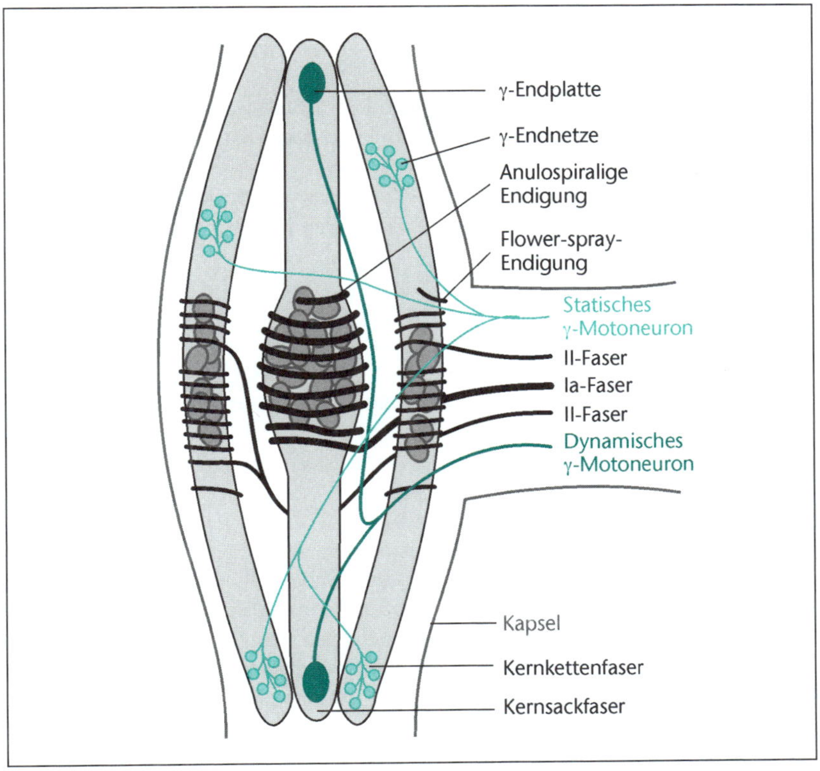

Abb. 17.1: Muskelspindel: Aufbau und Innervation im Überblick [1]

Erregung

- Muskelspindeln sind **Dehnungssenoren**
- **Ruhestellung** des Muskels (mittlere Dehnung): regelmäßige Nervenimpulse (Entladungsfrequenz) zum Rückenmark
- **Verlängerung** des Muskels (passive Dehnung) → erhöhte Entladungsfrequenz
- **Verkürzung** des Muskels → Entladungsfrequenz sinkt
- Auch die Innervation der γ-**Motoneurone** kann eine Erregung der intrafusalen Muskulatur ermöglichen. Kontraktion der infrafusalen Faser an den Polen → Dehnung der zentralen Anteile → Erregung der Muskelspindeln.

andere Rezeptoren

Sehnenorgane · Gelenksensoren · Hautsensoren

Sehnenorgane

Sie messen die **Muskelspannung** und melden diese Information weiter ans **Rückenmark**.

- Aufbau:
  - ca. **10 extrafusale Muskelfasern** nahe des Sehnenansatzpunktes, die **in Serie** angeordnet sind
  - **afferente Ib-Fasern**
- Messung:
  - in Ruhe keine Aktivität
  - **Entladungen** bei Aktivierung bereits **weniger motorischer Einheiten** je stärker die Muskelaktivität, desto mehr Entladungen

Gelenksensoren

Sie messen die **Geschwindigkeit** der Bewegung in einem Gelenk sowie die **Stellung** des Gelenks im Raum. Die Informationen aus diesen Sensoren werden im **Thalamus** verarbeitet.
- Aufbau: ähnlich dem Sehnenorgan
- Messung: Sensoren reagieren nur auf bestimmte Bewegungen im Gelenk

Hautsensoren

Mechano- und **Nozizeptoren** (↗ Kap. 18)
Die Informationen werden im **Rückenmark** verarbeitet.

Motoneurone

Definition · α-Motoneuron · γ-Motoneuron

Definition

Motoneurone sind Nervenfasern, die die **Skelettmuskulatur** motorisch innervieren. Sie entstammen den motorischen Ganglienzellen der Vorderhornzellen des Rückenmarks oder den motorischen Kerngebieten der Hirnnerven.

α-Motoneuron

Innervation der **extrafusalen** Muskulatur mit dicken Aα-Fasern → hohe Nervenleitgeschwindigkeit
- Motoneurontypen:
  - **Phasische Motoneurone** (groß): Innervation der weißen Muskelfasern → schnelle Bewegung, aber schnelle Ermüdung → schnelle Bewegungen
  - **Tonische Motoneurone** (klein): Innervation der roten Muskelfasern → langsame Bewegungen, aber langsame Ermüdung → Haltearbeit
- **Motorische Einheit** = alle Muskelfasern, die von einem α-Motoneuron innerviert werden

γ-Motoneuron

Innervation der **intrafusalen** Muskulatur mit dünneren Aγ-Fasern → geringere Nervenleitgeschwindigkeit

Reflexe

Definition · Reflexbogen · Reflexzeit · Einteilung von Reflexen · monosynaptische Reflexe · Fremdreflexe

Definition

Ein Reflex ist eine automatische, unbewusste, zielgerichtete und wiederholbare Reizantwort eines Organs oder Muskels.

Reflexbogen

Ein Reiz (z. B. ein Schlag mit dem Reflexhammer) führt über den **Reflexbogen** zur Auslösung einer Antwort (z. B. Muskelkontraktion).
Bestandteile des Reflexbogens:
- **Sensoren:** Aufnahme des Reizes
- **Sensorische Afferenzen:** Weiterleitung des Reizes zum Rückenmark
- **Zentrales Neuron:** Verarbeitung des Reizes
- **Motorische Efferenz:** Weiterleitung der zentralen Reizantwort (Motoneurone oder im vegetativen Nervensystem postganglionäre Fasern)
- **Effektorgane:** Umsetzung der Reizantwort (z. B. Arbeitsmuskulatur)

Reflexzeit

Zeit zwischen Beginn eines Reizes und der Reaktion des Effektororgans. Sie ist abhängig von 4 Faktoren:
- Dauer der **Umwandlung eines Reizes** in eine Erregung durch die Sensoren
- **Nervenleitgeschwindigkeit** der afferenten und efferenten Schenkel
- **Übertragungszeit** der Erregung an den **Synapsen** und Anzahl der Synapsen
- Dauer der **Aktivierung des Effektororgans** durch eine Erregung

Einteilung von Reflexen

Man unterteilt Reflexe nach:

- Anzahl der beteiligten Synapsen: **mono-** (1 Synapse)**, di-** (2 Synapsen) oder **polysynaptisch** (viele Synapsen)
- **Auslösungsort**
- **Eigenreflex** (Sensor und Effektor sind im gleichen Organ) und **Fremdreflex** (Sensor und Effektor in verschiedenen Organen)

monosynaptische Reflexe

Der monosynaptische Eigenreflex verfügt über einen Reflexbogen mit nur einer zentralen Synapse, die Afferenzen bestehen aus Ia-Fasern (Muskelspindeln), die Efferenzen sind Motoneurone.

Dehnungsreflex

Ein **Dehnungsreflex** kann z. B. durch das Beklopfen der Sehne eines Muskels mit einem Reflexhammer ausgelöst werden (tendo → T-Reflex)

> In der Klinik sind Dehnungsreflexe zur Einschätzung eines Schadens am Rückenmark von großer Bedeutung. Über die Reflexe kann ein Schaden auf ein Segment eingegrenzt werden.
>
> - Patellarsehnenreflex (PSR) → L2–L4
> - Achillessehnereflex (ASR) → L5–S2
> - Bicepssehnenreflex (BSR) → C5–C6
> - Tricepssehnenreflex (TSR) → C6–C7

- Bahnung

Monosynaptische Reflexe können verstärkt werden, indem andere Muskelgruppen willkürlich aktiviert werden.

- Elektromyographie

Ein monosynaptischer Reflex kann auch durch eine direkte elektrische Reizung ausgelöst werden (**H-Reflex**).

- **geringe Reizstärke** → Erregung der Ia-Fasern (niedrigere Schwelle als andere Fasern), Ableitung der Reize als **H-Welle**
- **steigender Reizstärke** → Erregung weiterer Ia-Fasern, je mehr, desto höher die Amplitude der H-Welle
- **hohe Reizstärken** → zusätzlich Erregung der α-Motoneurone → **M-Welle,** je höher die Amplitude der M-Welle (Reiz↑), desto geringer die Ampiltude der H-Welle

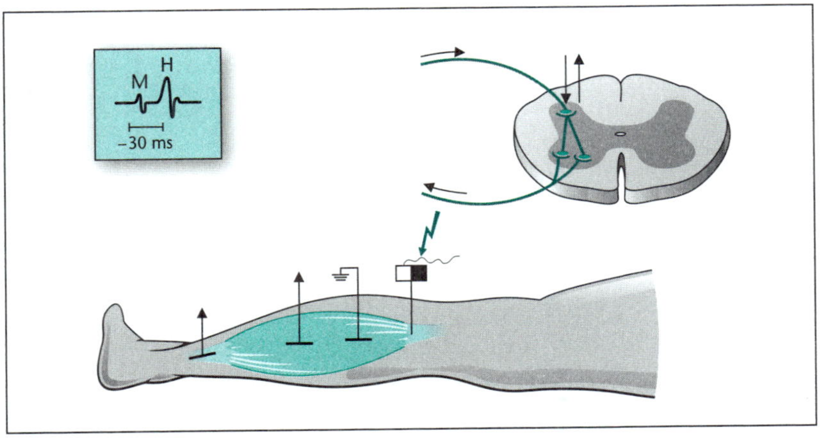

Abb. 17.2: Elektrisch ausgelöster monosynaptischer Eigenreflex mit Darstellung von H- und M-Welle [3]

- γ-Spindelschleife

Mechanismus, bei dem die extrafusale der intrafusalen Muskulaturlänge folgt: Kontraktion der intrafusalen Muskulatur → Aktivierung der Ia-Fasern → Reflexbogen → Aktivierung der α-Motoneurone → Kontraktion der extrafusalen Muskulatur

- α-γ-Coaktivierung

Auslösung des Muskeldehnungsreflexes durch 2 Wege:
- Dehnung der **extrafusalen** Muskulatur (α-Motoneuron) oder
- Aktivierung der **intrafusalen** Muskulatur (γ-Motoneuron)

Eine α-γ-Coaktivierung bewirkt eine Verkürzung der intrafusalen Muskulatur bei Kontraktion der Skelettmuskultur. Dadurch wird die intrafusale Muskulatur vorgespannt und kann bereits kleinste Längenänderungen der extrafusalen Muskulatur registrieren.

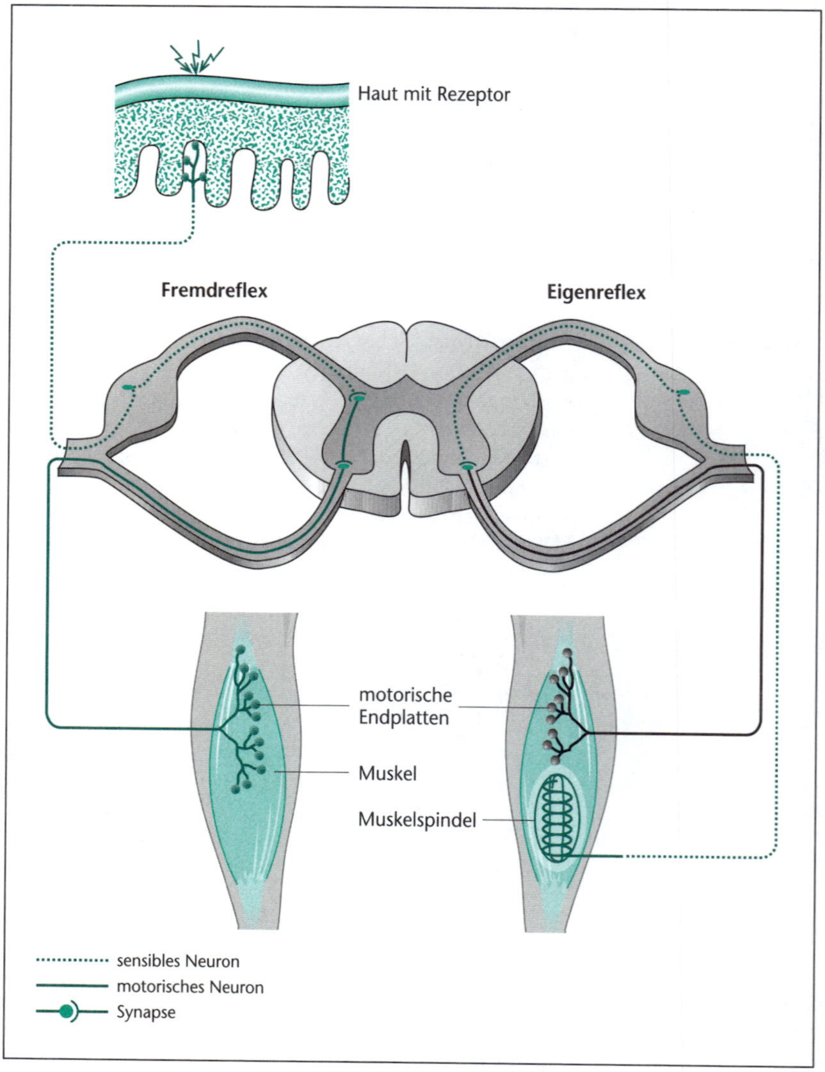

Abb. 17.3: Vergleichende Übersicht monosynaptischer Eigen- und Fremdreflex [3]

Fremdreflexe

Die meisten Fremdreflexe sind **polysynaptische Reflexe**, d. h. Sensor und Effektor sind nicht identisch.
Aufgaben: Schutzfunktion, Fortbewegung, vegetative Reflexe

- Flexor- und gekreuzter Extensorreflex

- Eine schmerzhafte Reizung einer Extremität führt zu einer Fluchtbewegung. Die Extremität wird durch Aktivierung der Flexoren (Beugung) weggezogen (**Flexorenreflex**).
- Daneben kommt es zu einer Erschlaffung der Extensoren (Strecker) der gleichen Extremität, die über die Aktivierung hemmender Interneurone erreicht wird → Unterstützung der Beugung.
- Auf der **Gegenseite** werden die Muskelgruppen genau umgekehrt innerviert → Erschlaffung der Flexoren und Kontraktion der Extensoren (**umgekehrter Extensorenreflex**).

- weitere Fremdreflexe

- **Würgereflex:** durch Kontakt an der hinteren Rachenwand
- **Bauchhautreflex:** Bestreichen der Bauchhaut mit einem spitzen Gegenstand → Kontraktion der gleichseitigen Bauchmuskulatur
- **Pupillenreflex:** Engstellung bei Belichtung des Auges

Reflexhemmung

Neben den erregenden gibt es auch **inhibitorische Interneurone**, die in den Reflexbogen eingebaut sind.

- Agonistenhemmung

- **Ib-Fasern** der Sehnenorgane können die Kontraktion der Muskeln hemmen, in deren Sehne sie eingebaut sind.
- Ib-Fasern ziehen zu einem **Interneuron** auf Rückenmarksebene und erregen das Interneuron → das erregte Interneuron **hemmt** das **Motoneuron** → Hemmung der Muskelkontraktion.
- **Funktion:** schützt den Muskel vor zu großer Spannung

- Antagonistenhemmung

- **Ia-Fasern** der Muskelspindeln erregen monosynaptisch den Effektormuskel.
- Zusätzlich werden **disynaptisch** über ein **Interneuron** (1. Synapse) die **antagonistischen Motoneurone** (2. Synapse) gehemmt.

- Renshaw-Hemmung

- Über eine **rekurrente Hemmung** (Renshaw-Hemmung) lösen die Motoneurone ihre eigene Hemmung aus, indem sie Kollateralen an hemmende Interneurone im Rückenmark (**Renshaw-Zellen**) unter der direkten Kontrolle des ZNS abgeben.
- Die Motoneurone erregen die Renshaw-Zellen über die Ausschüttung von **Acetylcholin** → Renshaw-Zellen schütten Glycin aus, das die Motoneurone hemmt.
- Da die Renshaw-Zellen der direkten Kontrolle des ZNS unterliegen, kann die Muskelkraft vom ZNS mitgesteuert werden.

Reflexausbreitung

Polysynaptische Reflexe zeichnen sich im Vergleich zu monosynaptischen Reflexen durch einige besondere Eigenschaften aus:
- **Summation:** Unterschwellige Reize, die bei einem monosynaptischen Reflex keinen Reiz auslösen könnten, werden bei polysynaptischen Refelexen in Interneuronen gespeichert und integriert → Viele unterschwellige Reize führen zur Summierung und dann zum überschwelligen Reiz → Auslösung eines Aktionspotentials.
  - **Räumliche Summation:** über nicht verbundene Fasern treten gleichzeitig unterschwellige Erregungen (EPSP) an einem Motoneuron auf → viele EPSP → überschwellige Erregung
  - **Zeitliche Summation:** mehrere unterschwellige Reize summieren sich aufgrund konvergenter Verschaltungen, zu einem überschwelligen Reiz.

- **Irradiation** (Ausbreitung): Fremdreflexe können auf unbeteiligte Muskelgruppen übergreifen. Mit steigender Reizstärke nimmt die Reflexantwort zu.
- Einflüsse höheren Zentren: **Habitiuation**, **Dishabituation**, **Sensitivierung** und **Konditionierung** (↗ Kap. 21)

17.2 Hirnstamm und Motorik

Die zentrale Regulation der Motorik wird hierarchisch gesteuert. Im Hirnstamm erfolgt die Koordination der Informationen mit dem Rückenmark sowie die Kontrolle der Stützmotorik. Diese Kontrolle erfolgt über spezielle efferente Bahnen.

Bestandteile des Hirnstamms

- Medulla oblongata (verlängertes Rückenmark)
- Pons (Brücke)
- Mesencephalon (Mittelhirn)

motorische Hirnstammzentren

Nucleus ruber · Nucleus vestibularis lateralis · Deiters-Kern · Nucleus vestibularis medialis · Schwalbe-Kern · große Pyramidenzellen · Tractus reticulospinalis

Nucleus ruber

- **Lage:** größter Kern des Mittelhirns, liegt in der Nähe der Vierhügelplatte in der Formatio reticularis
- **Großzelliger Anteil:** mit Efferenzen über den **Tractus rubrospinalis** zum Rückenmark
  - erregende Wirkung auf die α- und γ-Motoneurone der Flexoren
  - Hemmung der α- und γ-Motoneurone der Extensoren
- **Kleinzelliger Anteil:** Efferenzen über den Tractus tegmentalis centralis vom Nucleus ruber zur Olive ins Rückenmark.

Nucleus vestibularis lateralis (Deiters-Kern)

- **Lage:** dorsolateraler Rand des Hirnstammes
- **Funktion:** Erhaltung des Gleichgewichts.
- Erhält Informationen aus dem Ganglion vestibulare vom Labyrinth.
- Über dem **Tractus vestibulospinalis** lateralis werden die Motoneurone der Extensoren erregt und die der Flexoren gehemmt.

Nucleus vestibularis medialis (Schwalbe-Kern)

- **Lage:** am **dorsolateralen Rand des Hirnstammes.**
- **Funktion:** stimmt die Reflexe ab, die für eine Koordination zwischen Kopf- und Augenbewegungen sorgen.
- Über den **Tractus vestibulospinalis** medialis werden die Motoneurone der Nackenmuskulatur gesteuert.

Große Pyramidenzellen

Die großen Pyramidenzellen im motorischen Cortex geben Kollateralen zum Thalamus und Hirnstamm ab. Über diese Bahnen werden direkt motorische Informationen an den Hirnstamm weitergegeben.

Tractus reticulospinalis

- **Lage**: Stammt aus dem Hirnstamm. Man unterscheidet:
  - **Tractus reticulospinalis medialis:** aus dem peripheren Teil der Formatio reticularis. Zieht zum Rückenmark → Erregungder α- und γ-Motoneurone der Extensoren. Hemmung der α- und γ-Motoneurone der Flexoren.
  - **Tractus reticulospinalis lateralis:** aus dem medullären Anteil der Formatio reticularis. Er enthält gekreutze und ungekreuzte Fasern zum Rückenmark. Dort

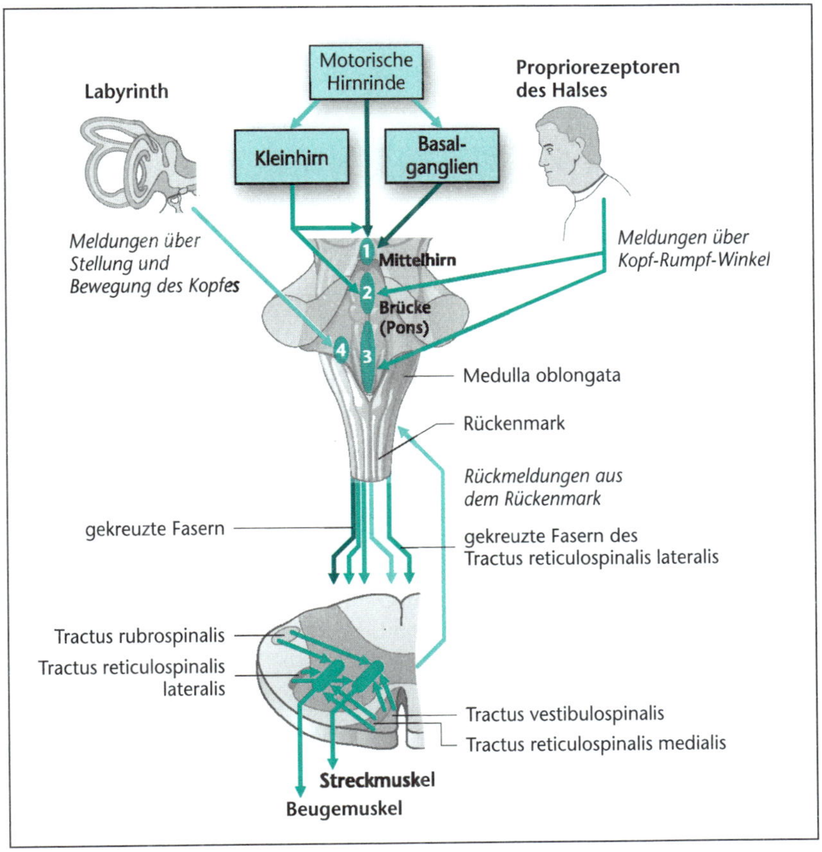

Abb. 17.4: Schema der Verschaltung der motorischen Hirnstammzentren. (1) Nucleus ruber, (2) und (3) sind Teile der Formatio reticularis und (4) sind die Vestibulariskerne [3]

Erregung der α- und γ-Motoneurone der Flexoren und Hemmung der α- und γ-Motoneurone der Extensoren.

motorische Funktionen

statische Reflexe · Haltereflexe · Stellreflexe · statokinetische Reflexe · Schutzreflexe

Vom Hirnstamm aus wird über eine Vielzahl von Reflexen die Stützmotorik und der Muskeltonus gesteuert.

statische Reflexe

Sie dienen der Erhaltung der aufrechten Körperhaltung sowie der Einstellung des Gleichgewichtes in Ruhe und bei Bewegung.
- **Haltereflexe:** Korrektur des Muskeltonus
- **Stellreflexe:** Erhaltung der Normalstellung des Körpers

statokinetische Reflexe

Anpassung der Körperstellung bei Bewegung an die Veränderungen.

Schutzreflexe

z. B. Kornelareflex, Würgereflex und Hustenreflex

17.3 Kleinhirn

Das Kleinhirn ist im Wesentlichen an der Steuerung von Bewegungen beteiligt.

funktionelle Anatomie

lateraler Anteil · medialer Anteil · Aufbau der Kleinhirnrinde

Das Kleinhirn ist in zwei Hemisphären geteilt und besteht aus einer **Rinde** (Cortex cerebelli) und verschiedenen **Kernen:** Nucl. dentatus, Nucl. emboliformis, Nucl. fastigii und Nucl. Globosus (Nucl. interpoitus = Nucl. globosus + Nucl. emboliformis)

Funktionell wird das Kleinhirn in einen **lateralen** und einen **medialen** Anteil untergliedert:

lateraler Anteil

- Aufbau: beide Hemisphären.
- Beide Hemisphären (Neocerebellum) erhalten Informationen vom **motorischen Kortex** und der **Olive.**
- Aktivierung des **Nucleus dentatus** → Efferenzen laufen weiter an den motorischen Thalamuskern und die motorischen Kortexareale.

medialer Anteil

- Aufbau: **Archicerebellum** (Nodulus und Focculus), **Vermis** (Paläocerebellum)
- Archicerebellum: eng verbunden mit den **Vestibulariskernen**
- Vermis: nimmt **motorische** und **propriozeptive Afferenzen** aus dem Rückenmark auf

Aufbau der Kleinhirnrinde

Die Kleinhirnrinde ist von außen nach innen in drei Schichten aufgebaut:

- **Molekularschicht:** besteht aus marklosen Nervenfasern mit Purkinjedendriten und aus Stern- und Korbzellen
- **Purkinjezellschicht:** besteht aus den Zellkörpern der Purkinjezellen
- **Körnerzellschicht:** mit den Axonen der Purkinjezellen, sowie den Golgi- und Körnerzellen verbunden.
- **Korb**-, **Stern**- und **Golgizellen:** wirken über GABA hemmend auf die Purkinjezellen

Afferenzen

Kletterfasern · Moosfasern

Das Kleinhirn verfügt über **zwei Eingänge**, die Moosfasern und die Kletterfasern.

Kletterfasern

- stammen von der unteren **Olive** des Hirnstammes
- bilden mit den Dendriten der **Purkinjezellen** Synapsen
- Steuerung der hemmenden Wirkung der Purkinjezellen auf die Kleinhirn- und Vestibulariskerne.

Moosfasern

- sind **Axone des Tractus spinocerebellaris** und stammen aus dem Rückenmark, der Formatio reticularis, der Pons und den Vestibulariskernen
- bilden Synapsen mit den **Körnerzellen**, die Axone der Körnerzellen (Parallelfasern) bilden mit den hemmenden Purkinjezellen Synapsen

Efferenzen

Purkinjezellen · Korbzellen · Sternzellen · Golgizellen

Die einzige Efferenz des Kleinhirns stellen die **Purkinjezellen** dar. Durch **Korb-, Stern-** und **Golgizellen** werden sie gehemmt.

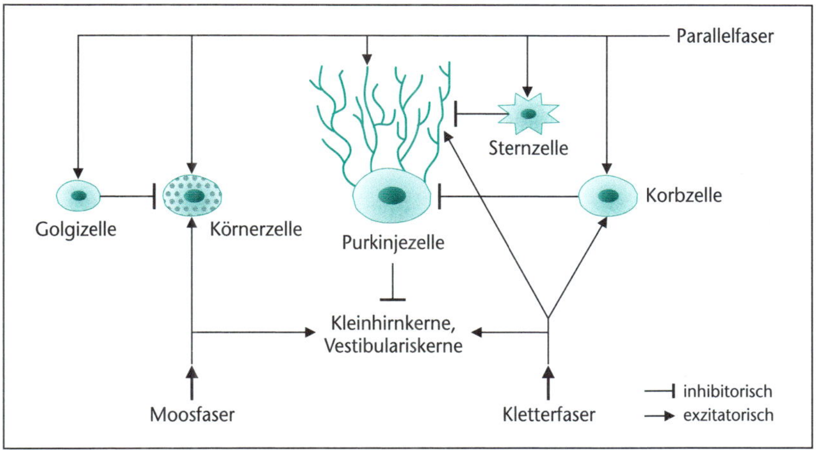

Abb. 17.5: Neuronale Verschaltungen der Moos- und Kletterfasern sowie der Zellen der Kleinhirnrinde [3]

- Die Afferenzen erregen die Purkinjezellen, diese wiederum hemmen die Kleinhirnkerne, die eine Weiterleitung der Erregung stoppen.
- Werden die Purkinjezellen durch die **Korb-, Stern-** und **Golgizellen** gehemmt wird eine Erregung in die Kleinhiernkerne weitergeleitet.

Aufgaben

Koordination der Bewegung · Haltung und Bewegung

Hauptaufgabe des Kleinhirns ist die **Koordination** der einzelnen Bewegungsabläufe. Somit nimmt es Einfluss auf die Haltung und Bewegung des Körpers. Nicht korrekte Stellungen oder falsche Bewegungen werden korrigiert.

Läsionen im Kleinhirn können zu schweren **Gleichgewichtsstörungen** führen. Außerdem ist so gut wie immer die **Okulomotorik** gestört (**Nystagmus**).

17.4 Motorischer Kortex

Der motorische Kortex ist im **Gyrus praecentralis** der Großhirnrinde lokalisiert. Von hier aus werden zielgerichtete Bewegungen gesteuert und ihre Ausführung geplant.

Bestandteile · räumliche Anordnung · Efferenzen · Afferenzen

Bestandteile

Der motorische Kortex besteht aus:
- **Motorische Rinde:** primäres motorisches Areal (Area 4)
- **Prämotorischer Kortex:** sekundäres motorisches Areal (Area 6)

räumliche Anordnung

= **Somatotopie** → jedem Teil der Körperperipherie ist ein bestimmter Ort des motorischen Kortex zugeordnet.

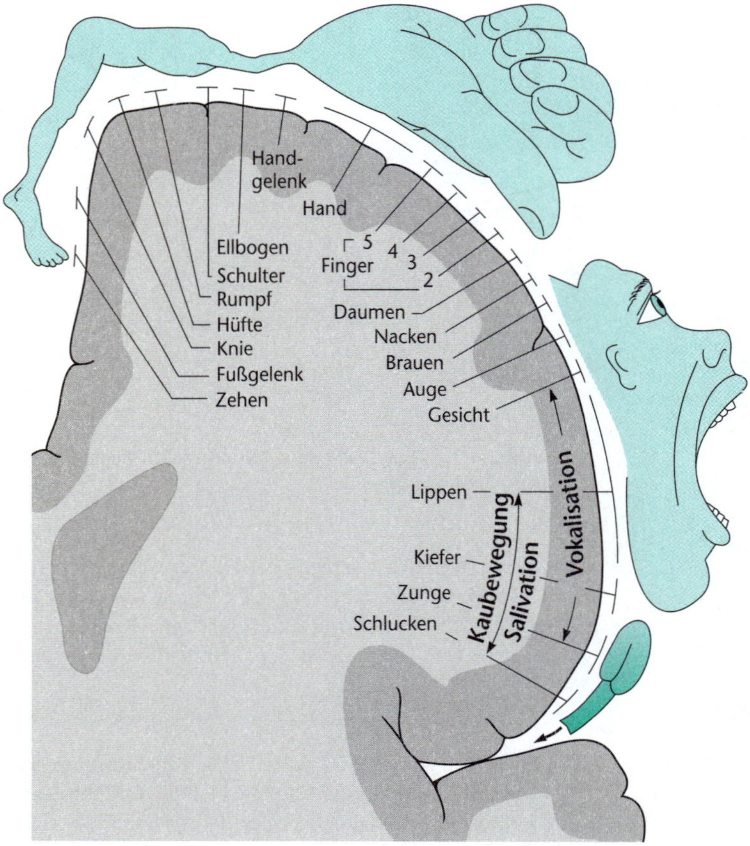

Abb. 17.6: Anhand eines motorischen Homunculus [2]

- Körperteile, die über besonders feine, komplexe oder viele motorische Eigenschaften verfügen (z. B. Finger, Lippen oder Zunge), werden auf relativ **großen Arealen** repräsentiert.
- Proximale Extremitäten und der Rumpf werden auf **kleine Areale** repräsentiert.

Efferenzen

3 Projektionssysteme verlassen den motorischen Kortex:
- **Kommissurenfasern:** verbinden die somatotopisch entsprechenden Kortexareale der beiden Hemisphären miteinander
- **Assoziationsfasern:** verbinden die somatotopischen Areale der ipsilateralen Seite miteinander
- **Efferente Bahnen:** bahnen zu subkortikalen und spinalen Kernen

Afferenzen

Afferenzen aus **untergeordneten Strukturen** des ZNS (z. B. Thalamus, Kleinhirn, Basalganglien) und aus **anderen Kortexarealen.**

17.5 Basalganglien

Die zum extrapyramidalen System gehörenden Basalganglien bringen **Planung**, **Übertragung** und **Ablauf von Bewegungen** miteinander in Einklang.

Bestandteile · Afferenzen · Efferenzen · Funktionsschleifen

Bestandteile

Zu den Basalganglien gehören folgende Kerngebiete, die anatomisch und funktionell eng verbunden sind:
- **Striatum** (Nucleus caudatus und Putamen)
- **Globus pallidus** (Pars interna und Pars externa)
- **Substantia nigra**
- **Nucleus subthalamicus**

Afferenzen

Informationen aus dem **Kortex** und anderen Hirnteilen → **Striatum** (Transmitter: inhibitorisches *GABA*) → Basalganglien

Efferenzen

Basalganglien → Pars interna des **Globus pallidus** (Transmitter: *GABA*) und **Substantia nigra** (Transmitter: *Dopamin*) → **Thalamus**

Funktionsschleifen

Die eingehenden Afferenzen und die ausgehenden Efferenzen der Basalganglien verlaufen in Funktionsschleifen: Informationen bestimmter **Kortexbereiche** werden in den zugehörigen Arealen der **Basalganglien verschaltet** und wieder **zurück zum Kortex** projiziert.
Man unterscheidet folgende Funktionsschleifen:
- **Skeletomotorische Funktionsschleife:**
  - *Funktion:* Kontrolle von Kraft, Richtung und Ausmaß der **Bewegung** (u. a. Steuerung der mimischen Muskulatur)
  - Informationen aus somatosensorischen, prämotorischen und motorischen Hirnteilen → Putamen → Pallidum/Substantia nigra → motorische Thalamuskerne → Area 6 im motorischen Kortex
- **Okulomotorische Funktionsschleife:**
  - *Funktion:* Kontrolle der **Augenbewegungen**
  - Informationen aus Areal 7 und 8 (Blickmotorik) → Striatum → Nucleus caudatus → Pallidum → Substantia nigra → Thalamus → Areal 7 und 8
- **Komplexe Funktionsschleifen:**
  - *Funktion:* wahrscheinlich wichtig für **kognitive Leistungen.**
  - Assoziationsfelder projizieren über Basalganglien und Thalamus auf andere Assoziationsfelder.

18 Somatoviszerale Sensibilität

Die **somatoviszerale Sensibilität** umfasst die Sensibilität von Haut, Skelettmuskel, Gelenken und innerer Organe. Sie wird unterteilt in **Oberflächensensibilität, Tiefensensibilität** und **viszerale Sensibilität.**

18.1 Oberflächensensibilität

Die **Rezeptoren** der Oberflächensensibilität sind **in der Haut** verteilt. Die Haut ist somit nicht nur ein Schutzorgan vor Umwelteinflüssen, sondern auch ein Sinnesorgan.

Rezeptoren

Mechanorezeptoren · Thermorezeptoren · Nozizeptoren · Adaptationsverhalten

Qualitäten

Die einzelnen Rezeptoren reagieren auf verschiedene Sinnesqualitäten.
- **Mechanorezeptoren:** Reaktion auf mechanische Reize wie Druck, Berührung, Kitzeln und Vibration
- **Thermorezeptoren:** Reaktion auf Temperatur
- **Nozizeptoren:** Reaktion auf Schmerz

Adaptationsverhalten

Rezeptoren werden nach ihrem Adaptationsverhalten eingeteilt in:
- **SA-Rezeptoren:** adaptieren langsam und bilden auch bei lang andauernden Reizen stetig Aktionspotentiale.
- **RA-Rezeptoren:** adaptieren schnell und reagieren auf Reizänderungen.

Mechanorezeptoren

Merkel-Körperchen · Ruffini-Körperchen · Meißner-Körperchen · Haarfollikelrezeptoren · Vater-Pacini-Körperchen

Intensitätsrezeptoren (P-Rezeptoren/ Druckrezeptoren)

Geben den Zeitverlauf eines Reizes an. Der Druck wird ans ZNS durch Aktionspotentiale gemeldet. Je nach ausgeübtem Druck ändert sich die Impulsrate der AP:
- gleich bleibender Druckreiz → Impulsrate konstant
- Druckanstieg → proportionaler Anstieg der Impulsrate im Rezeptor
- Beispiele:
- **Merkel-Körperchen** (Merkel-Tastscheiben): liegen in der Basalschicht des mehrschichtigen Plattenepithels zwischen den marklosen Endigungen markhaltiger Nervenfasern.
- **Ruffini-Körperchen:** liegen tiefer in der Haut als die Merkel-Körperchen und bestehen im Wesentlichen aus Geflechten markloser Nervenfasern, die von einer Bindegewebskapsel umschlossen sind.

Geschwindigkeitsdetektoren (D-Rezeptoren)

Differentialrezeptoren (D-Rezeptoren): Auf Änderungen eines Reizes sprechen sie mit Bildung von Aktionspotentialen an, wobei die Impulsfrequenz proportional zur Geschwindigkeit der Änderung des Reizes ist. Beispiele:

- **Meißner-Körperchen:**
  - *Lage:* Lederhaut (Corium) der unbehaarten Haut
  - Es handelt sich um mehrere übereinander geschichtete Zellen, die von einer Bindegwebskapsel umgeben sind. Zwischen den Zellen verzweigen sich die terminalen Enden von markhaltigen Axonen.
  - Vermittlung von Berührung und Vibration als Geschwindigkeitsrezeptoren. Sie adaptieren schnell.
- **Haarfollikelrezeptoren:**
  - *Lage:* in der behaarten Haut. Sie dienen hier anstelle der Meißner-Körperchen als Geschwindigkeitsdetektoren.
  - Die terminalen Endigungen der markhalten Axone enden in den Haarfollikeln.

Beschleunigungsrezeptoren (PD-Rezeptoren)

Sie reagieren proportional zum Ausmaß eines Reizes und differential entsprechend dem Differentialquotienten nach der Zeit mit einer bestimmten Aktionpotentialfreuquenz.
Sie geben Auskunft, über die Geschwindigkeit der Reizänderung (Reizstärke). Beispiel:

- **Vater-Pacini-Körperchen:**
  - Lage: in der Subcutis
  - Schalenförmiger Aufbau: Die äußeren Schalen werden von Bindegewebszellen, die inneren von ineinander greifenden Schwann-Zellen gebildet.
  - Erregung durch Beschleunigung und Vibration

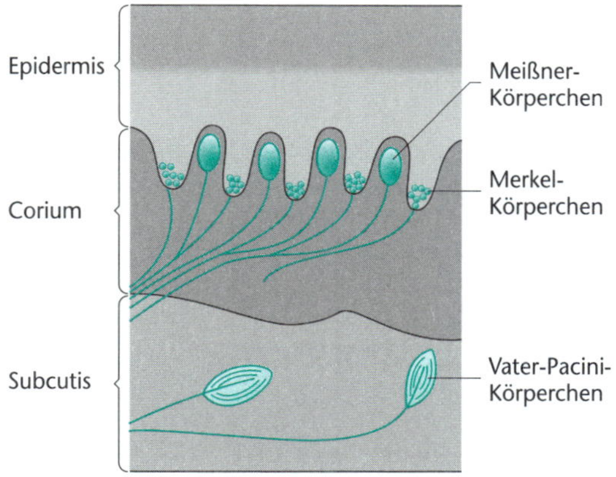

Abb. 18.1: Querschnitt durch die unbehaarte Haut mit der Lage der Mechanorezeptoren [3]

Thermorezeptoren

Kaltrezeptoren · Warmrezeptoren · PD-Rezeptoren

Die Thermorezeptoren geben je nach Temperatur Aktionspotentiale ab.
Es handelt sich um **PD-Rezeptoren**, die die **Geschwindigkeit** und das Ausmaß der **Temperaturänderung** messen (Adaptationsverhalten).

Kaltrezeptoren

Aktivitätsmaximum bei Hauttemperaturen um die 25–30 °C

- **Abkühlung** → **Entladungsfrequenz** ↑ proportional zur Temperaturabnahme → Kältempfinden (unter 10 °C → sehr geringe Rezeptorreaktion)
- **Erwärmung** → **Entladungsfrequenz** ↓ → vermindertes Kälteempfinden (ab 40 °C → keine Rezeptorenreaktion)

> **Paradoxes Kälteempfinden:** Beim Einstieg in ein heißes Bad empfinden manche Menschen ein Kältegefühl. Dies ist auf Kälterezeptoren zurückzuführen, die über 45 °C nochmals aktiv werden.

Warmrezeptoren

Aktivitätsmaximum bei Hauttemperaturen um die 35–45 °C.

- **Erwärmung** → **Impulsfrequenz** ↑ → Wärmeempfinden
- **Abkühlung** → **Impulsfrequenz** ↓ → vermindertes Wärmeempfinden (ab 30 °C → keine Rezeptorenreaktion)

18.2 Tiefensensibilität (Propriozeption)

Stellungssinn · Bewegungssinn · Kraftsinn · Rezeptoren

Die Tiefensensibilität (**Propriozeption**) gibt Auskunft über **Stellung** und **Lageänderung** des Körpers bzw. der Körperteile und deren Kraftentwicklung.

Qualitäten

- **Stellungssinn:** Auskunft über die Stellung der einzelnen Körperteile zueinander, ohne dass der optische Sinn eingesetzt werden muss.
- **Bewegungssinn:** Auskunft über die Richtung und Geschwindigkeit einer Bewegung. Messung sowohl aktiver als auch passiver Bewegungen.
- **Kraftsinn:** Auskunft über den Kraftaufwand für eine bestimmte Bewegung oder eine Stellung in einem Gelenk.

Rezeptoren

Muskelspindeln, Golgi-Sehnenorgane, diverse **Mechanorezeptoren** in den Gelenkkapseln (Ruffini- und Pacini-Körperchen) und der Haut.

18.3 Schmerzwahrnehmung

Die meisten Menschen empfinden Schmerz sehr subjektiv. Oft deckt sich der empfundene Schmerz nicht mit der organischen Verletzung oder Erkrankung.

Nozizeptoren

- **Schmerzrezeptoren** mit freien Nervenendigungen
- **Auslöser** für einen Schmerzreiz:
  - starker Druck
  - extreme Temperaturen
  - elektrischer Strom
  - Säuren und Laugen
  - Endogene Substanzen: Bradykinin, Serotonin, Histamin, Acetylcholin, Substanz P und Kalium
- **Sensibilisierung** durch Metabolite (z. B. Leukotriene, Prostaglandine)
- **Reizung** der Nozizeptoren → Bildung von Aktionspotentialen → **Schmerzafferenzen:**
  - schnellen **Aδ-Fasern** → leiten schnellen, hellen Schmerz
  - marklose **C-Fasern** → leiten langsamen, dumpfen Schmerz

18.4 Sensorische Informationsverarbeitung

Reizweiterleitung

Klasse-I-Fasern · Klasse-II-Fasern · Klasse-III-Fasern · Klasse-IV-Fasern

Die einzelnen Sinnessensoren werden über **unterschiedliche Nervenfasern** zum ZNS geleitet.

Sinnessensoren	Afferenzen
Muskelspindeln	Fasern der **Klasse I (Aα):** dicke und markhaltige Fasern, die schnell leiten
Mechanozeptoren der Haut	Fasern der **Klasse II (Aβ):** markhaltige Faser, die langsamer als Faser I leiten
Thermosensoren und Nozizeptoren	Fasern der **Klasse III (Aδ)** und **IV:** leiten langsamer, Klasse-IV-Fasern sind marklos und daher sehr langsam leitend

Tab. 18.1: Übersicht über die Sinnessensoren und ihre dazugehörigen Nervenfasern

sensorische Bahnen im Rückenmark

peripherer Rezeptor · elektrisches Signal · pseudounipolare Neurone der Spinalganglien · dorsales Rückenmark · verschiedene Strangsysteme

Reizung der Rezeptoren
→ Umwandlung in ein elektrisches Signal
→ Weiterleitung in Fasern (Dendriten der pseudounipolaren Neurone der Spinalganglien) aus der Peripherie in die Spinalganglien
→ Informationen ziehen mit den Neuriten dorsal ins Rückenmark ein → Verschaltung
→ Weiterleitung über verschiedene Strangsystemen in ZNS
! **Motorische Ausgänge:** ventral aus dem Rückenmark (Vorderhorn)
! **Sensorische Eingänge:** dorsal ins Rückenmark (Hinterhorn)

Hinterstrang

Leitung der epikritischen Sensibilität · 1. Synapsen · 2. Synapsen · 3. Synapsen

Das Hinterstrangsystem hat **3 Synapsen** und erhält Impulse von den **Mechanorezeptoren der Haut** und der **Tiefensensibilität.** Es leitet die **epikritische Sensibilität:** Druck, Vibration, Berührung und Propriozeption.

1. Synapse

- 1. Umschaltung im **Spinalganglion**, dann ohne auf die Gegenseite zu Kreuzen, Aufsteigen im Fasciculus cuneatus bzw. unterhalb von Th6 im Faciculus gracilis.
- Sowohl der Faciculus gracilis als auch der Faciculus cuneatus sind schnellleitend und ziehen zur Medulla oblongata.
- Afferenzen für den Kopfbereich erhält das System aus dem Trigeminusbereich.

2. Synapse

- 2. Umschaltung in der **Medulla oblongata**
- Hier kreuzen sie dann auch **auf die Gegenseite** und ziehen zum **Thalamus**, zum **Nucleus vetralis posterolateralis.**

3. Synapse

- 3. Umschaltung im Thalamus
- Vom **Thalamus** ziehen die Fasern zum **somatosensiblen Cortex** (Areae 1,3,2).

Einseitige Unterbrechung der Hinterstrangbahn
- ipsilateraler Ausfall von Vibrationsempfinden und der Formenwahrnehmung unterhalb der Läsion
- starke Beeinträchtigung der Druck- und Berührungsempfindungen

Vorderseitenstrang

Sensibilität · Schmerz · Mechansorezeptoren · Afferenzen · Fasertypen

Im Vorderseitenstrangsystem werden **Sensibilität, Schmerz, Temperatur** und Impulse niederschwelliger **Mechanorezeptoren** ins zentrale Nervensystem geleitet. Da es auch Einfluss auf Aufmerksamkeit und Wachzustand nimmt, wird es auch dem unspezifischen System zugeordnet.

Afferenzen

- aus **Spinalnerven** und **N. trigeminus**
- Neurone liegen im Hinterhorn des Rückenmarks
- Vorderhornseitenstrangsystem: Kreuzung zur Gegenseite nach Eintritt ins Rükkenmark → Verlauf nach kranial zum Thalamus.

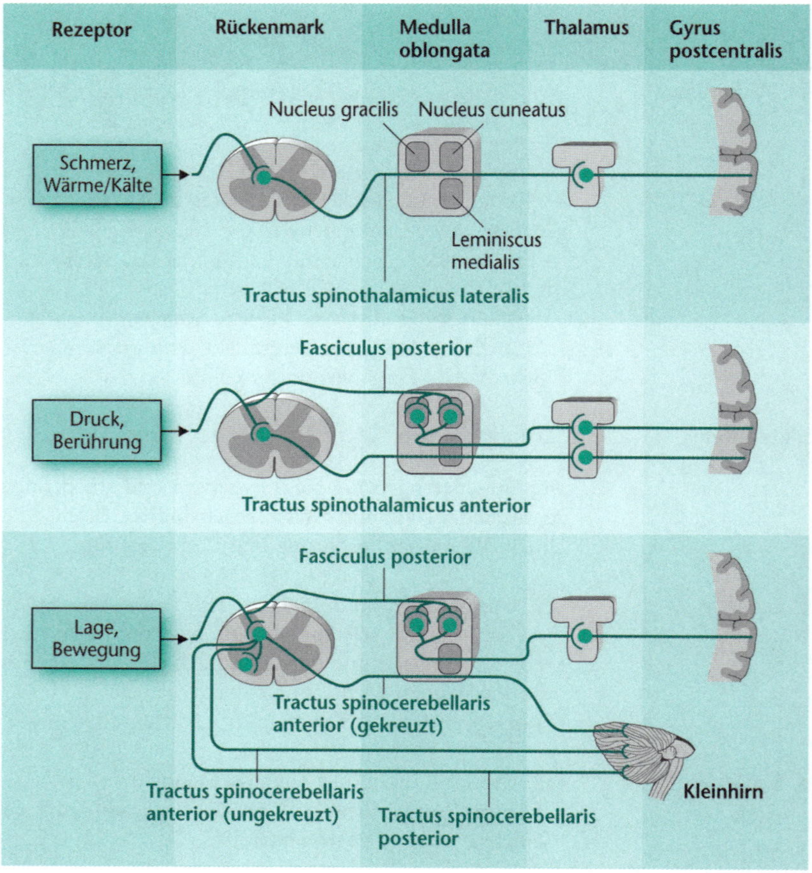

Abb. 18.2: Sensorische Informationsverarbeitung im ZNS

Fasertypen

- **Tractus spinothalamicus:**
  - Tractus spinothalamicus **lateralis** → vermittelt Druck- und Berührungsempfindungen
  - Tractus spinothalamicus **medialis** → vermittelt Schmerz- und Temperaturempfindungen
  - Beide Teile enden **im Thalamus** an den Nuclei ventralis posterolateralis und posteromedialis und den intratlaminären Kernen.
- **Tractus spinoreticularis:** zieht zur Formatio reticularis
- **Tractus spinotectalis:** zieht zum Tectum

Die Verbindungen des Vorderseitenstrangs zum Kortex sind nicht so zahlreich ausgeprägt wie die des Hinterstranges.

Einseitige Unterbrechung des Vorderseitenstrangs
- kontralateraler Ausfall von Schmerz- und Temperaturempfinden
- Beeinträchtigung der taktilen Sensibilität

19 Sehen

Durch das Sehen ist der Mensch in der Lage, optische Reize seiner Umwelt aufzunehmen und zu verarbeiten.

19.1 Abbildender Apparat

Das menschliche Auge ist das Sinnesorgen des Sehsinnes. Es besteht aus dem Bulbus oculi, den Augenmuskeln und den Augenlidern.

anatomische Grundlagen

3 Schichten · 3 Räume · Tränenflüssigkeit · Kammerwasser · Linse

Bulbus oculi

- **3 Schichten:**
  - *Äußere Schicht:* **Sklera** (Lederhaut), **Cornea** (Hornhaut) und **Konjunktiva** (Bindehaut)
  - *Mittlere Schicht:* **Iris** und **Choroidea** (Aderhaut) → gefäßführende Schicht)
  - *Innere Schicht:* **Retina** (Netzhaut)
- **3 Räume:**
  - **Vordere Augenkammer:** zwischen Hornhaut und Iris
  - **Hintere Augenkammer:** zwischen Iris, Strahlenkörper und Linse
  - **Glaskörperraum**

    Beide Augenkammern sind mit Kammerwasser gefüllt und stehen über die Pupille miteinander in Verbindung.

Tränenflüssigkeit

- **hypertone Flüssigkeit** (höhere K^+- und niedrigere Na^+-Konzentration als im Blutplasma)
- **Bildung:** Tränendrüse → Verteilung des Tränenfilms auf der Oberfläche des Auges
- **Abfluss:** über den Ductus nasolacrimalis in den unteren Nasengang
- **Aufgaben:** Schutz vor Austrocknung, Ausschwemmung kleinerer Fremdkörper, Ernährung der Hornhaut, optische Eigenschaften, Schutz vor Bakterien.

Kammerwasser

Zellfreie, klare Flüssigkeit, die in ihrer Zusammensetzung dem Liquor cerebrospinalis ähnelt

- **Sekretion:** im Epithel des Ziliarkörpers durch Filtration aus den umgebenden Blutkapillaren
- **Resorption:** im Kammerwinkel (Reticulum trabeculare = Trabekelwerk) → Schlemm-Kanal → Kammerwasservenen
- **Funktion**: Das Kammerwasser dient der Aufrechterhaltung der Bulbusform.

! **Kammerwinkel:** wird gebildet aus Iris und Hornhaut

Augeninnendruck

Der Augendruck beträgt im Normalfall ca. **15–20 mmHg.** Wird zu viel Kammerwasser sezerniert oder **zu wenig resorbiert**, kann der Druck steigen (erhöhter Druck ab **21 mmHg**).

Linse

- **Form:**
  - bikonvexe Form, Hinterfläche stärker gekrümmt
  - Kapsel, Rinde und Kern; klares Gebilde aus Epithel und Linsenfasern
  - Durchmesser: ca. 9 mm, Dicke: ca. 4 mm
- **Lage:** grenzt mit der Hinterseite an den Glaskörper
- **Befestigung:** am Ziliarkörper durch feine Faser (Fibrae zonulares)

dioptrischer Apparat

Bestandteile · einfache optische Systeme · zusammengesetzes optisches System · Bildentstehung auf der Retina · Pupillenreaktionen · Akkommodation · Konvergenzreaktion

Bestandteile

Der dioptrische Apparat des Auges besteht von außen nach innen aus: **Kornea, Kammerwasser, Linse** und **Glaskörper**

einfache optische Systeme

- Treten **Lichtstrahlen** parallel zur **optischen Achse** durch eine Linse eines **optisch weniger dichten Mediums** wie z. B. Luft in ein **optisch dichteres Medium** z. B. Wasser, dann sammeln sie sich in einem Punkt hinter der Linse. Diesen Punkt bezeichnet man als den **hinteren Brennpunkt** F_2.
- Treffen die Lichtstrahlen dagegen so auf den dioptrischen Apparat, dass sie hinter der Linse parallel zur optischen Achse verlaufen, müssen sie vor der Linse durch den **vorderen Brennpunkt** (F_1) passiert haben.
- **Brennweite:** Entfernung der beiden Brennpunkte von der Hauptebene

$$F_1 = \frac{n_1 \cdot r}{n_2 - n_1} \qquad F_2 = \frac{n_2 \cdot r}{n_2 - n_1}$$

F_1= vorderer Brennpunkt
F_2= hinterer Brennpunkt
n = Dichte/Brechungsindex der beiden Medien
r = Krümmungsradius der Linse

- **Brechungsindex:** Verhältnis der Lichtgeschwindigkeit im Vakuum zu der im jeweiligen Medium: für Luft → 1,0, für Wasser → 1,33
- **Brechkraft (D):** umgekehrt proportional der Brennweite (f) des optischen Systems, Einheit: Dioptrien (dpt)

$$D[dpt] = \frac{1}{f[m]}$$

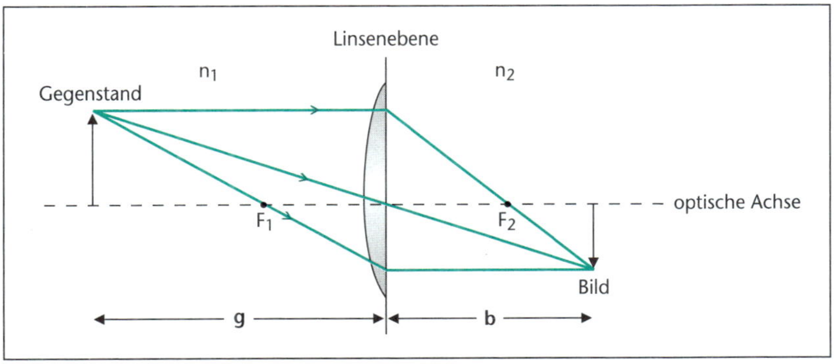

Abb. 19.1: Prinzip eines einfachen optischen Systems [2]

zusammengesetzes optisches System

Das **Auge** ist ein zusammengesetztes optisches System, da die einfallenden Lichtstrahlen **mehrere Grenzflächen** und **Medien** überwinden müssen, bis sie die Retina erreichen.

Optische Werte:

Brechkraft • Kornea • Linse • Kammerwasser	**58,9 dpt** 43 19,5 -3,6
Brennweite Luft-Kornea	20,5 mm

Bildentstehung

Beim Einfall von Lichtstrahlen durchlaufen diese folgende optischen Medien:

- Lichtstrahlen treffen auf die **Kornea** (1. Linse)
- Kammerwasser
- **Iris** (Blendenwirkung → Pupillenreaktion)
- **Linse** (2. Linse, Akkommodation)
- auf der Retina wird ein umgekehrtes, verkleinertes Bild projiziert

Pupillenreaktionen

- **starker Lichteinfall** → Pupillenverengung
- **Dunkelheit** → Pupillenerweiterung
- **Steuerung:** Pupillenerweiterung durch Halssympathikus. Pupillenverengung durch N. oculomotorius (N. III)
- **Konsensueller Pupillenreflex:** Wird eine Pupille belichtet, verengen sich beide Pupillen.

Akkommodation

Anpassungsreaktion des Auges, um Objekte in wechselnder Entfernung scharf zu sehen. Über den Tonus des Ziliarmuskels (N. oculomotorius) kann die Brechkraft der Linse verändert werden.

- **Nahakkommodation:** Kontraktion des Ziliarmuskels → Erschlaffung der Zonulafasern → Zunahme der Oberflächenkrümmung der Linse aufgrund ihrer Eigenelastizität → Lichtstrahlen werden stärker gebrochen → Objekte in der Nähe werden scharf gesehen
- **Fernakkommodation:** Erschlaffung des Ziliarmuskels → Anspannung der Zonulafasern → Abnahme der Oberflächenkrümmung → geringere Brechung der Lichtstrahlen → Objekte in der Ferne werden scharf gesehen
- **Akkommodationsbreite:** Ausmaß der Brechkraftänderung
  Brechkraft (Naheinstellung) – Brechkraft (Ferneinstellung)

$$Akkommodationsbreite = \frac{1}{Nahpunkt[m]} - \frac{1}{Fernpunkt[m]}$$

Akkommodationsbreite beim Jugendlichen: ca. 14 dpt

> **Presbyopie:** Alterssichtigkeit, im Alter verliert die Linse an Elastizität → Akkommodationsbreite nimmt ab → Nahpunkt rückt vom Auge weg
> Korrektur mittels **Sammellinse**

Konvergenzreaktion

Fixierung eines Gegenstand in der Ferne und anschließend in der Nähe → Pupillenverengung und Konvergenz der Sehachsen beider Augen

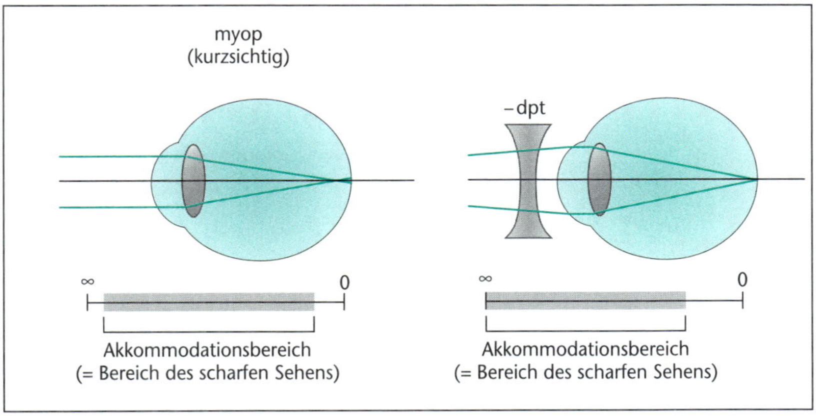

Abb. 19.2: Myopie und ihre Korrektur [2]

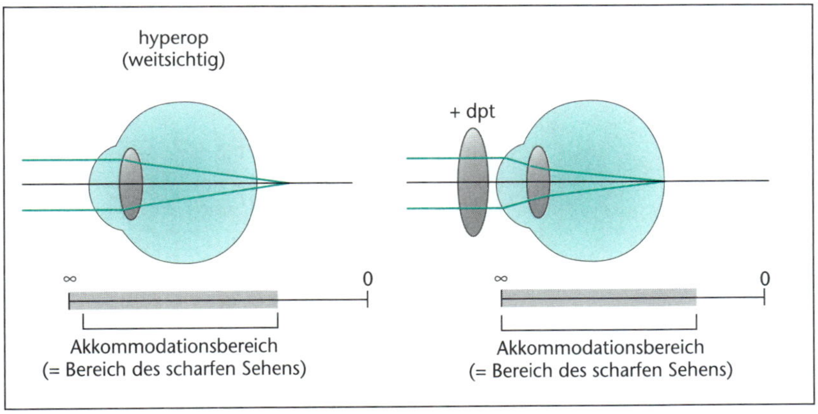

Abb. 19.3: Hyperopie und ihre Korrektur [2]

Refraktionsanomalien

Emmetropie · Myopie · Hypermetropie · Astigmatismus

- **Emmetropie:** Normalsichtigkeit
- **Myopie:** Kurzsichtigkeit
  - Der Bulbus ist im Verhältnis zur Brechkraft zu lang.
  - Das Bild wird vor der Retina abgebildet.
  - Ferne Gegenstände können nicht scharf gesehen werden.
  - Korrektur mittels bikonkaver Linse (**Zerstreuungslinse**)
- **Hyperopie (Hypermetropie):** Weitsichtigkeit
  - Der Bulbus ist im Verhältnis zur Brechkraft zu kurz.
  - Das Bild wird hinter der Retina abgebildet.
  - Nahe Gegenstände können nicht scharf gesehen werden.
  - Korrektur mittels bikonvexen **Sammellinsen**
- **Astigmatismus:** Stabsichtigkeit
  - Die Korneaoberfläche ist nicht exakt kugelförmig → Brechkraft weicht in unterschiedlichen Ebenen voneinander ab
  - Korrektur mittels **Zylinderlinsen**

19.2 Retinale Signalaufnahme und -verarbeitung

Photorezeption

Stäbchen · Zapfen · Rhodopsin · Zapfenpigmente · Transduktion des Lichtreizes

Licht kann nur im **Wellenlängenbereich zwischen ca. 400–800 nm** von den Sinneszellen des Auges verarbeitet werden.

Rezeptortypen

Es gibt 2 Rezeptortypen:
- **Stäbchen:**
  - ca. 110 Millionen Stäbchen pro Auge
  - höchste Zahl ringförmig um die Fovea centralis, nach peripher abnehmend
  - **Skotopisches Sehen:** Schwarz-Weiß-Sehen bei schlechter Beleuchtung (Nachtsehen), reduzierte Sehschärfe
- **Zapfen:**
  - ca. 5–7 Millionen Zapfen pro Auge
  - höchste Zahl im Bereich der Fovea centralis (= Stelle des schärfsten Sehens), nach peripher abnehmend
  - **Photopisches Sehen:** Farbsehen bei heller Beleuchtung, hohe Sehschärfe

Sehfarbstoffe

Mit den Sehfarbstoffen setzen die Sinneszellen einen Lichtreiz in einen elektrischen Impuls um (= Transduktion).
- **Rhodopsin:** Sehfarbstoff der Stäbchen, besteht aus **Opsin** und **11-cis-Retinal**
- **Zapfenpigmente:** 3 Typen bestehend aus **11-cis-Retinal** und verschiedenen **Opsin-Anteilen.** Jeder dieser Farbstoffe kann nur Licht in einem **bestimmten Wellenlängenbereich absorbieren**

Transduktion des Lichtreizes

Durch Lichtreiz ändern sich die Farbstoffe in ihrer chemischen Zusammensetzung und verursachen eine Kaskade, die zur Depolarisation der Sinneszellen führt → Transduktion.

- Stäbchen

- Lichtreiz → aus 11-cis-Retinal wird **11-trans-Retinal** → Metarhodopsin II
- **Metarhodopsin II:** Bindung mit einem G-Protein in der Rezeptoremembran der Photorezeptoren → Metarhodopsin zerfällt in **Opsin** und ein **Aldehyd**
- **G-Protein** wirkt über Bindung an GTP und Aktivierung der Phosphodiesterase → Hydrolyse von **cGMP** zu **5-GMP**
- **cGMP-Spiegel** ↓ → Schluss der Na^+-Kanäle → **Hyperpolarisation** der Zelle → **Transmitterausschüttung** ↓ in der Rezeptorzelle (= Zeichen für Lichteinfall)
- Verschaltung auf **bipolare Zellen,** das AP wird erst in den retinalen Ganglienzellen ausgelöst

- Zapfen

gleiches Prinzip, aber anderer Sehfarbstoff

retinale Verarbeitung

retinale Verschaltung · Adaptationsmechanismen · rezeptives Feld · Kontrastierung

retinale Verschaltung

- Die Rezeptorzellen sind über **Bipolarzellen** mit den **Ganglienzellen** des **N. opticus** (N.II) verbunden.
- Außerdem bestehen Verbindungen zu **amakrinen Zellen, Horizontalzellen** und **interplexiformen Zellen,** die verschiedene Verschaltungen im Bereich der Retina modulieren können.

Adaptation

Fähigkeit des Auges, sich der Helligkeit der Umwelt anzupassen. Man unterscheidet Hell- und Dunkeladaptation.

- **Helladaptation:** Es dauert nur **wenige Sek.**, bis sich das Auge an eine hellere Umgebung angepasst hat.
- **Dunkeladaptation:** Es dauert ca. **20 Min.**, bis sich das Auge vollständig an Dunkelheit angepasst hat. Die Zapfen passen sich schneller an als die Stäbchen.
- **Mechanismen:** Die Dunkeladaptation funktioniert über folgende Mechanismen:
  - **Photochemische Adaptation:** Je dunkler ein Lichtreiz, desto weniger Sehfarbstoff zerfällt → hohe Sehfarbstoff-Konzentration in der Rezeptorzelle → Empfindlichkeit steigt
  - **Pupillereflex:** Je dunkler, desto größer die Pupille → größerer Lichteinfall auf die Retina (Prinzip wie die Blende einer Kamera)
  - **Neuronale Mechanismen:** Horizontalzellen schalten bei Dunkelheit vom Zapfensystem auf das Stäbchensystem um.
  - **Räumliche Summation:** Bei Dunkelheit Zunahme der Zahl der Rezeptorzellen, die eine Faser des Sehnerven versorgen.
  - **Zeitliche Summation:** Bei Dunkelheit werden kurze und unterschwellige Reize durch Verlängerung der Reizdauer zu überschwelligen Reizen.

rezeptives Feld (RF)

Teil der Retina, der in einer der nachfolgenden Zellen durch visuelle Reizmuster eine Erregung oder Hemmung hervorruft:

- **RF einer Rezeptorzelle:** Teil der Retina, den die Zelle einnimmt
- **RF einer Bipolarzelle:** Summe der rezeptiven Felder der Rezeptorzellen
- **RF einer Ganglienzelle:** Summe der Bipolarzellen, die mit dieser Ganglienzelle in Verbindung stehen

Ein RF hat eine **konzentrische Form** und und zeigt bei Helladaptation eine ringförmige Peripherie sowie ein Zentrum. Man unterscheidet:

- **ON-Zentrum-Zellen:**
  - Belichtung des **Zentrums** → Depolarisation der Zellen → Frequenz der Aktionspotentiale der Ganglienzellen erhöht sich.
  - Belichtung der **Peripherie** → Hyperpolarisation der Zellen → Frequenz der Aktionspotentiale der Ganglienzellen sinkt.
- **OFF-Zentrum-Zellen:** umgekehrter Mechanismus wie ON-Zellen

Kontrastierung

- Das Phänomen der Kontrastierung entsteht durch die **Anordnung** der **Bipolarzellen** und der **Ganglienzellen**. Sowie deren **Verschaltung** innerhalb der Retina mit den Horizontalzellen, den intraplexiformen und amakrinen Zellen.
- **Mechanismus:** Kontrast entsteht dadurch, dass lateral miteinander verschaltete Rezeptorzellen einen Reiz aufnehmen und dann ihre benachbarten Zellen hemmen.

19.3 Sehbahn und Reizverarbeitung

Sehbahn

N. opticus · Chiasma opticum · Tractus opticus · Corpus geniculatum laterale · Colliculus superior · Tractus geniculotectalis · Radiatio optica · primär visueller Kortex

- Rezeptorzellen → Ganglienzellen: ihre Axone bilden den **N. opticus**
- Die Nn. optici beider Augen treffen sich im **Chiasma opticum:**
  - **temporale Anteile** → verlaufen ungekreuzt weiter (Repräsentation der temporalen Retina)
  - **nasale Anteile** → kreuzen im Chiasma auf die Gegenseite (Repräsentation der nasalen Retina)
  - Vom Chiasma aus ziehen einige Fasern mit Informationen über Lichtreize zu Hypothalamus und Hyphophyse.
- **Tractus opticus:** die ungekreuzten Fasern der ipsilateralen und die gekreuzten Fasern der kontralateralen Seite ziehen zum Corpus geniculatum laterale.
- **Corpus geniculatum laterale:** wichtiges Integrationszentrum zur Weiterleitung und Filterung der einlaufenden optischen Informationen.
  - Fasern zum **Colliculus superior** → Steuerung der Augenbewegung
  - Fasern über **Tractus geniculotectalis** und **Nuclei praetectales** zum **Edinger-Westphal-Kern** → Steuerung des Pupillenreflexes
  - **Radiatio optica** (Sehstrahlung) zum primär visuellen Kortex
- **Primär visueller Kortex:** in der **Area 17** im Okzipitallappen

> Im Zuge von **Hypophysentumoren** tritt oft eine **bitemporale Hemianopsie** auf. Da diese Tumoren wegen ihrer unmittelbaren Nachbarschaft zum Chiasma die dort sich kreuzenden nasalen Retinahälften durch Druck schädigen.
> **Ausfall des Tractus opticus**: **homonyme Hemianopsie** mit Ausfall der kontralateralen Gesichtsfeldhälften beider Augen.

Gesichtsfeld

Definition · Perimetrie

Definition

Das Gesichtsfeld ist der Bereich, den ein Auge bei unbewegtem Kopf wahrnehmen kann.

Perimetrie

Die **Messung des Gesichtsfeldes** erfolgt über die Perimetrie:
- Dabei wird von der Seite eine Lichquelle ins Gesichtsfeld geführt und augezeichnet ab wann der Proband die Lichtquelle sehen kann.

> Das Gesichtsfeld kann sehr einfach gemessen werden, indem man seinen eigenen Finger, von lateral, durch das Gesichtsfeld des Patienten führt und ihn bittet anzugeben, ab wann der Finger gesehen wird. Als Referenz kann man dabei sein eigenes (hoffentlich) gesundes Gesichtsfeld nehmen.

- Störungen im Bereich der Sehbahn erlauben Rückschlüsse auf bestimmte Ausfälle im Gesichtsfeld. Eine Verlaufbeurteilung fortschreitender Gesichtsfeldausfälle, wie z.B. beim Glaukom, ist somit möglich (↗ Abb. 19.4).

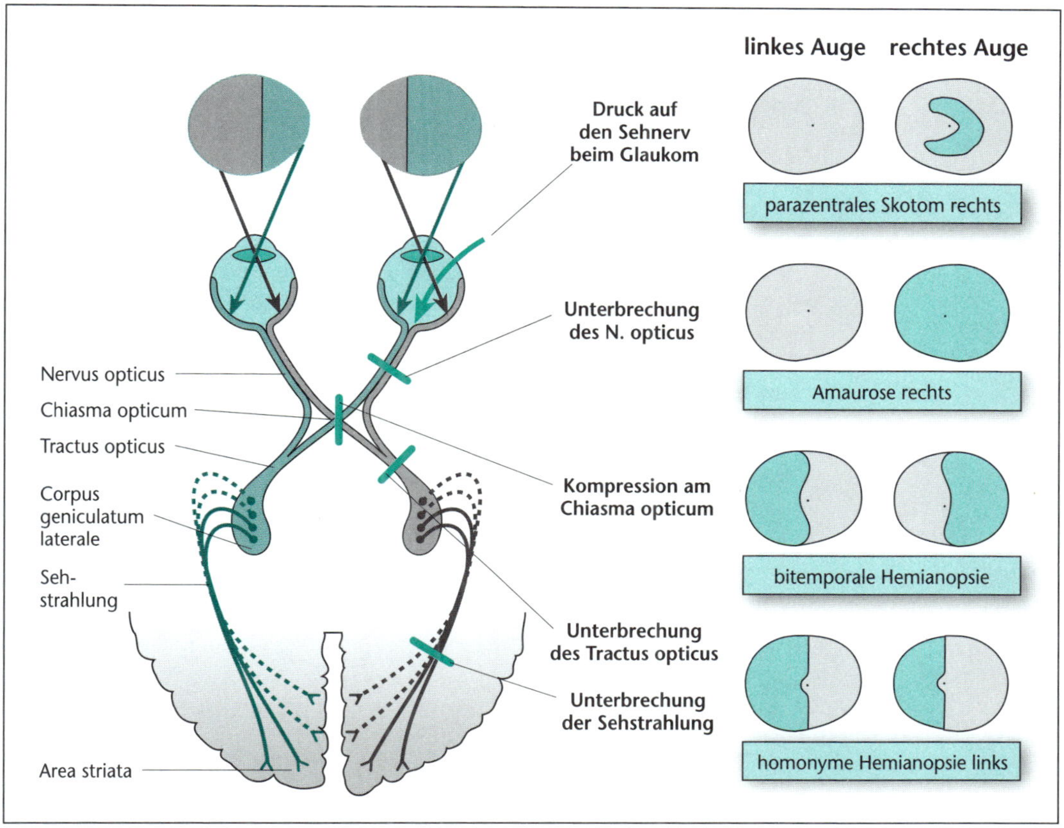

Abb. 19.4: Die Sehbahn und Gesichtsfeldausfälle bei verschiedenen Schäden der Sehbahn [6]

19.4 Sehschärfe (Visus)

Definition · Visus · Sehschärfenprüfung · Landolt-Ringe

Definition

- Visus (= Sehschärfe) beschreibt den kleinsten Sehwinkel, unter dem zwei Punkte noch getrennt voneinander wahrgenommen werden können.
- Das Auge kann zwei Punkte voneinander unterscheiden, wenn die Lichtstrahlen, die von diesen Punkten ausgehen, zueinander einen Winkel von mindestens **1 Winkelminute** bilden.

Sehschärfenprüfung

Landolt-Ringe: normierte ringförmige Testobjekte mit einer Lücke, die in einer Entfernung von 5 m genau einer Winkelminute entspricht.

- **Normale Sehschärfe:** Der Proband erkennt die Lücke in einer Entfernung von 5 m (Visus = 1, Angabe 5/5).
- **Pathologischer Sehtest:** Der Proband muss sich dem Testobjekt nähern, um die Lücke zu erkennen (Lücke erkennbar ab 2 m → Visus von 0,2 Angabe 2/5).

19.5 Räumliches Sehen

binokulares Sehen · Horopterkreis

Räumliches, d. h. dreidimensionales Sehen ist nur mit zwei intakten Augen (**binokulares Sehen**) möglich, da beide Augen unterschiedliche Bilder an das ZNS schicken. Diese unterschiedlichen Bilder entstehen durch den Abstand der Augen voneinander. Ein identischer Gegenstand wird auf den beiden Netzhäuten unterschiedlich abgebildet. Eine Ausnahme von diesem Mechanismus stellt der Horopterkreis dar.

Im Gehirn werden beide Bilder zu einem dreidimensionalen Bild verrechnet.

- Fixiert man einen Gegenstand mit beiden Augen, wird er auf der Fovea centralis abgebildet → das Bild ist in etwa das Gleiche, da auf beiden Augen an der gleichen Stelle der Retina abgebildet.
- Die anderen Gegenstände hingegen werden nicht auf der korrespondierenden Stelle wahrgenommen. Eigentlich entsteht jetzt im Gehirn ein Doppelbild.

Horopterkreis

Gegenstände, die auf dem Horopterkreis liegen, werden auf sog. **korrespondierenden Netzhautarealen** beider Augen abgebildet → Ein Gegenstand kann als ein Objekt wahrgenommen werden.

19.6 Farbsehen

Zapfen · trichomatische Theorie · Anomaloskop . Gegenfarbtheorie

Die Rezeptoren der Netzhaut reagieren auf elektomagnetische Strahlen im Wellenlängenbereich zwischen 400–700 nm.

Zapfen

Die meisten Zapfen liegen in der Fovea centralis. Je nach Zusammensetzung des Sehfarbstoffes gibt es 3 Zapfentypen:

- **Rotzapfen:** Absorptionsmaximum bei ca. 565 nm (Rotbereich)
- **Grünzapfen:** Absorptionsmaximum bei ca. 535 nm (Grünbereich)
- **Blauzapfen:** Absorptionsmaximum bei ca. 440 nm (Blaubereich)

trichomatische Theorie

Prinzip: Aus den Primärfarben Rot, Grün und Blau lassen sich alle anderen Farben zusammensetzen.

Je nach Lichteinfall (Wellenlänge) werden die veschiedenen Zapfen unterschiedlich stark gereizt. Das Gehirn errechnet sich aus den drei Signalanteilen den Farbeindruck.

Gegenfarbtheorie

Prinzip: Sie besagt, dass durch die 3 Gegenfarbenpaare Blau-Gelb, Rot-Grün und Weiß-Schwarz alle Farbwahrnehmungen erklärt werden können. Die Gegenfarben ergeben zusammen Grau (unbunt). Die Gegenfarbtheorie funktioniert auf Ganglienzellebene.

Farbensinnprüfung

- **Anomaloskop:** Gerät, das Licht in Spektralfarben zerlegt
  - Dem Probanden wird eine getrennte Prüfscheibe gegeben, die in der unteren Hälfte Gelb zeigt. In der oberer Hälfte sollte der Proband Rot und Grün zur

Verfügung so mischen, dass die Mischung der Farbe Gelb der unteren Hälfte entspricht.
  - Ist das **Mischungsverhältnis** nicht korrekt, liegt eine pathologische Farbsichtigkeit vor.
- **Ishihara-Tafeln:** Farbtafeln, die mosaikartig zusammengesetzte Zahlen enthalten. Diese Zahlen können nur vom Gesunden erkannt werden.

Farbsinnstörungen: Von Farbsinnstörungen sind Männer wesentlich häufiger betroffen als Frauen, da sich diese Störungen x-chromosomal vererben.
- **Rotschwäche/Rotblinde** (Protanomale/Protanope): Rotzapfen sind vermindert oder fehlen
- **Grünschwäche/Grünblinde** (Deuteranomale/Deuteranope): Grünzapfen sind vermindert oder fehlen
- **Blauschwäche/Blaublinde** (Tritanomale/Tritanopie): Blauzapfen sind vermindert oder fehlen

19.7 Okulomotorik

Augenmuskeln · Hirnnerven · N. oculomotorius · N. trochlearis · N. abducens · Augenbewegungen · Sakkaden

Okulomotorik beschreibt **Augenbewegungen**, die durch die 6 Augenmuskeln am Auge ausgeführt werden.

Augenmuskeln

- Innervation durch den **N. oculomotorius** (N. III):
  - M. rectus superior: hebt das Auge
  - M. rectus medialis: Abduktion des Auges
  - M. rectus inferior: senkt das Auge
  - M. obliquus inferior: Auswärtsrollen des Auges
- Innervation durch den **N. trochlearis** (N. IV):
  - M. obliquus superior: Einwärtsrollen des Auges
- Innervation durch den **N. abducens** (N. VI):
  - M. rectus lateralis: Adduktion des Auges

Augenbewegungen

- **Vergenzbewegungen:** Die Augen bewegen sich aufeinander zu, wenn ein naher Gegenstand fixiert wird.
- **Konjugierte Bewegungen:** Bei Fixieren eines fernen Gegenstandes bewegen sich die Augen in die gleiche Richtung.

Sakkaden

Ruckartige Bewegungen des Auges, die z. B. beim Lesen ausgeführt werden. Dabei entstehende Bildverschiebungen werden vom zentralen Nervensystem herausgerechnet, damit keine ruckartigen Bilder gesehen werden.

20 Gleichgewichtssinn, Hören, Stimme und Sprache

20.1 Vestibuläres System

Das vestibuläre System ist verantwortlich für die Messung und Einstellung des Gleichgewichtes.

anatomische Grundlagen

Das vestibuläre System liegt im **Felsenbein** in der Nähe der Kochlea (Hörorgan) und besteht aus:

- **Bogengänge** (Cristaorgane): sagittaler, horizontaler und vertikaler Bogengang
- **Utriculus** und **Sacculus** (**Statolithenorgane**): enthalten je ein **Makulaorgan**

Bogengänge, Utriculus und Sacculus kommunizieren miteinander über Öffnungen und sind mit **Endolymphe** gefüllt.

Rezeptoren

Ampulla · Haarzellen · Cupula · Statolithenorgan · Stereozilien · Kinozilie · Otholithenmembran · Calciumkristalle

Bogengänge

- In der **Ampulla** der Bogengänge liegen in der Crista die Sinneszellen.
- Sinneszellen: **Haarzellen** mit ca. **80 Stereozilien** und einer langen **Kinozilie**, die in eine gallertartige, mukopolysaccharidhaltige Masse (**Cupula**) eingebettet sind.

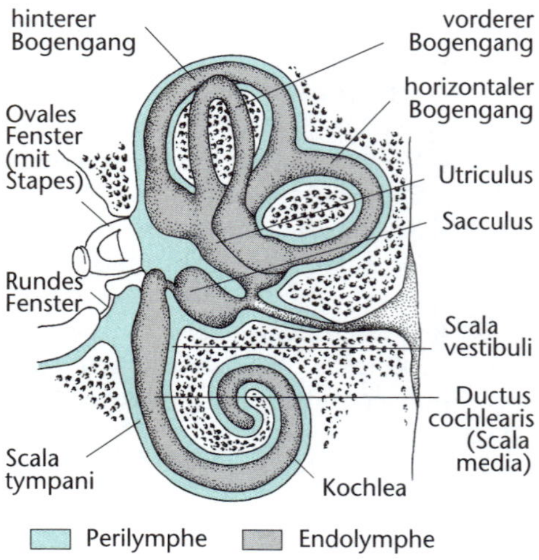

Abb. 20.1: Übersicht über das menschliche Innenohr [1]

Sacculus und Utriculus

- Sinneszellen: mit vielen **Stereozilien** und einer **Kinozilie,** die in eine gallertige und mukopolysaccharidhaltige Masse (**Otholithenmembran** mit Calciumkristallen) eingebettet sind.

Bogengangsorgane

Funktion · Erregungsablauf

Funktion

Erfassung von **Drehbeschleunigungen** des Kopfes

Erregungsablauf

- Adäquater Reiz: **Drehbeschleunigung.**
- **Kopfdrehung** → Endolymphe bleibt wegen ihrer Trägheit zunächst unbewegt → Bewegung der Cupula und der Stereozilien bzw. Kinozilien → Änderung der Ruheaktivität in den Sinneszellen
  - Bewegung der Kupula **in Richtung Utriculus** (Kinozilium) → Zunahme der Impulsfrequenz
  - Bewegung der Kupula **weg vom Kinozilium** → Abnahme der Impulsfrequenz
- **Längere gleichförmige Bewegung** (z. B. Karussell) → Die Endolymphe gleicht sich wieder ihrer Umgebung an, die Impulsrate kehrt zum Ausgangsniveau zurück.
- **Abbremsen:** Prinzip wie oben bei der Kopfdrehung, nur umgekehrt
- Weiterleitung der Erregung über den **N. vestibularis** nach zentral.

Statolithenorgane

Funktion · Erregungsablauf

Funktion

Erfassung von **Translationsbewegung** (gradlinige Bewegung, Linearbeschleunigung)

- **Utriculus:** liegt bei aufrechter Körperhaltung **waagrecht** → Messung der **horizontalen** Translationsbewegung
- **Sacculus:** liegt bei aufrechter Körperhaltung **senkrecht** → Messung von **Auf-** und **Abwärtsbewegungen**

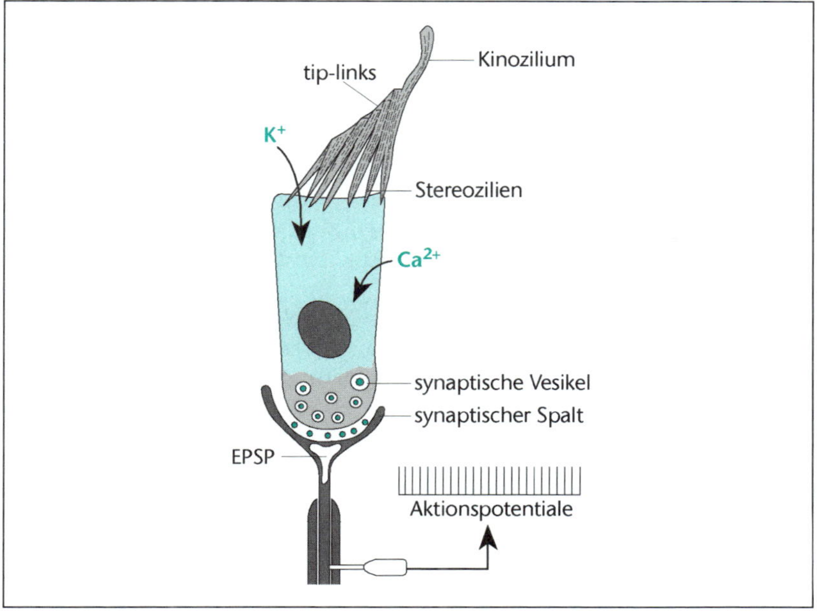

Abb. 20.2: Reiztransduktion des Vestibularapparates im Schema [1]

Erregungsablauf

- **Calciumkristalle** der Otholithenmembran **kippen** bei einer Bewegung aus der Horizontalen → Biegung der **Kinozilien** und **Stereozilien** → je nach Richtung **Änderung der Ruheaktivität**

Nystagmus

Definition · rotatorischer Nystagmus · postrotatorischer Nystagmus · kalorischer Nystagmus · optokinetischer Nystagmus

Definition

Ein Nystagmus ist eine **langsame Augenfolgebewegung** mit anschließender **schneller Rückstellbewegung** und entsteht durch eine Erregung der Sinneszellen der Bogengänge. Die Richtung des Nystagmus wird nach der schnellen Komponente benannt.

rotatorischer Nystagmus

Trägheit der Endolymphe → Auslenkung der Cupula in Drehrichtung → Nystagmus in Drehrichtung

postrotatorischer Nystagmus

- Bei einer **länger andauernden Drehung** (z. B. Drehstuhl) wird die Trägheit der Endolymphe überwunden → Endolymphe folgt der Drehung
- **Stop der Drehung** → Endolymphe dreht sich durch ihre Trägheit weiter → Auslenkung der Cupula entgegen der Drehrichtung → postrotatorischer Nystagmus entgegen der Drehrichtung

kalorischer Nystagmus

Spülungen des Ohrs mit **warmem Wasser** → Nystagmus in Richtung der wärmeren Seite

optokinetischer Nystagmus

Regelmäßige Bewegungen der Umwelt bei ruhendem Kopf (z. B. Zugfahren): wandert die Landschaft nach links, folgt das Auge mit einer langsamen Augenbewegung nach links und der schnellen Komponente nach rechts.

> Bei einem **Ausfall des vestibulären Organs** kommt es zu Schwindelanfällen und Spontannystagmus. Die Fallneigung ist immer zur kranken Seite hin.
> **Kinetosen** (Bewegungskrankheit) treten durch ungewohnte Reize des Vestibularorgans (z. B. Reisen mit dem Flugzeug oder Pkw) auf. Symptome sind Übelkeit z. T. mit Erbrechen.

Informationsvermittlung

N. vestibularis · Vestibulariskerne · Tractus vestibulospinalis

- Man unterscheidet **4 Vestibulariskerne** in der **Medulla oblongata:** Nucl. superior, inferior, lateralis und medialis
- **Eingänge der Vestibulariskerne:** Die Vestibulariskerne erhalten auch Informationen aus:
  - **Rezeptoren von Muskeln** und **Gelenken des Halses:** Informationen zur Stellung des Kopfes, auch im Hinblick zum Körper
  - Reize des **Vestibularorgans** → **N. vestibularis** (Teil des N. vestibulochochlearis)
- **Ausgänge der Vestibulariskerne**:
  - Es gibt es **verschiedene Bahnen**, die Reflexbögen bilden und den Erhalt des Gleichgewichts ermöglichen, z. B. der **Tractus vestibulospinalis**.
  - Verbindungen zu den **Kernen der Gegenseite:** Abgleich der Informationen, zum Kleinhirn, zur Formatio reticularis, zum Hypothalamus und zum Gyrus centralis.

20.2 Gehör

anatomische Grundlagen

- Äußeres Ohr:
  - Ohrmuschel, äußerer Gehörgang bis zum Trommelfell
  - Aufnahme und Weiterleitung von Schallwellen und Bestimmung der Schallquelle
- Mittelohr:
  - vom Trommelfell bis zur Kochlea: **Gehörknöchelchen** → Malleus (Hammer), Incus (Amboss) und Stapes (Steigbügel)
  - **Schallleitung**
  - Das Mittelohr ist über die **Tuba auditiva** mit dem Rachenraum verbunden → Belüftung des Mittelohrs (Druck Mittelohr = Druck Außenluft)
- Innenohr:
  - **Kochlea** (Schnecke) mit den **Sinneszellen** des Gehörs.
  - **Funktion:** Gehörsinneseindrücke werden in AP „übersetzt".

physikalische Grundlagen

- **Frequenz:** Schwingungen pro Sekunde in Hertz [Hz]
- **Schalldruck:** Maß für die Druckamplitude der Schwingungen, die bei Schallereignissen auftreten

  Anmerkung: Der Schalldruck ist nicht identisch mit der **Lautstärke.** Es gibt Schallwellen gleichen Schalldrucks, die aber nicht die gleiche Lautstärke haben müssen.
- **Lautstärke:** bestimmter Schalldruck, den ein Proband subjektiv als laut oder leise empfindet.
  - Erhöhung des Schalldrucks → die empfundene Lautstärke steigt
  - Abfall des Schalldrucks → die empfundene Lautstärke sinkt
- **Isophone:** Kurven gleicher Lautstärkenpegel in Phon (↗ Abb. 20.3). Sie wird ermittelt, indem einzelnen Schalldruckpegeln jeweils die Lautstärkenpegel in einem Schalldruck-Frequenz-Diagramm zugeordnet werden.

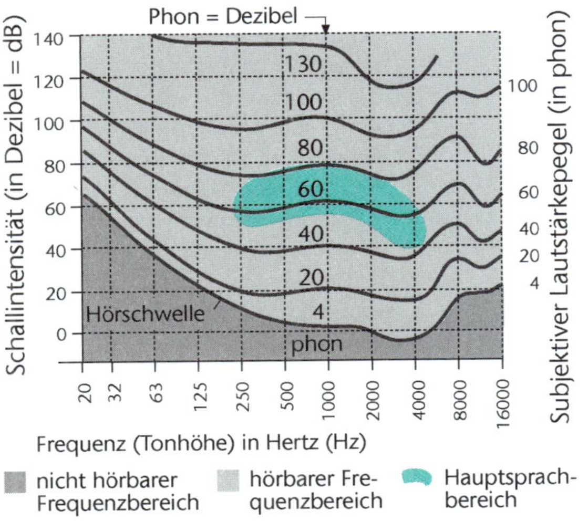

Abb. 20.3: Isophone: Kurven von Schalldruckpegeln, die bei unterschiedlichen Tonhöhen als gleich laut empfunden werden [1]

- **Schalldruckpegel:** Stärke des einwirkenden Schalldrucks im Verhältnis zum Bezugsschalldruck
- **Schallintensität:** Schallenergie, die pro Zeiteinheit durch eine bestimmte Fläche tritt [W/m^2]

Schallleitung

Luftleitung · Impedanzwandlung · Knochenleitung

Man unterscheidet zwischen **Luftleitung** und **Knochenleitung**.

Luftleitung

- Schallwellen werden von der **Ohrmuschel** „eingefangen" → **äußerer Gehörgang** → **Trommelfell**
- Das **Trommelfell** wird **in Schwingung** versetzt
  → Übertragung auf die **Gehörknöchelchen** des Mittelohrs (ossikuläre Schallleitung)
  → Übertragung auf das **ovale Fenster** des Innenohrs
- **Impedanzwandlung** (Schallwellenwiderstandswandlung): Übertragung der Schallwellen vom Trommelfell über die Gehörknöchelchen zum ovalen Fenster. Durch die **Flächenverkleinerung** Trommelfell – ovales Fenster und die **Hebelwirkung** der Gehörknöchelchen kommt es zur Schallverstärkung. Ohne die Impedanzwandlung würden ca. 98 % des Schalls am ovalen Fenster reflektiert werden.

Knochenleitung

Schallwellen versetzen die **Schädelknochen in Schwingung** → Weiterleitung der Schallwellen zur Kochlea

Kochlea

Aufbau · Corti-Organ · Wanderwellentheorie · Reiztransduktion

Die Sinneszellen des Gehörs liegen in der Schnecke.

Aufbau

Knöcherner Kanal, der sich schneckenförmig im **Felsenbein** windet.
- 3 flüssigkeitsgefüllte Räume:
  - **Scala tympani** (Perilymphe): liegt unterhalb der Scala media
  - **Scala vestibuli** (Perilymphe): liegt oberhalb der Scala media
  - **Scala media** (Endolymphe): liegt zwischen Scala tympani und vestibuli, **Corti-Organ** mit Sinneszellen
  - Scala tympani und vestibuli stehen am **Helicotrema** (Spitze der Schneckenwindung) miteinander in Verbindung.
- Trennung der 3 Räume durch 2 Membranen:
  - **Reissner'sche Membran:** zwischen Scala vestibuli und media
  - **Basilarmembran:** zwischen Scala tympani und media
- **Ovales Fenster** (Fenestra vestibuli): Verbindung zwischen der Steigbügelplatte mit dem Perilymphraum des Innenohrs. Hier werden die Schwingungen des Trommelfells auf das Innenohr übertragen.

Corti-Organ

- **Epithelhügel** auf der Basilarmembran mit Sinneszellen, die von einer gallertigen Membran (**Membrana tectoria**) bedeckt werden.
- Sinneszellen: mit Stereozilien
  - **Innere Haarzellen:** jede einzelne Zelle verfügt über eine Nervenfaser → gute Reaktion auf Fequenzunterschiede
  - **Äußere Haarzellen:** eine Nervenfaser versorgt mehrere Zellen → gute Reaktion auf geringe Lautstärken

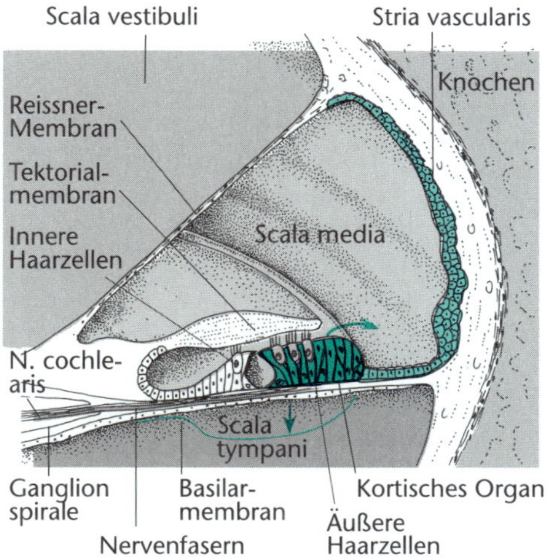

Abb. 20.4: Kochlea: schematischer Schnitt [1]

Wanderwellentheorie

Übertragung von Schallwellen auf das **ovale Fenster** → Verschiebung der Perilymphe in der Scala vestibuli → **Wanderwelle** läuft entlang der **Scala vestibuli** in Richtung **Helicotrema** → Rücklauf der Wanderwelle entlang der **Scala tympani** in Richtung **~~ovales~~ rundes Fenster** → **Druckausgleich**

- **Reizbildung:** Die Wanderwelle versetzt gleichzeitig die Basilarmembran und Reissner'sche Membran in Schwingung → Reizung des Corti-Organs
- Die **Wellenlänge** der Wanderwelle wird in Richtung Helicotrema immer **kürzer**, die **Amplitude** bis zu einem Maximum immer **größer.**
- Das **Amplitudenmaximum** ist für jede Schallwellenlänge charakteristisch:
  - Je länger die Wellenlänge (je tiefer die Frequenz), desto näher am Helicotrema
  - Je kürzer die Wellenlänge (je höher die Frequenz), desto näher am ovalen Fenster.

Reiztransduktion

- Schwingungen an der Scala media → Bewegung der Membrana tectoria → Abscherung der Stereozilien der Sinneszellen → Erregung der Haarzellen

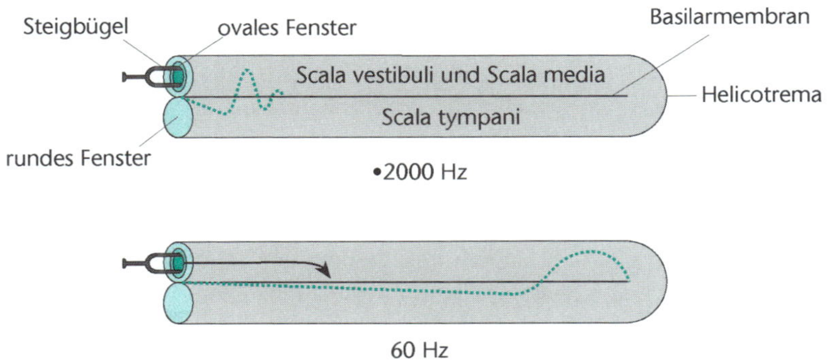

Abb. 20.5: Wanderwellentheorie der Kochlea [1]

- **Bestandspotential:** Innenohrpotential, das durch unterschiedliche Na^+- und K^+-Konzentrationen in der Endo- und Perilymphe auftritt.
  - Endolymphe → +80 mV
  - Haarzelle → –70mV
  - → Potentialdifferenz von 150 mV
    Gleiche K^+-Konzentration in Endolymphe und Haarzelle!
- Zilienabscherung → Öffnung von K^+-Kanälen → **K^+-Einstrom** in die Haarzelle (elektrischer Gradient) → Depolarisation der Haarzelle → **Rezeptorpotential** → Transmitterfreisetzung → **Aktionspotential** → Weiterleitung über die Fasern des **N. cochlearis**

Hörbahn

N. vestibulochochlearis · Nucleus cochlearis dorsalis · obere Olive · Nucleus leminiscus lateralis · Colliculus inferior · Corpus geniculatum mediale · Gyri temporales transversi · On-Off-Neurone

Verlauf

Fasern des **N. vestibulochochlearis (N.VIII)** ziehen nach Frequenzen geordnet zum **Nucleus cochlearis dorsalis** und ventralis in der Rautengrube.
→ kontralaterale und ipsilaterale **obere Olive**: Vergleich der Informationen beider Ohren
→ **Nucleus leminiscus lateralis** der jeweiligen Gegenseite
→ **Colliculus inferior** der Vierhügelplatte: Verbindung zur Sehbahn, die für die Okulomotorik von großer Bedeutung ist.
→ **Corpus geniculatum mediale**
→ als Radiatio acustica zu den Rinden-Neuronen der **Gyri temporales transversi** (Sitz der primären Hörrinde, Area 41 und 8)

On-Off-Neurone

Im Verlauf der Hörbahn können nur besondere Schalleigenschaften durch eine steigende Reizspezifität eine neuronale Reaktion hervorrufen. Es gibt hier sog. **On-Off-Neurone**, die in der Lage sind, auf bestimmte Frequenzen oder Frequenzänderungen mit **Erregung** oder **Hemmung** zu reagieren. So können bestimmte Muster erkannt werden und es findet eine Selektion von Schallereignissen statt.

Leistungen des Hörsystems

Schallqualitäten · Hörbereich · Hörschwelle · Linie der Isophone · Lautheit · Unterschiedsschwelle · Hörfläche

Schallqualitäten

Das Innenohr ist in der Lage, 4 Schallqualitäten zu unterscheiden, aus denen sich Töne zusammensetzen:

- **Frequenz:** Durch die unterschiedlichen Maxima der Wanderwelle sind die einzelnen Frequenzen entlang der Scale vestibuli festgelegt.
- **Entfernung der Schallquelle:** Je weiter eine Schallquelle vom Ohr entfernt liegt, desto weniger hohe Frequenzen werden ans Ohr übertragen → Einschätzung der Schallquellenentfernung anhand der eintreffenden Schallfrequenzen
- **Schallintensität:**
  - Je intensiver der Schall ist, desto mehr Aktionspotentiale werden durch die afferenten Nervenfasern nach zentral geleitet.
  - Rekrutierung benachbarter Nervenfaseranteile
- **Schallrichtung:** Bestimmung durch das verzögerte Eintreffen des Schalls an dem der Schallquelle abgewandten Ohr

Hörbereich

Hörbereich: **16–20000 Hz** (im Alter → 16–5000 Hz)

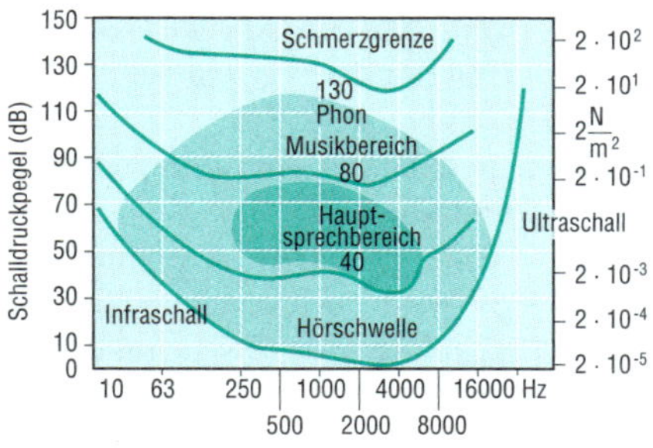

Abb. 20.6: Schalldruck-Frequenz-Diagramm [9]

Hörschwelle

- Schalldruckpegel, der erreicht werden muss, damit der Schall gehört werden kann.
- **frequenzabhängig:** zwischen 2000–5000 Hz (Sprachbereich) ist das Gehör am empfindlichsten, d. h. bereits bei geringem Schalldruck kann der Schall gehört werden.

Linie der Isophone

- Schallwellen mit gleichem Schalldruck, aber unterschiedlicher Frequenz haben subjektiv nicht die gleiche Lautstärke.
- **Schalldruck-Frequenz-Diagramm:** Kurven mit gleich empfundenen Lautstärken bei unterschiedlicher Frequenz und Schalldruckpegel (= **Linie der Isophone**)

Lautheit

subjektive Lautstärkeempfindung bei Zuwachs des Schalldruckpegels

Unterschiedsschwelle

- Schalldruckpegel, bei dem **zwei Töne** der gleichen Frequenz als **unterschiedlich** empfunden werden.
- im Hörschwellenbereich ca. **3–5 dB**, ab 40 dB nur noch 1 dB

Hörfläche

Menschlicher Hörbereich:

- Frequenz: 16–20000 Hz
- Lautstärkenpegel: **4–130 Phon**

Hörprüfungen

Rinne-Versuch · Weber-Versuch · Tonaudiometrie · Hirnstammaudiometrie

Rinne-Versuch

- **Durchführung:**
  - Eine schwingende Stimmgabel wird auf den Warzenfortsatz hinter dem Ohr aufgesetzt.
  - Hört der Proband keinen Ton mehr, wird die Stimmgabel vor das Ohr gehalten → Ton wieder hörbar → Rinne positiv
- **Ergebnisse:**
  - *Rinne positiv:* bei Gesunden und Patienten mit einer Schall**empfindungs**schwerhörigkeit
  - *Rinne negativ:* bei Schall**leitungs**schwerhörigen

Weber-Versuch

- **Durchführung:** Eine schwingende Stimmgabel wird auf die Mitte des Schädels aufgesetzt.
- **Ergebnisse:**
  - Ton auf beiden Seiten gleich gut zu hörbar → Proband gesund

- Ton auf der **gesunden** Seite besser hörbar → Schall**empfindungs**schwerhörigkeit (Innenohrschaden)
- Ton auf der kranken Seite besser hörbar → Schall**leitungs**schwerhörigkeit

subjektive Audiometrie

Tonaudiometrie: Ermittlung der individuellen Hörschwelle

- **Durchführung:**
  - jede Frequenz wird in Stufen von 1 dB verstärkt, bis sie gehört wird
  - Sie wird sowohl für die Luft- als auch für die Knochenleitung durchgeführt.
- **Ergebnisse:** Hörschwellen unterhalb der Norm → Hörverlust (Angabe in Dezibel)

objektive Audiometrie

Hirnstammaudiometrie (ERA = Evoked Response Audiometry)

- **Durchführung:** Im Hirnstamm werden über Elektroden die evozierten Potentiale aufgezeichnet, die durch ein Klicken induziert werden. Damit kann man die einzelnen Stationen der Hörbahn überprüfen.
- **Ergebnisse:** Auf einen akustischen Reiz folgen spezifische neuronale Bearbeitungsprozesse. Anhand dieser kann die Hörbahn und damit die Hörfunktion beurteilt werden.

20.3 Stimme und Sprache

Stimmlippen · Pharynx · Mundhöhle · Gehör

An der Bildung der Stimme sind im Wesentlichen die Atmungsorgane, der untere Rachenraum und die Zunge beteiligt.

Stimmlippen

- Lage: innerhalb des **Kehlkopfes** an der Trachea
- Durch **Muskelzug** kann die Spannung der Stimmbänder verändert werden.
- Beim Sprechen versetzt die Luft aus dem Atemtrakt die Stimmbänder in **Schwingungen**.
- Abhängig von der Spannung der Stimmbänder entstehen Töne verschiedener Frequenz.

Pharynx und Mundhöhle

- Die Töne vom Kehlkopf werden durch Änderungen von Zunge und Mund verändert.
- Mit der Zunge können verschiedene Töne geformt werden.
- Eine Aneinanderreihung verschiedener Töne ergibt einen Laut oder ein Wort.

Gehör

Zur Ausbildung einer intakten Sprache benötigt man ein intaktes Gehör, da die Sprache immer über das Gehör kontrolliert wird.

21 Chemische Sinne: Geruch und Geschmack

21.1 Geruchssinn

Hauptaufgaben:
- **Vorbereitung auf die Verdauung:** Stimulation der Speichelsekretion beim Geruch von Essen
- **Schutz** vor Gefahren → wir begeben uns i.d.R. an keinen Ort, der übel riecht
- **Partnersuche** („ich kann dich gut riechen")

Geruchssensoren

Regio olfactoria · primäre Sinneszellen · Zilien

Regio olfactoria
- Areal ($5\,cm^2$) im Bereich der **oberen** und **mittleren Nasenmuschel**
- ca. **10^7 Sensoren** (Sinneszellen)

Sinneszellen
- in die **Nasenschleimhaut** eingebettet
- Aufbau: **längliche Form**
  - *apikal* ca. **5–20 Zillien** → Vergrößerung der Oberfläche des Rezeptorfeldes
  - *basal* markloses Axon
- **bipolare, primäre Sinneszellen** → Weiterleitung eines chemischen Reizes in Form eines Aktionspotentials
- **Regeneration** alle 60 Tage durch mitotische Teilung

Signaltransduktion

Reiz · Transduktion · Reizschwellen

Reiz und Transduktion
- Adäquater Reiz: Änderung des chemischen Umfeldes (**Differentialrezeptoren**)
- Geruchsstoffe **lösen** sich im flüssigen Milieu der Riechschleimhaut und legen sich den Sensoren an. Jede Sinneszelle kann auf **verschiedene Stoffgruppen** reagieren.
- Bindung des Geruchsstoffes an den Rezeptor → Aktivierung eines **G-Proteins** → Aktivierung eines **Second-messenger-Systems** → Aktionspotential → ZNS

Reizschwellen

Je nach Duftstoff unterscheidet man 3 Schwellen der Wahrnehmung:
- **Wahrnehmungsschwelle:** niedrigste Konzentration eines Stoffes, die wahrgenommen werden kann.
- **Erkennungsschwelle:** niedrigste Konzentration eines Stoffes, die erkannt und zugeordnet werden kann (höher als die Wahrnehmungsschwelle)
- **Unterscheidungsschwelle:** Konzentration, bei der Intensitätsunterschiede gerade noch festgestellt werden können (höher als die Wahrnehmungs- und Erkennungsschwelle)

Riechbahn

Fila olfactoria · N. olfactorius · Bulbus olfactorius · Mitralzellen · Tractus olfactorius · primärer olfaktorischer Kortex · Thalamus · Hypothalamus · limbischen System · Geruchsstörungen

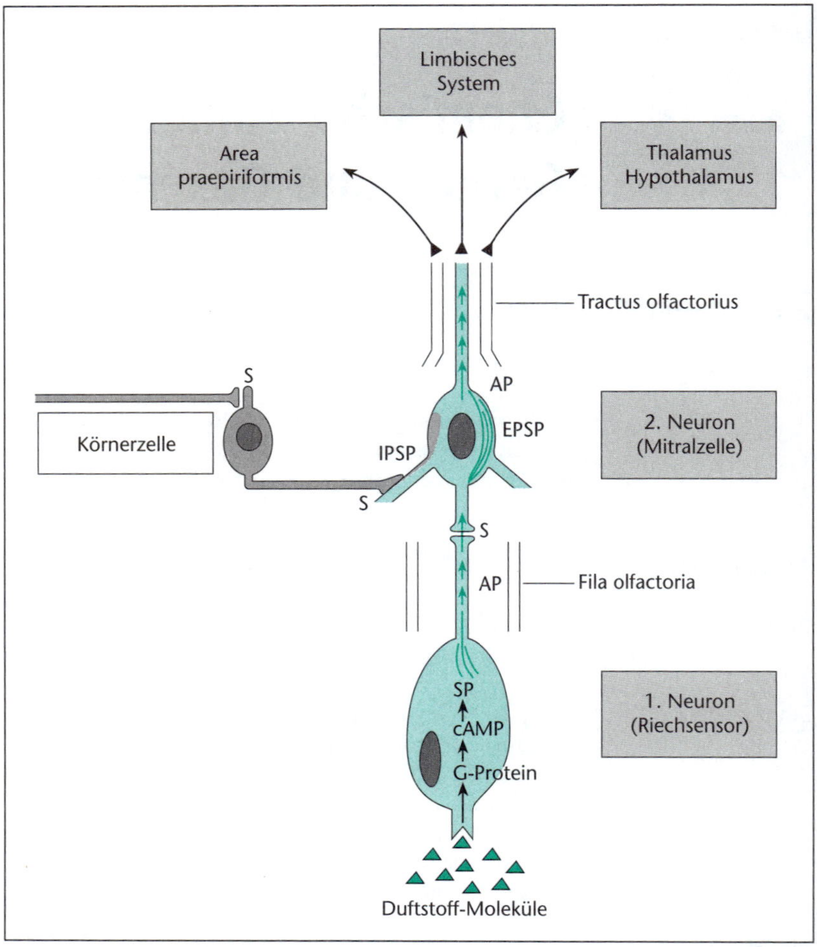

Abb. 21.1: Transduktion und Riechbahn [1]

1. Neuron

primäre Sinneszelle → **marklose Axone** vereinigen sich zu den **Fila olfactoria** (= **N. olfactorius)** → durch Lamina cribrosa zum **Bulbus olfactorius** (pro Gehirnhälfte ein Bulbus) → Umschaltung

2. Neuron

Umschaltung auf **Mitralzellen** → Axone der Mitralzellen (= **Tractus olfactorius**)

- **Tractus olfactorium:** verläuft zum gleichseitigen **primären olfaktorischen Kortex** und über den Nucleus olfactorius anterior zum **Thalamus, Hypothalamus** und **limbischen System**

Der Geruchssinn ist im Neokortex nicht repräsentiert!

Anosmie: Fehlen des Geruchssinns
Parosmie: Fehlwahrnehmung, die im Rahmen von Schädelverletzungen und neurologischen Erkrankungen auftreten kann
Hyposmie: Verminderung der Riechfähigkeit
Phanosmie: Auftreten von olfaktorischen Halluzinationen im Rahmen psychiatrischer Erkrankungen

21.2 Geschmackssinn

Hauptaufgaben:

- **Vorbereitung auf die Verdauung:** stimuliert Produktion von Sekreten im Magen-Darm-Trakt
- **Schutz** vor giftigen und verdorbenen Lebensmitteln

Geschmackssensoren

sekundäre Sinneszellen · Geschmacksknospen · Papillen · Geschmacksqualitäten

- **sekundäre Sinneszellen**
- **Geschmacksknospe:** Basiseinheit des Geschmackssinnes. Sie besteht aus bis zu 50 Sinnes- und Stützzellen, die durch eine Öffnung (Porus) mit der Oberfläche verbunden sind.
- Lage: v.a. auf der **Zunge** gebündelt als **Papillen**, die von Drüsen umgeben werden
  - Papillae fungiformes: an Zungenspitze und -rand
  - Papillae foliatae: am hinteren Zungenrand
  - Papillae vallatae: am Zungengrund (6–8 Papillen)

! **Papillae filiformes** sind auch Zungenpapillen, aber sie enthalten keine Sinneszellen!

- Aufbau:
  - *apikal* **zahlreiche Microvilli** → Vergrößerung der Rezeptoroberfläche
  - *basal* kein eigenes Axon
- **Regeneration** alle 10 Tage durch mitotische Teilung
- **Geschmacksqualitäten:** süß, sauer, salzig und bitter. Jede Geschmacksrichtung ist an einem bestimmten Areal der Zunge vertreten. In diesem Areal wird der jeweilige Geschmack besonders intensiv wahrgenommen.

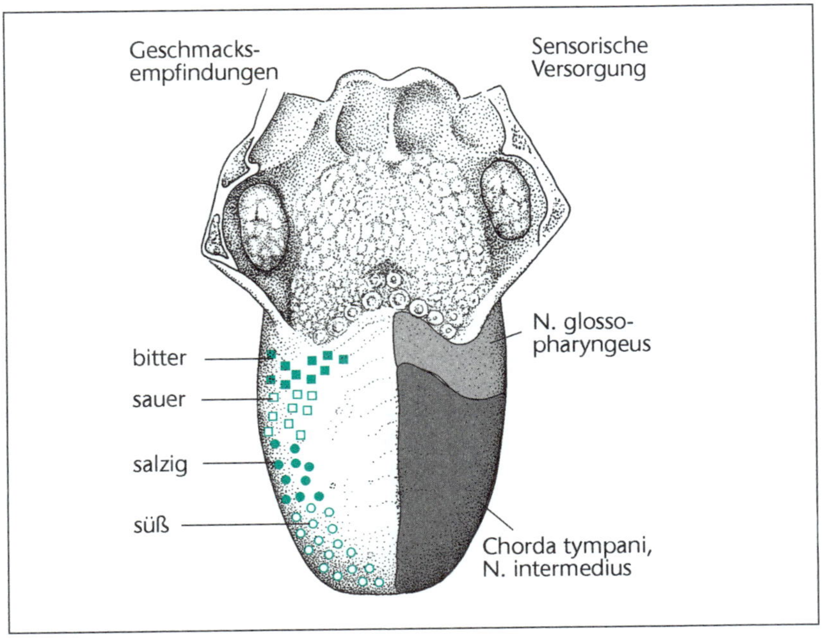

Abb. 21.2: Einteilung der Zunge nach Geschmacksqualitäten (links) und der sensorischen Innveration (rechts) [1]

Signaltransduktion

Reiz · Transduktionswege · Transmitterfreisetzung

Reiz

- Adäquater Reiz: Änderung des chemischen Umfeldes auf der Zunge
- Geschmacksstoffe **lösen** sich im Speichel und gelangen über den Porus an die Sinneszellen der Geschmacksknospe

Signaltransduktion

- **Transduktionsmöglichkeit:**

bitter	über **IP_3-second-messenger** Freisetzung von **Ca^{2+}-Ionen** aus intrazellulären Speichern → keine Depolarisation
süß	Zwei Möglichkeiten: **Öffnung** apikaler **Na^+-Kanäle** mit Na^+-Einstrom → Depolarisation **Verschluss** basolateraler **K^+-Kanäle** → Depolarisation (z. B. Zucker)
salzig	hohe **Na^+-Konzentration** im Speichel → **Na^+-Einstrom** in die Zelle → Depolarisation
sauer	**Verschluss** apikaler **K^+-Kanäle** → Depolarisation

Tab. 21.1: Signaltransduktion der 4 Geschmacksqualitäten

- **Transmitterfreisetzung** aus der Sinneszelle durch
  - erhöhte intrazelluläre Ca^{2+}-Konzentration oder
  - Depolarisation

→ Informationsübertragung auf ein **afferentes Axon**. Die Axone sind mit vielen Sinneszellen verknüpft und auf eine Geschmacksrichtung spezifiziert.

Geschmacksbahn

afferente Axone · sensorische Innervation der Zunge · Tractus solitarius · Nucleus solitarius · Nucleus ventralis posteriomedialis · Thalamus · Gyrus praecentralis · Geschmacksstörungen

- **Afferente Axone:** bipolare Neuronen, deren Zellen in den Ganglien des N. facialis (VII) und N. glosspharyngeus (IX) liegen.
- **Sensorische Innervation** der Zunge:
  - **vordere 2/3** (süß, sauer und salzig) → **N. facialis**
  - **hinteres 1/3** (bitter) → **N. glosspharyngeus**
- Afferenzen → Ganglien der Hirnnerven → **Tractus solitarius** → **Nucleus solitarius** (Medulla oblongata)
- Umschaltung auf das 2. Neuron → **Nucleus ventralis posteriomedialis** und **Thalamus** → **Gyrus praecentralis** (Kortex)

Ageusie: völliges Fehlen des Geschmackssinnes
Hypogeusie: herabgesetzte Geschmacksfunktion
Dysgeusien: schlechte Geschmackserlebnisse, d. h. Geschmackserlebnisse, die als extrem unangenehm empfunden werden oder Geschmackserlebnisse, die nur sehr schwach empfunden werden, treten oft in Verbindung mit Karzinomen

22 Integrative Leistungen des zentralen Nervensystems

Integrative Leistungen sind übergeordnete Aktivitäten des Organismus, die vom ZNS gesteuert werden. Dazu zählen **Lernen**, **Schlafen** und **Wachen**, **Bewusstsein**, **Sprache** sowie **Motivation** und **Emotion**. Gemeinsam ist diesen sehr komplexen Vorgängen eine unmittelbare Beteiligung der Großhirnrinde (**Kortex**).

22.1 Funktionelle Gliederung des Cortex cerebri

anatomische Grundlagen

Kortex · motorische Kortexareale · sensorische Kortexareale · assoziative Kortexareale

Kortex

- Syn: **Neo**- oder **Isokortex**
- **2 Hemisphären**, die über den Balken (**Corpus callosum**) miteinander verbunden sind
- **Gyri** und **Sulci** zur Vergrößerung der Oberfläche
- **motorische, sensorische** und **assoziative Felder**

motorische Kortexareale

Hier werden Bewegungen der **Stütz**- und **Zielmotorik** entworfen und weitergeleitet.
- **Primärer** motorischer Kortex: **Area 4**
  - Ursprung der Pyramidenbahn, die zu den Motoneuronen im Rückenmark zieht

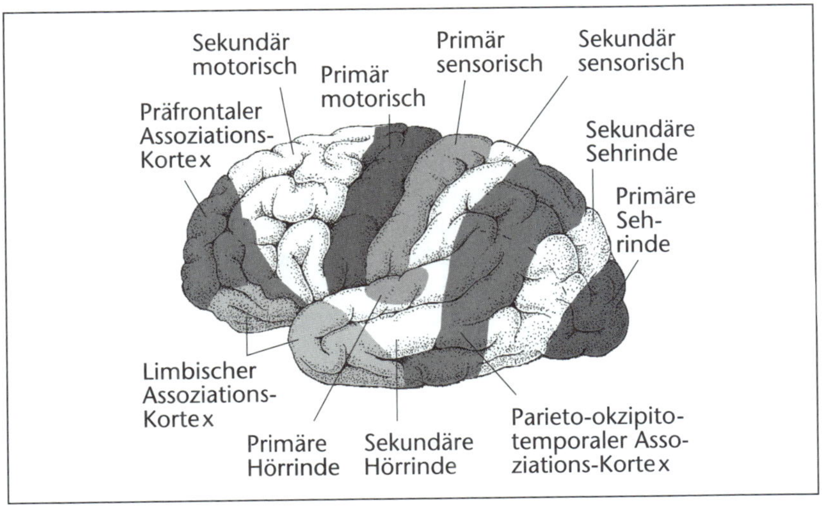

Abb. 22.1: Motorische, sensorische und assoziative Areale [1]

- Steuerung der im prämotorischen Kortex geplanten Bewegungen und deren Ausführung.
- **Sekundärer** motorischer Kortex: **Area 6**
  - besteht aus einem *supplementär-motorischen* Kortex (medialer Anteil) und *prämotorischen Kortex* (lateraler Teil)
  - Hier werden die Bewegungen entworfen.

! Areae 4 und 6 sind das primäre und sekundäre **motorische** Feld.

sensorische Kortexareale

Hier werden die Informationen aus den einzelnen **Sinnesorganen** verarbeitet, die über den Thalamus zu dem zugeordneten Areal gelangen.

- **Sensibilität: Area 1, 2, 3a** und **3b**
  - Primäre sensorische Felder: **Tiefensensibilität** (3a) und **Oberflächensensibilität** (3b)
  - Sekundäre sensorische Felder: Areae 1 und 2
- **Schmecken: Area 43** → primärer **gustatorischer** Kortex
- **Sehen:**
  - **Area 17** → primärer visueller Kortex
  - **Area 18** und **19** → sekundärer visueller Kortex (↗ Kap. 19)
- **Hören:**
  - **Area 41** → primäre Hörrinde (Heschl'sche Windung) im Gyrus temporalis superior
  - **Area 42** → sekundäre Hörrinde (↗ Kap. 18)

! Areae 3, 1 und 2 → primäre und sekundäre **sensorische** Felder

Assoziationskortex

Der Assoziationskortex (AK) ist für die **integrativen Leistungen** des Gehirns verantwortlich. Man kann ihn in mehrere Gebiete einteilen.

- limbischer AK

- *Lage:* im vorderen Pol des Temporallappens, im hinteren Teil des Frontallappens und im Gyrus cinguli
- *Aufgaben:* verantwortlich für **emotional-affektive Aspekte** des menschlichen Denkens und für Gedächtnisleistungen

- präfrontaler AK

- *Lage:* im vorderen Teil des Frontallappens
- *Aufgaben:*
  - Entwurf von **komplexen Bewegungen**
  - Entwicklung von längeren und **komplexeren Gedankengängen**
  - Entwurf der Bewegungsmuster für **Wörter** und kurze **Sätze**

- parieto-okzipitaler AK

- *Lage:* verteilt über den Parietal-, Temporal- und Okzipitallappen
- *Aufgaben:*
  - **Sensorische Aufgaben:** Stellung des Körpers im Raum, Stellung der Extremitäten zum Rumpf etc.
  - **Sprache:** Lage des Wernicke-Zentrums im Temporallappen → Spracherkenntnis
  - **Lesen, Schreiben, Rechnen**
  - **Intelligenz**

! **Einteilung des Assoziationskortex in 3 Bereiche:**
- limischer Assoziationskortex → Emotionen
- präfrontaler Assoziationskortex → Komplexe Bewegungen und Gedanken
- parieto-okzipitaler Assoziationskortex → Sensorik, Sprache, Intelligenz

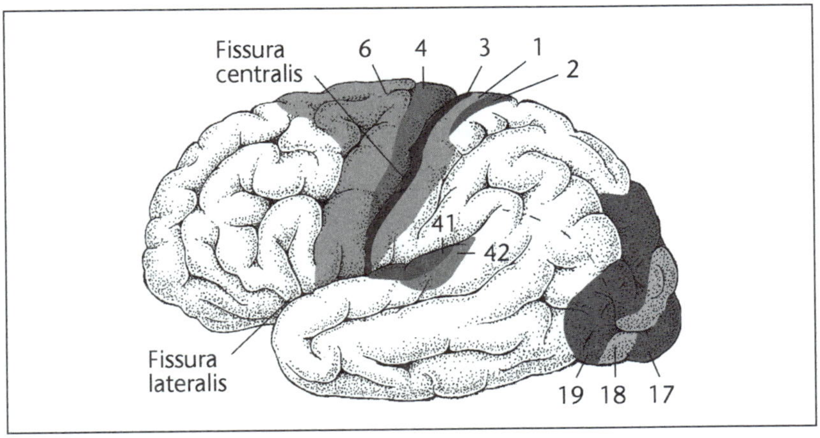

Abb. 22.2: Areale nach Brodmann [1]

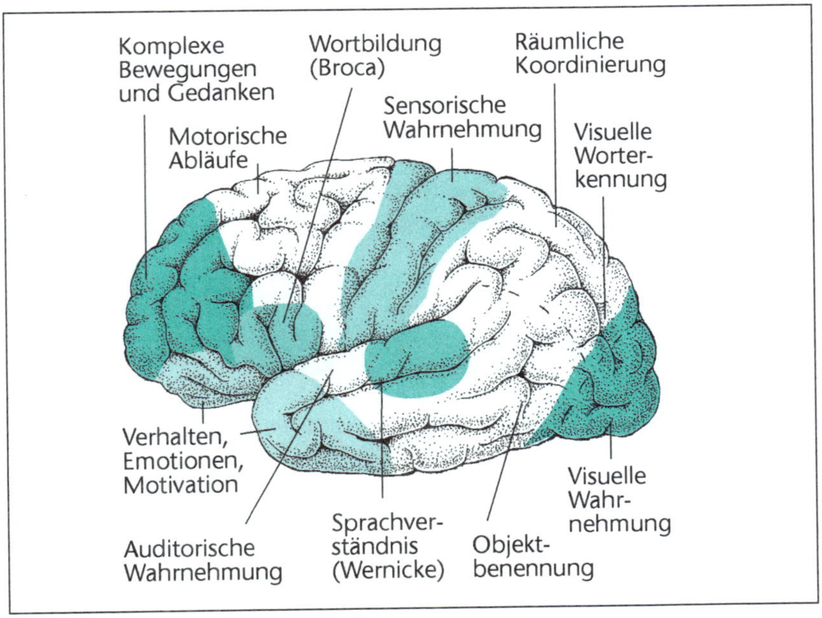

Abb. 22.3: Assoziative Kortexareale und ihre Aufgaben [1]

histologische Anatomie

- **Neokortex:** Molekularschicht · äußere Körnerschicht · äußere Pyramidenschicht · innere Körnerschicht · innere Pyramidenschicht · Spindelzellschicht · kortikale Module
- **Allokortex:** kortikale Afferenzen · Schichtaufbau · kortikale Efferenzen

In der Großhirnrinde höherer Säugetiere unterscheidet man den sog. **Neokortex** vom **Allokortex**.

Neokortex

Der Neokortex macht ca. **90 %** der Hirnrinde aus und besteht aus **6 Zellschichten**.

- Schichtaufbau

- **Molekularschicht**
  - **Zellarm + sehr faserreich:** aufsteigende lange Dendriten der inneren Pyramidenschicht und der Sternzellen der inneren Körnerschicht
  - *Funktion:* Aktivitätsniveau, Lernverhalten und Bewusstsein werden beeinflusst.
- **äußere Körnerschicht**
  - dicht liegende kleine Körnerzellen und kleine Pyramidenzellen
  - *Funktion:* interkortikale Informationsvermittlung
- **äußere Pyramidenschicht**
  - mittelgroße Pyramidenzellen
  - *Funktion:* interkortikale Informationsvermittlung
- **innere Körnerschicht**
  - kleine Körnerzellen und andere nicht fest angeordnete Neurone (wie z. B. Sternzellen), umgeben von dicht gepackten, horizontal angeordneten Fasern (äußerer Baillarger-Streifen)
  - *Funktion:* Aufnahme der sensorischen Informationen
- **innere Pyramidenschicht**
  - mittlere und große Pyramidenzellen (Gyrus praecentralis → Betz-Riesenpyramidenzellen) mit horizontal angeordneten Faserzügen (innerer Baillarger-Streifen)
  - *Funktion:* Kontrolle der Willkür- und Reflexmotorik
- **Spindelzellschicht**
  - verschiedene Zellen, die nur locker angeordnet sind
  - *Funktion:* Efferenzen zum Thalamus

- kortikale Module

Benachbarte Neurone der 6 Schichten sind häufig für die Funktion eines Organs oder eines Muskels zuständig. Sie bilden **funktionelle Einheiten** in Form von **kortikalen Säulen** (= kortikales Modul).

Allokortex

Der Allokortex macht nur ca. **10 %** der Hirnrinde aus und besteht aus **3 Zellschichten**. Teile des entwicklungsgeschichtlich älteren Allokortex findet man nur noch im Inneren des Temporallappens.

Eingänge und Ausgänge des Kortex

- **Kortikale Afferenzen:** Ventrobasalkern · Corpus geniculatum laterale · Corpus geniculatum mediale
- **Kortikale Efferenzen:** Projektionsfasern · Kommisurenfasern · Assoziationsfasern

kortikale Afferenzen

v.a. aus dem **Thalamus** über thalamokortikale Bahnen (= **thalamokortikales System**). Man unterscheidet zwischen **spezifischen** und **unspezifischen** Bahnen, denen jeweils ein spezifisches oder unspezifisches Thalamusgebiet zugeordnet ist.

- spezifische Thalamuskerne

In **3 spezifischen Thalamuskernen** werden Informationen aus dem sensorischen, motorischen und assoziativen Kortex verschaltet.

- **Ventrobasalkern:** somatosensibler Kern, der über den Leminicus medialis (afferente Bahn) in die sensorischen Kortexareale 3, 1, 2 des Gyrus postcentralis projiziert
- **Corpus geniculatum laterale:** spezifischer Kerne des visuellen Systems, der über den Tractus opticus in die Area striata (Sehrinde) projiziert
- **Corpus geniculatum mediale:** spezifischer Kern der Hörbahn, der in die primäre Hörrinde der Heschl'schen Windung projiziert

- unspezifische Thalamuskerne

Kontrollstelle für zentrale Leistungen, deren Lage und Afferenzen nicht fest umgrenzten Kortexarealen zuzuweisen sind. Gesteuert werden u. a.
- Schutzreflexe, z. B. Schluck-, Husten-, Niesreflex
- vegetative Körperfunktionen
- Blutdruck
- Emotionen
- Erregungsniveau des Kortex
- Schlaf-Wach-Rhythmus des Körpers

kortikale Efferenzen

Man unterscheidet 3 Faserntypen:
- **Projektionsfasern:** verbinden die Rindenfelder der Hirnrinde mit tiefer gelegenen Strukturen, z. B. Tractus corticospinalis
- **Kommissurenfasern:** Fasern, die von den kortikalen Arealen einer Hemisphäre über den Balken (Corpus callosum) zu den kontralateralen Arealen führen
- **Assoziationsfasern:** Faser zu kortikalen Bereichen der gleichen Hemisphäre (größter Teil der kortikalen Efferenzen)

22.2 Informationsverarbeitung im Kortex

Grundlagen

Ruhemembranpotential · Aktionspotential · Transmitter

Ruhemembranpotential, Aktionspotential

- Das **Ruhemembranpotential** der meisten Zellen im ZNS liegt zwischen **–60** und **–80 mV**.
- Die **Aktionspotentiale** haben ein Amplitude von **60–100 mV**. Sie sind denen anderer Zellen sehr ähnlich, haben aber keine ausgeprägten Nachpotentiale. Die Frequenz der AP liegt meist nicht höher als 10 Hz.

Transmitter

Eine große Anzahl an Transmittersubstanzen sind im ZNS bereits erforscht, z. B. **Glutamat** und **Aspartat** (Pyramidenzellen), diverse **Neuropeptide**, z. B. Cholezystokinin, VIP und GABA.

Elektroenzephalogramm (EEG)

Grundlagen · Rhythmusformen · kindliches EEG · Ableitungsmöglichkeiten · evozierte Potentiale

Grundlagen

- Mithilfe des EEG lassen sich **Potentialschwankungen** des zentralen Nervensystems über Elektroden auf der Schädeloberfläche ableiten. Es handelt sich nicht um Aktionspotentiale, sondern um die **Summe der postsynaptischen Potentiale** der Hirnrinde.
- Der Rhythmus der Potentiale wird durch den Thalamus kontrolliert, der wiederum von Rhythmus bildenden und hemmenden Einflüssen aus der Formatio reticularis modifiziert wird.

Rhythmusformen

Im EEG werden die Potentialschwankungen in Form von Wellen abgebildet, die unterschiedliche Rhythmusformen annehmen können:
- **α-Wellen** (Alpha-Rhythmus)
  - *Frequenz:* **8–13 Hz**, Ableitung beim wachen Erwachsenen in Ruhe und mit geschlossenen Augen
  - *Amplitude:* über den okzipitalen Hirnregionen am größten

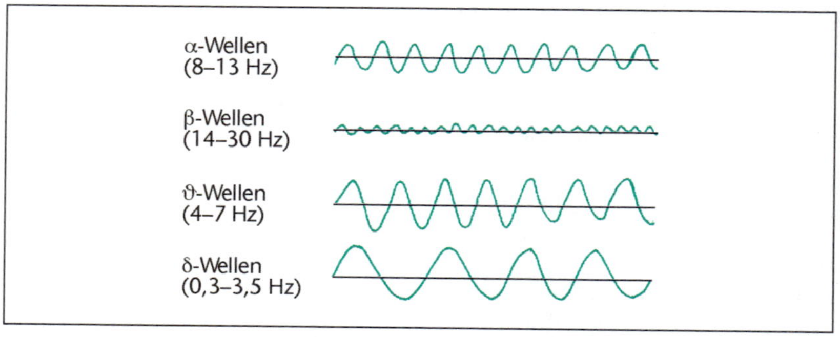

Abb. 22.4: Übersicht über die möglichen Rhythmen des EEG [1]

- **β-Wellen** (Beta-Rhythmus)
  - *Frequenz:* **14–30 Hz**, Ableitung nach Augenöffnung, bei gerichteter Aufmerksamkeit und bei Anspannung
  - *Amplitude:* geringer als die der α-Wellen.
- **ϑ-Wellen** (Theta-Rhythmus)
  - *Frequenz:* **4–7 Hz**, Ableitung in der Einschlafphase.
  - *Amplitude:* größer als bei α- und β-Rhythmus
- **δ-Wellen** (Delta-Rhythmus)
  - *Frequenz:* **0,3–3,5 Hz,** Ableitung v.a. in der Tiefschlafphase
  - *Amplitude:* höchste Amplitude aller Rhythmen

kindliches EEG

Das normale kindliche EEG ist **langsamer** und **unregelmäßiger** als das normale Erwachsenen-EEG. Es können auch im Wachzustand **ϑ-Wellen** auftreten.

Ableitungsmöglichkeiten

- **Bipolar:** Messung zwischen 2 Elektroden auf dem Schädel
- **Unipolar:** Messung zwischen einer Elektrode am Schädel und einer Erdungselektrode (z. B. Ohrläppchen)

Krampfpotentiale

- Krampfpotentiale sind Ausdruck einer **gesteigerten Erregbarkeit der Neurone** im Kortex. Es handelt sich um völlig arrhythmische elektrische Entladungen entweder des gesamten Kortex oder von Teilbereichen des Kortex.
- Sie sind **pathologisch** und können im Rahmen von **Hirntumoren** oder **Epilepsien** auftreten.
- Sie können durch bestimmte Situationen wie Schlafentzug, Lichtblitze (z. B. Videospiele) oder durch bestimmte Medikamente ausgelöst werden.

Nulllinien-EEG

Können keine Potentialschwankungen mehr registriert werden, wird eine **isoelektrische Linie** aufgezeichnet (= Nulllinien-EEG). Sie ist ein Zeichen für schwerste Schäden des Hirnparenchyms und des Hirnstammes.

> **Hirntod:** Treten Nulllinien-EEG in Verbindung mit Bewusstlosigkeit, Areflexie, Apnoe, Pupillenstarre und Atonie der Muskulatur auf, ist der Hirntod eingetreten. Er muss von zwei Ärzten unabhängig voneinander festgestellt werden und ist Voraussetzung für eine Organspende.

evozierte Potentiale (EP)

Potentialschwankungen, die im Anschluss an eine **Reizung eines peripheren Rezeptors** oder einer anderen **sensorischen Struktur** am Kortex ableitbar sind. Man unterscheidet:

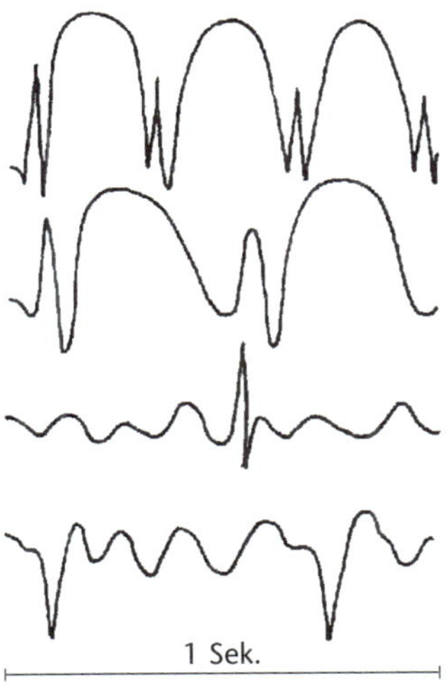

Abb. 22.5: Verschiedene pathologische EEG-Wellen (Krampfpotentiale) [1]

- **Somatisch evoziertes Potential** (SEP): durch Reizung peripherer somatischer Nerven, Ableitung über dem Gyrus postcentralis
- **Visuell evoziertes Potential** (VEP): durch Reizung des Sehorgans → Potentialschwankung in der Sehbahn
- **Akustisch evoziertes Potential** (AEP): durch Reizung des Hörorgans. Anhand des Kurvenverlaufs kann man den Weg der Hörbahn exakt nachvollziehen.

Evozierte Potentiale werden klinisch bei **bewusstlosen** oder **unkooperativen** (oft Kinder) Patienten eingesetzt, um die peripheren und zentralen Leitungsbahnen zu kontrollieren.

22.3 Hirndurchblutung

Sauerstoffbedarf · A. carotis · A. vertebralis · Energiebedarf

- Das Gehirn verbraucht in Ruhe ca. **20 %** des gesamten **Sauerstoffes** im Körper. Dazu sind etwa **15 % des Herzminutenvolumens** nötig, das über die rechte und linke **A. carotis** und die **A. vertebralis** das Gehirn erreicht.
- **Kreislaufverhältnisse** und deren Regulation (↗ Kap. 4)
- Daneben braucht das Gehirn in Ruhe ca. **115 g Glucose/Tag.**

In der klinischen Diagnostik kann mittels Bildgebung (Angiographie, PET) genau bestimmt werden, welches Areal bei welcher Tätigkeit mehr oder weniger Substrat oder Sauerstoff verbraucht. Man kann damit z. B. nach Schlaganfällen den Ort der Läsion genau lokalisieren sowie die Lage und Ausdehnung von Tumoren im ZNS erkennen.

22.4 Lernen und Gedächtnis

Lernen bedeutet die Aufnahme von sensorisch erfassten Reizen, in den Langzeitspeicher des Gehirns. Nur etwa 1 % der ins Bewusstsein gelangten Reize werden ins Langzeitgedächtnis übernommen.

Lerntheorien

- **Nicht-assoziatives Lernen:** Habituation · Sensitivierung
- **Assoziatives Lernen:** klassische Konditionierung · operante Konditionierung

nicht-assoziatives Lernen

Das nicht-assoziative Lernen ist die einfachste Form des Lernens. Sie umfasst die beiden Methoden **Habituation** und **Sensitivierung**. Die Ergebnisse dieser Lernprozesse werden im **Wissensgedächtnis** gespeichert.

- Habituation

- **Definition:** Gewöhnung des Organismus an einen wiederholt aufgenommenen Reiz. Nur neue Reize werden aufgenommen und als wichtig empfunden.
- **Lernvorgang:**
  - **Orientierungsverhalten:** Tritt ein Reiz erstmalig auf, reagiert der Organismus mit einem Orientierungsverhalten, d. h. er wird den Reiz bewusst wahrnehmen.
  - **Reizhabituation:** Bei wiederholtem Anbieten des Reizes wird der Reiz bedeutungslos.

- Sensitivierung

- **Definition:** Umkehrung der Habituation. Ein bereits durch Reizhabituation vergessener Reiz wird durch eine plötzliche Veränderung oder einen Schrecken wieder wahrgenommen.

assoziatives Lernen

Das assoziative Lernen ist die kompliziertere Form des Lernens. Sie umfasst die **klassische** und die **operante Konditionierung**. Die Ergebnisse dieser Lernprozesse werden im **Verhaltensgedächtnis** gespeichert.

- klassische Konditionierung

- **Definition:** Passiver Lernvorgang. Körperliche Abläufe werden mit Umwelteinflüssen verknüpft. Pavlow erforschte diese Art des Lernens im Tierversuch (Pavlow'sches Tiermodell).
- **Lernvorgang:**
  - Einem Versuchstier wird Futter angeboten → Speichelsekretion des Versuchstiers (**unbedingter Reflex**)
  - Im zweiten Teil des Versuchs wird dem Tier das Futter in Verbindung mit einem **akustischen** (Läuten einer Glocke) oder **visuellen Signal** (Aufleuchten einer farbigen Lampe) verabreicht.
  - Nach einiger Zeit wird bei dem Tier nur durch die akustischen oder visuellen Signale eine Speichelsekretion ausgelöst (**bedingter Reflex**).

- operante Konditionierung

- **Definition:** Aktiver Lernvorgang. Gewünschtes Verhalten wird belohnt (**positive Verstärkung**) oder bestraft (**negative Verstärkung**). Häufige Form des Lernens, oft Grundstock der Erziehung von Kindern.
- **Lernvorgang:**
  - Ein Schüler erhält vom Vater aufgrund einer guten Englischzensur 10 Euro (positive Verstärkung).
  - Der gleiche Schüler erhält eine schlechte Lateinnote, daraufhin muss er die 5 Euro wieder abgeben (negative Verstärkung).

Gedächtnistheorien

Verhaltensgedächtnis · Wissensgedächtnis

Man unterscheidet **mehrere Formen des Gedächtnisses**, mit denen man versucht, die Speicherung von Erlerntem zu erklären.

Verhaltensgedächtnis

Hier wird Erlerntes aus der Konditionierung gespeichert.

- **Prägung:** Angeborene Sensibilität für bestimmte Reiz-Reaktionsmuster, die v.a. in der Kindheit das Erlernen bestimmter Verhaltensformen erleichtern.
- **Plastizität:** Änderung der Strukturen des Nervensystems in Verbindung mit dem Lernen und Speichern von Information im Gedächtnis → Veränderungen in den Verschaltungen, z. B. **heterosynaptische Verbindungen**, gesteigerte Verbindung zwischen mehreren Kortexanteilen.

Wissensgedächtnis

Wird eine Information bewusst aufgenommen, wird sie im Wissensgedächtnis gespeichert. Formen des Wissensgedächtnisses sind:

- sensorisches Gedächtnis

- Informationen (sensorische Reize) werden nur kurz (< 1 sec) gespeichert.
- **Abgleich** mit **bereits gespeicherten Daten**. Anschließend werden sie vergessen oder gelangen ins primäre Gedächtnis.

- primäres Gedächtnis

- pimäres Gedächtnis + sensorisches Gedächtnis = **Kurzzeitgedächtnis**
- **geringe Speicherkapazität** (ca. 7 bit), Speicherdauer von einigen Min.

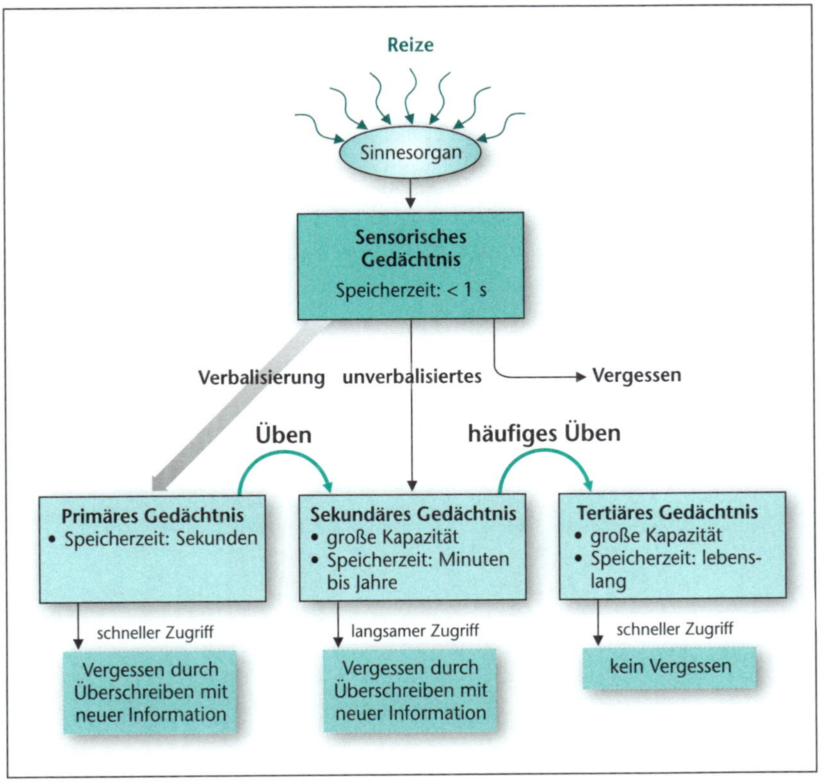

Abb. 22.6: Speicherung von Informationen in den einzelnen Gedächtnisabschnitten [3]

- sekundäres Gedächtnis

- Informationen aus dem Kurzzeitgedächtnis gelangen durch häufiges **Wiederholen** und **Üben** in das sekundäre Gedächtnis (= **Langzeitgedächtnis**).
- Hier werden die Informationen u.U. **jahrelang gespeichert**, sie sind aber nur relativ langsam abrufbar.

! Für Studenten: Repetitio est mater studiorum. Häufiges Wiederholen und Nachlesen führt nachweislich zu Wissensvermehrung.

- tertiäres Gedächtnis

Informationen, die **schnell abgerufen** werden sollen (Lesen, Schreiben, bestimmte Handgriffe) befinden sich in diesem Teil des Langzeitgedächtnisses.

Amnesien:
Amnesien sind im Allgemeinen Gedächtnisstörungen. Man unterscheidet:
- **Anterograde Amnesien:** Unfähigkeit, Informationen vom primären zum sekundären Gedächtnis zu übertragen.
- **Retrograde Amnesien:** Verlust des primären Gedächtnisses und gestörtes sekundäres Gedächtnis.

22.5 Wachen, Schlafen und Bewusstsein

Der Grund für Schlaf konnte bisher noch nicht abschließend geklärt werden. Allerdings weiß man, dass Menschen, die über längere Zeit nicht schlafen, sogar am Schlafentzug sterben können.

Schlaf-Wach-Rhythmus

zirkadianer Rhythmus · Schlafstadien · REM-Schlaf · Traum

zirkadianer Rhythmus

Der Schlaf-Wach-Rhythmus wird von einem zirkadianen Rhythmus bestimmt. Es handelt es sich um einen **inneren Zeitgeber**, der den Tagesablauf und den Schlaf-Wach-Rhythmus kontrolliert.

Schlafstadien

Man unterteilt den Non-REM-Schlaf in **mehrere Stadien**, die in jeder Nacht etwa 3–5-mal durchlaufen werden.

Non-REM-Schlaf:
- **Einschlafstadium** (Stadium A):
  – Übergangsphase vom Wachzustand zum Schlaf
  – EEG: α-**Wellen** und Übergang zu kleinen $\vartheta\approx$-**Wellen**

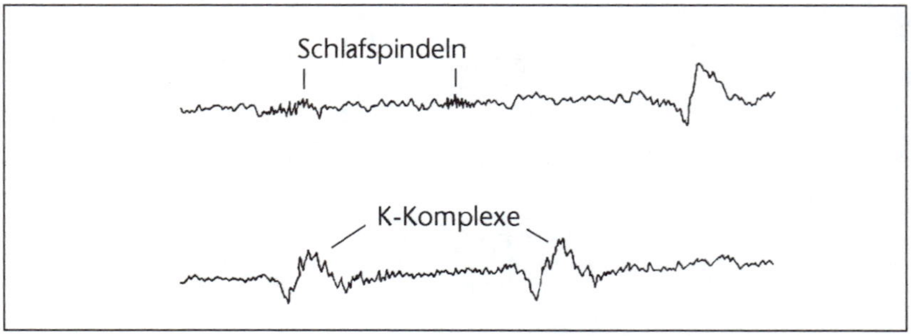

Abb. 22.7: Mittelschlafstadium mit typischen EEG-Veränderungen: Schlafspindeln und K-Komplexe [1]

- **Leichtschlafstadium** (Stadium B):
  - Übergangsphase vom Einschlafen zum leichten Schlaf
  - EEG: reine ϑ-**Wellen**
- **Mittelschlafstadium** (Stadium C+D):
  - leichter Schlaf
  - EEG: Beginn mit hohen, scharfen Zacken (**Vertexzacken**), **Schlafspindeln** und **K-Komplexe**, im späteren Verlauf hochfrequente δ-**Wellen**
- **Tiefschlafstadium** (Stadium E):
  - tiefer Schlaf
  - EEG: langsame δ-**Wellen** mit einer Frequenz von ca. 1Hz

REM-Schlaf

Etwa alle 90 Minuten auftretende Schlafphasen (ca. 20 Min. Dauer), die durch schnelle Augenbewegungen charakterisiert sind (**REM-Phasen** = **R**apid **E**ye **M**ovements)

- vorwiegend **atonische Muskulatur**, gelegentliche Zuckungen der Gesichts- und Fingermuskulatur, evtl. **Penis-Erektionen** (Sprechen oder Schlafwandeln tritt nur in Non-REM-Phasen auf)
- **Paradoxer Schlaf:** Der Schlafende ist ebenso schwer weckbar wie im Tiefschlaf, obwohl sein EEG-Bild eine Einschlafphase anzeigt.
- Der Anteil des REM-Schlafes nimmt im Laufe der Entwicklung bis zum Erwachsenen immer mehr ab (50 % beim Säugling, 25 % bei Kleinkind und 20 % beim Erwachsenen).

Schlaf und Traum

Träume treten v.a. in der **REM-Phase** auf und werden i.d.R. innerhalb kürzester Zeit nach dem Aufwachen vergessen.

Bewusstsein

Definition · Fähigkeiten · Entstehung · Rolle der Hemisphären

Definition

Bewusstsein umfasst die seelischen und geistigen Vorgänge, die einem Menschen beschäftigen. Zu seinen **Fähigkeiten** zählen:

- komplexe Vorgänge abstrahieren
- Sprach- oder Ausdrucksfähigkeit
- zielgerichtete Aufmerksamkeit
- Selbsterkenntnis
- Wertvorstellungen
- Entwicklung zielgerichteter Pläne durch Nutzung von Erfahrungswerten
- Erkennen von Zusammenhängen

Entstehung

Das Bewusstsein entsteht durch eine Zusammenarbeit **kortikaler** und **subkortikaler** Hirnareale sowie durch ein mittleres Aktivierungsniveau der Neurone (Schlaf → niedrgies Aktivitätsnivaeu, Krampfanfälle → pathologisches hohes Aktivitätsnivaeu)

Rolle der Hemisphären

Bei Patienten, deren Hemisphären in einer Operation (**split-brain**) getrennt wurden (Durchtrennung des Corpus callosum), stellte man fest, dass die Hemisphären bei der Bewusstseinsbildung unterschiedliche Aufgaben wahrnehmen.

- **Rechte Hirnhälfte:** Abstraktionsvermögen, die visuelle und taktile Erkennung von Formen, räumliches Vorstellungsvermögen, Musikalität, die Fähigkeit Gesichter zu erkennen und das Sprachverständnis.
- **Linke Hirnhälfte:** zuständig für die Verbalisierung.

> Ein **Split-brain-Patient** führt einen ihm zugerufenen Befehl mit seiner linken Hand (gesteuert über den rechten Kortex) richtig aus, kann aber seine Tätigkeit nicht erklären, da das Zentrum für die Verbalisierung links liegt. Hält er in der linken Hand einen Gegenstand, könnte er diesen zwar erkennen, ihn aber nicht benennen.

22.6 Sprache

Sprachzentren

> linke Hirnhälfte · Broca-Areal · Broca-Aphasie · Wernicke-Areal · Wernicke-Aphasie

Bei den meisten Menschen ist die **linke Hirnhälfte** für das Sprachvermögen dominant. Zu den Sprachzentren zählen das **Broca-** und das **Wernicke-Areal**.

Broca-Areal

- **motorisches Sprachzentrum** im unteren Teil der präfronatalen Hirnwindung (Areae 44 und 45)
- Lage: nahe dem Teil des **Gyrus praecentralis**, der für die Sprechmuskeln verantwortlich ist.
- Entwurf der **Bewegungsmuster** der Sprechmuskulatur → motorisches Sprechen

> **Motorische Aphasie (Broca-Aphasie):** Ausfall oder Störung des Broca-Areals führt zu Telegrammstil der Sprache, Reduzierung der spontanen Sprache, Ersatz von Lauten, die zu einer Umformung der Worte führt und zu stockender Sprechweise.

Wernicke-Areal

- **sensorisches Sprachzentrum** im hinteren Teil des ersten Gyrus des Temporallappens (Area 22)
- Lage: nahe der Hörrinde → **Sprachwahrnehmung** und **-verarbeitung**

> **Sensorische Aphasie (Wernicke-Aphasie):** Ausfall oder Störung des Wernicke-Areals führt zu Paragrammatismus (grammatikalisch gestörte Sprache), Neologismen (Wortneubildung).

22.7 Triebverhalten, Motivation und Emotion

Hunger und Durst

> - **Hunger:** glucostatische Theorie · Mechanorezeptoren · thermostatische Theorie · lipostatische Theorie · Sättigungsgefühl
> - **Durst:** osmotischer Durst · hypovolämischer Durst

Hunger

Nahrungsmangel führt zur Auslösung des Hungergefühls. Es gibt mehrere Theorien über die Entstehung des Hungergefühls.

- Kurzzeitregulation der Nahrungsaufnahme

- **Glucostatische Theorie:** Abnahme der verfügbaren Glucose im Organisamus führt zu Hungerempfinden. Der Glucosegehalt wird über Rezeptoren in Darm, Leber und ZNS gemessen.

- **Mechanorezeptoren der Magenwand:** Die Rezeptoren registrieren Leerkontraktionen des Magens („Magenknurren") und können dadurch Hungergefühl auslösen (wahrscheinlich nur untergeordnete Bedeutung für die Entstehung des Hungergefühls).

- Langzeitregulation der Nahrungsaufnahme

- **Thermostatische Theorie:** Innere Thermorezeptoren messen einen Rückgang der Gesamtwärmeproduktion des Körpers → Auslösung von Hunger
- **Lipostatische Theorie:** Liporezeptoren registieren Abweichungen vom Sollwert des Fettstoffwechsels → Auslösung von Hunger

- Sättigungsgefühl

Sättigung geht vom Hypothalamus aus und stellt sich ein, wenn der Hunger gestillt. Dies ist der Fall bei
- **Dehnung des Magens**
- Erreichen des **Sollwertes des Fettstoffwechsels**
- Erhöhung der **Glucosekonzentration** im Organismus
- Erhöhung der **Wärmeproduktion**

Durst

Wasserverluste von ca. 0,5 % des gesamten Körpergewichtes führen zur Auslösung des Durstgefühl. Auch hier gibt es mehrere Theorien, die die Entstehung des Durstes erklären:
- **Osmotischer Durst:** Eine Erhöhung der Plasmaosmolarität wird mittels Osmorezeptoren gemessen → Auslösung von Durst
- **Hypovolämischer Durst:** Eine Erniedrigung des Extrazellulärvolumens wird mittels Rezeptoren gemessen → Auslösung von Durst

limbisches System

Bestandteile · Funktionen

Das limbische System ist zusammen mit anderen Hirnarealen der Sitz von **Motivation**, **Emotion** und **Lernfähigkeit**.

Bestandteile

Zum limbischen System gehören folgende Strukturen:
- **Hypothalamus:** afferente und efferente Bahnen des limbischen Systems verlaufenden Hypothalamus
- **Corpus amygdaloideum:** Sitz emotionaler Reaktionen wie Wut oder Freude
- **Hippocampus**
- **Gyrus cinguli**
- **Bulbus olfactorius:** Düfte spielen eine große Rolle bei der Auslösung von Emotionen.
- **Septumkerne**
- **Gyrus parahippocampalis**
- **Nucleus thalami anterior**

Funktionen

- Steuerung der Verhaltensweisen, die der **Arterhaltung** dienen.
- Kontrolle der **Emotionen:** ermöglicht soziales Zusammenleben
- Erleichterung des **Lernprozesses:** Informationen, die mit Emotionen wie Angst oder Wut verbunden sind, werden leichter in den Gedächtnisspeicher übernommen.
- Beeinflussung der **Motivation:** Dinge, mit denen positive emotionale Erfahrungen verbunden sind, werden mit mehr Motivation erledigt als Dinge, die mit negativen Emotionen verknüpft sind.

Hypothalamus

mediales Gebiet · posteriores Gebiet · laterales Gebiet · periventrikuläres Gebiet

Der Hypothalamus stellt eine **Schnittstelle im ZNS** dar und verknüpft **vegetative, somatische** und **hormonelle Funktionen**. Der Hypothalamus besteht aus **4 Regionen** mit unterschiedlichen Funktionen:

mediales Gebiet

- Nuclei anteriores: **Hunger** und **Sättigungszentrum**
- Nucleus dorsomedialis: **Sexualverhalten** und **sexuelle Differenzierung**
- Nucleus praeopticus medialis: Zentrum für **Temperaturregulation**

posteriores Gebiet

Steuerung lebensnotwendiger Tätigkeiten:
- Nuclei posteriores: Steuerung des **Kreislaufes**
- Corpora mamillaria: Steuerung der **Atmung**
- Nuclei surpamamillares: **Temperatur**regulation

laterales Gebiet

Steuerung von Emotionen und Motivation:
- Laterale hypothalamische Kerne: **Motivation**
- Regio praeoptica: **Esszentrum**, **Emotion** (v.a. Wut)

periventrikuläres Gebiet

Steuerung der Hypophyse, der endokrinen Funktionen und der zirkadianen Rhythmen (↗ Kap. 11):
- Nucleus suprachiasmaticus: **zirkadiane Rhythmen**, z. B. Schlaf-Wach-Rhythmus, Cortisol-Ausschüttung
- Periventrikuläre Kerne: Bildungsort der **Releasing-** und **Inhibiting-Hormone**

monoaminerge Systeme

Verhalten · Stimmung · Serotonin · Noradrenalin · Dopamin

Monoaminerge Systeme sind an der Regulation von **Verhalten** und **Stimmung** beteiligt. Den monoaminergen Systemen dienen 3 Transmitter: **Serotonin** (v.a. in den Raphekernen), **Noradrenalin** (v.a. im Ponsbereich und in der Medulla oblongata) und **Dopamin** (v.a. Mesencephalon).

Register

U

V

W

Z